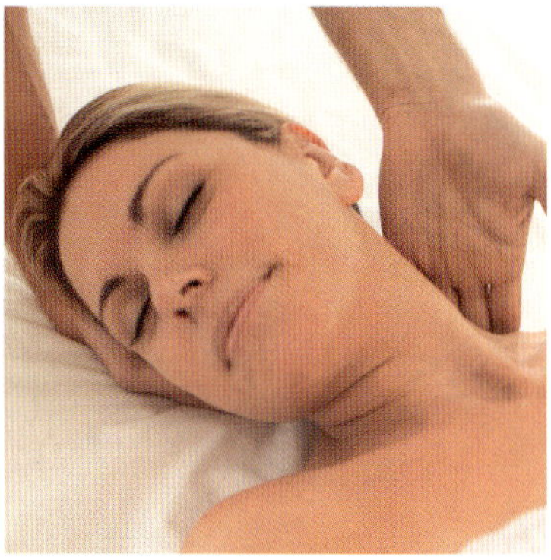

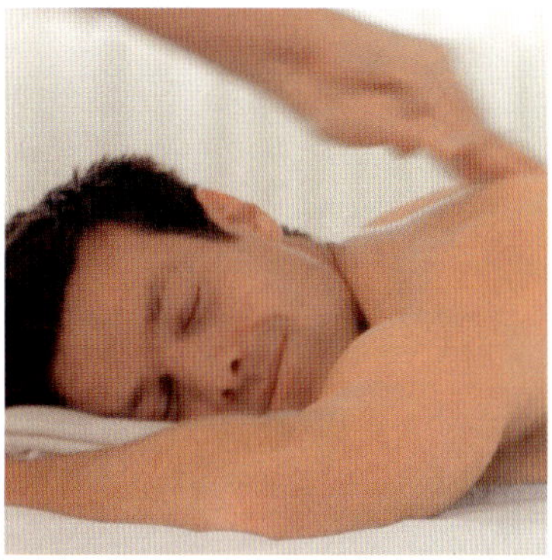

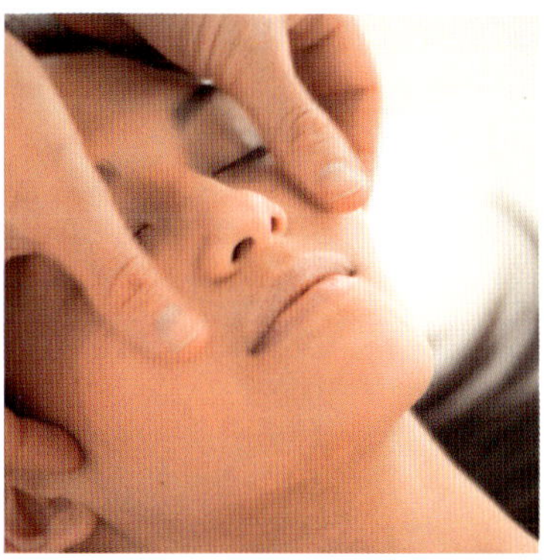

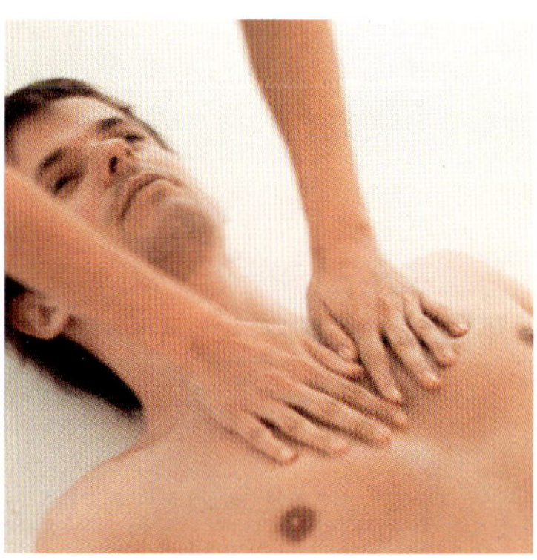

Le nouveau livre du massage

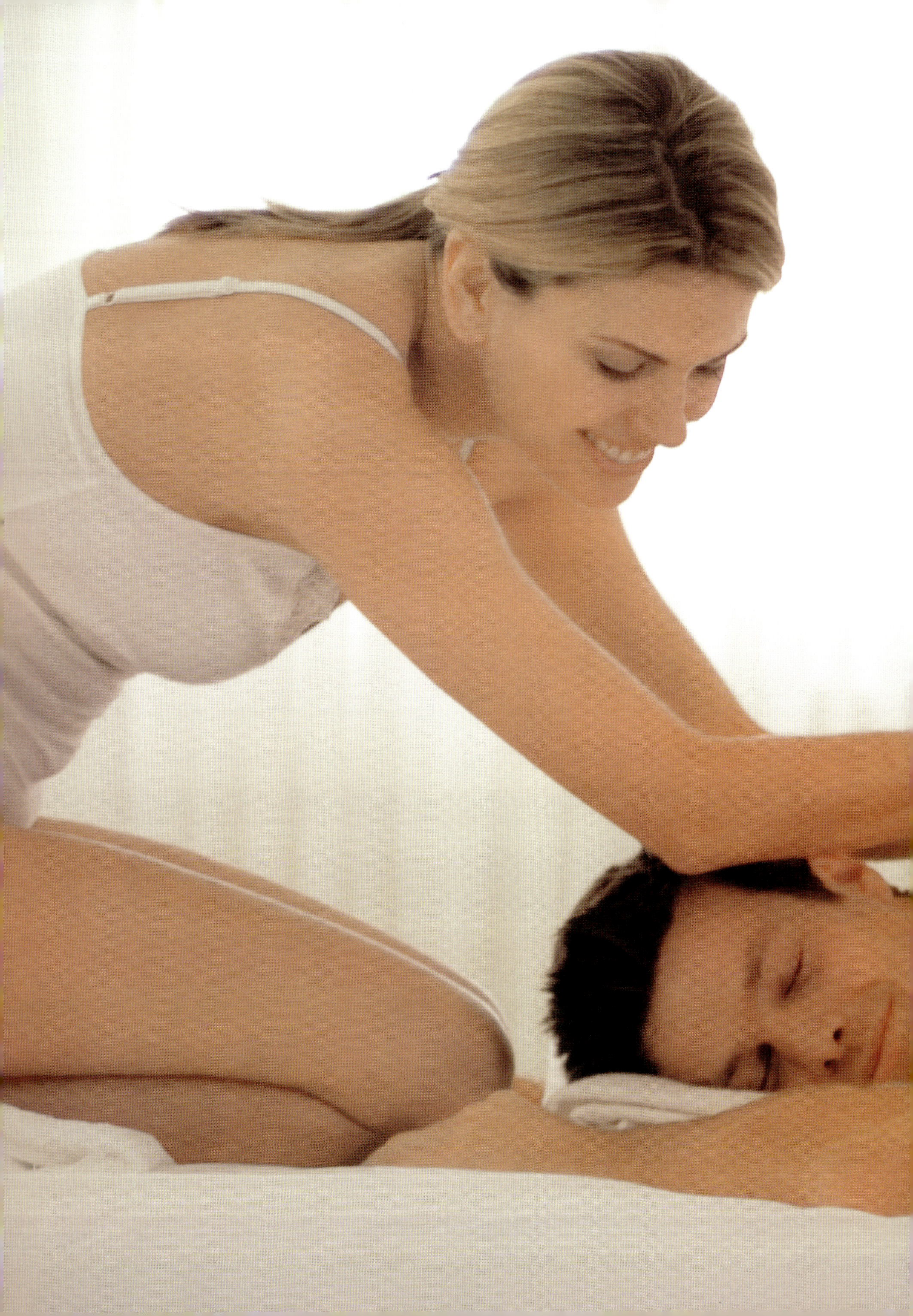

SUSAN MUMFORD

Le nouveau livre du
massage

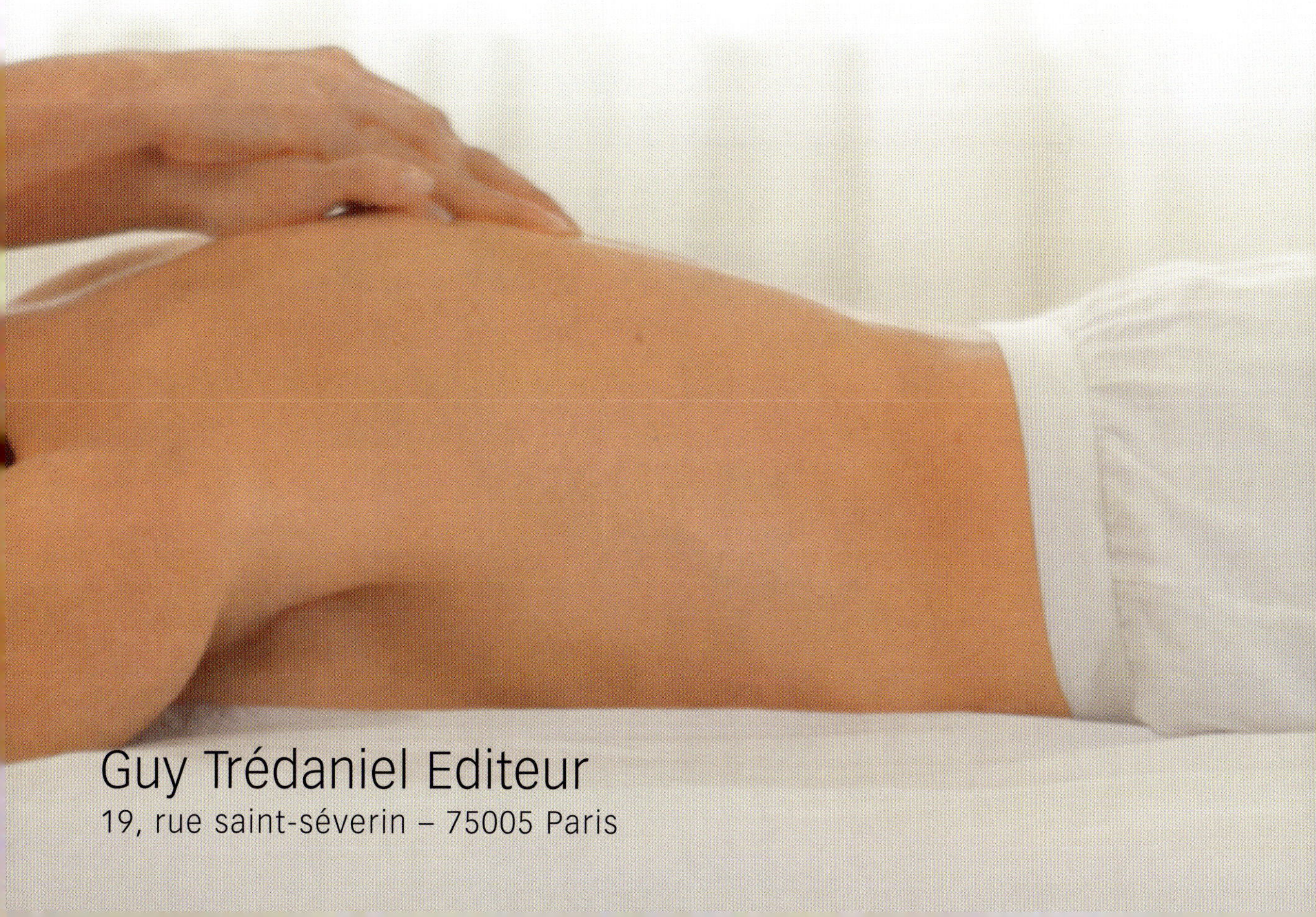

Guy Trédaniel Editeur
19, rue saint-séverin – 75005 Paris

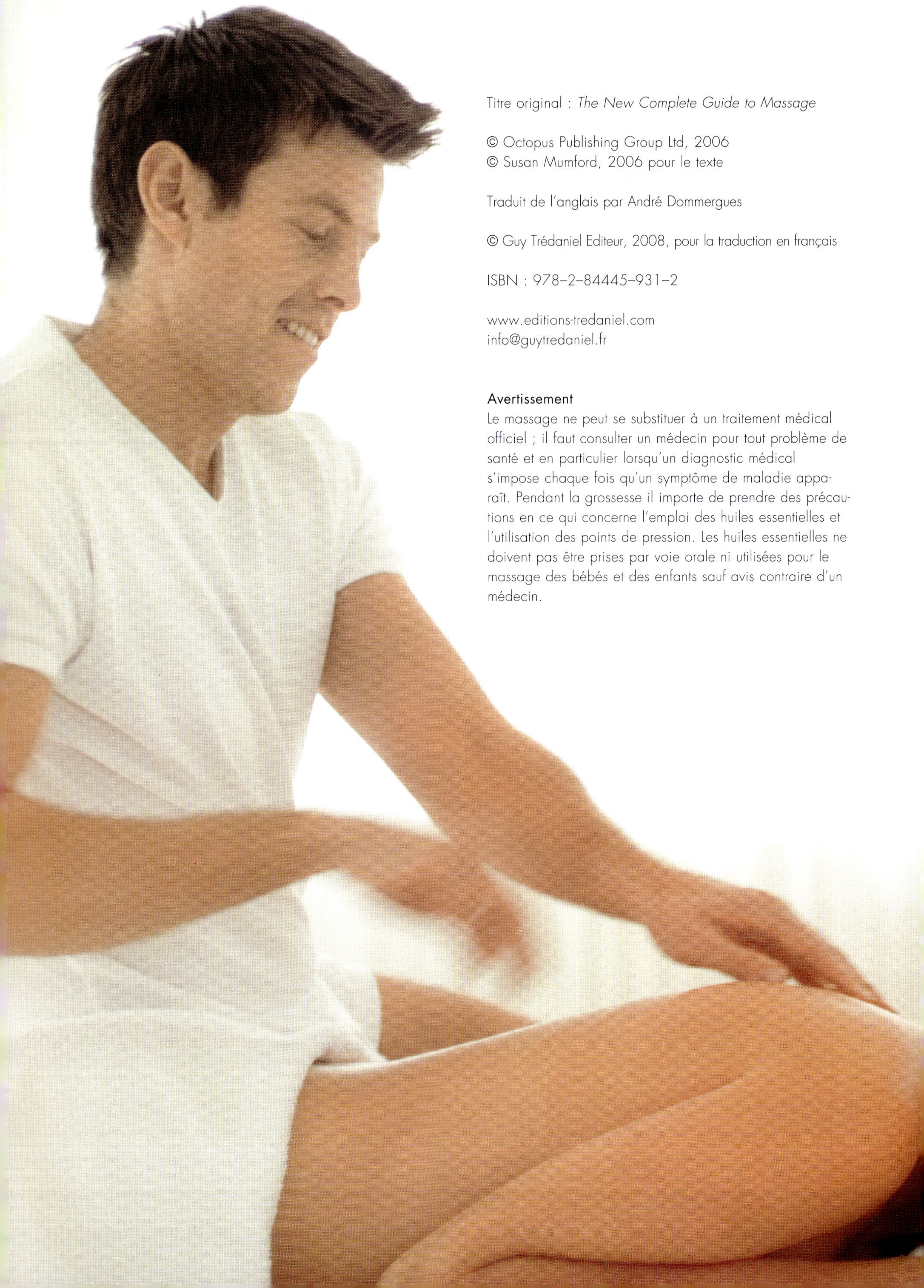

Titre original : *The New Complete Guide to Massage*

Traduit de l'anglais par André Dommergues

ISBN : 978-2-84445-931-2

www.editions-tredaniel.com
info@guytredaniel.fr

Avertissement

Le massage ne peut se substituer à un traitement médical officiel ; il faut consulter un médecin pour tout problème de santé et en particulier lorsqu'un diagnostic médical s'impose chaque fois qu'un symptôme de maladie apparaît. Pendant la grossesse il importe de prendre des précautions en ce qui concerne l'emploi des huiles essentielles et l'utilisation des points de pression. Les huiles essentielles ne doivent pas être prises par voie orale ni utilisées pour le massage des bébés et des enfants sauf avis contraire d'un médecin.

Sommaire

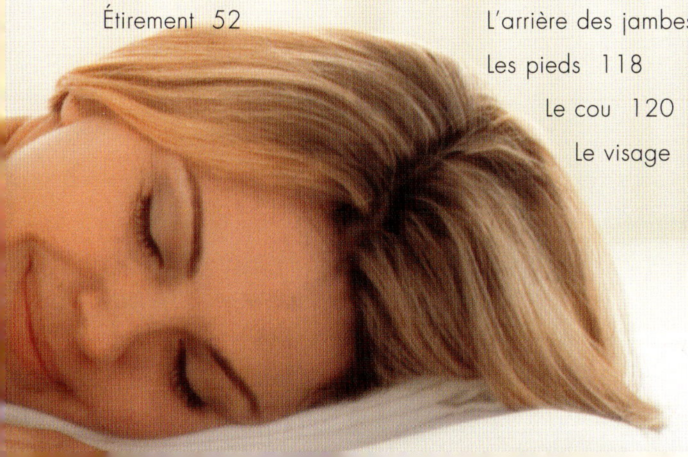

Introduction

Je suis très fière de présenter ce nouvel ouvrage, mise à jour de la première édition, qui a eu beaucoup de succès et a été traduite dans de nombreuses langues. Depuis que j'ai écrit la première édition, le massage a acquis ses lettres de noblesse. De nos jours vous pouvez trouver différentes sortes de massage dans les lieux les plus inhabituels. Mais ce qui n'a pas changé, c'est la dynamique de base : deux mains, un cœur et un esprit ouverts, et une personne qui a la chance de recevoir le massage !

Le massage est d'autant plus merveilleux qu'il est une forme de contact humain si simple et si directe. Il satisfait le besoin élémentaire de toucher et d'être touché. Qu'il s'agisse d'une friction sur le dos faite comme si c'était un simple amusement ou d'un moment de massage intime pour un ami, votre savoir-faire peut évacuer efficacement une tension qui dure depuis longtemps, un mal de dos ou un manque de confiance en soi. Regardez comment le sourire de la personne massée s'épanouit quand elle se détend de toute évidence sous vos yeux ! Avec des parents, des amis ou des amants, le massage peut permettre de renforcer vos liens et votre connaissance l'un de l'autre.

L'art du massage est un talent que nous devrions tous posséder. Bien qu'il faille apprendre certaines techniques et certains mouvements de base, ce qui importe le plus, c'est peut-être la réaction personnelle que celui qui masse et celui qui est massé ont face à cette expérience. En même temps la sensibilité, la générosité, la chaleur et l'ouverture d'esprit sont essentielles pour qu'un massage soit plus qu'une simple succession de mouvements. En fait, un massage inspiré est l'occasion qu'ont deux personnes de pouvoir se dépasser, développer leur spiritualité et donner libre cours à leur créativité. En sa simplicité élémentaire, le massage peut avoir des effets d'une portée considérable.

Ce livre est conçu pour être utilisé comme un guide de massage. Vous y trouverez tout ce qu'il faut savoir sur les techniques de base et sur la manière de faire un massage complet. Le massage est présenté en deux étapes afin de le rendre plus accessible. Vous pouvez donc soit vous contenter du massage simple, soit poursuivre jusqu'à un niveau plus élevé. De plus, vous trouverez à la fin une section qui présente des techniques spécifiques utilisées pour faire un massage plus élaboré. Tout d'abord essayez de masser une personne amie avec laquelle vous vous sentez à l'aise. Puis, si vous abordez le massage avec un sens de l'exploration et avec de l'humour, vos découvertes, vos réussites et même vos erreurs pourront contribuer à façonner votre style personnel.

Comment utiliser ce livre

Maintenant il est peut-être utile de préciser notre démarche. Comme l'enseignement concret est le meilleur qui soit, nous vous présentons le massage comme si vous participiez à un stage. Dans ce cas vous apprendriez naturellement par étapes. Nous avons adopté la même procédure. Chaque section est la suite logique de la précédente. Il nous a paru utile que vous maîtrisiez une série de mouvements à partir desquels vous pourrez créer votre propre style de massage.

Dans la première section, intitulée « Préliminaires », vous trouverez des éléments d'anatomie et de physiologie. Vous aurez alors une idée claire de l'endroit où vous placerez vos mains. Il s'agit de connaissances de base, car une approche théorique du massage peut être plus une gêne qu'une aide.

La deuxième section, « Mise en train », donne des indications sur les huiles et les essences utilisées en aromathérapie, ainsi que des recettes simples que vous pouvez expérimenter. Ensuite des exercices préliminaires vous familiarisent avec votre propre corps avant de travailler sur quelqu'un d'autre. Pratiquez sur vous les mouvements avant de commencer à masser une autre personne. Vous trouverez également des explications sur la façon d'accroître la sensibilité de vos mains.

La troisième section, « Techniques simples », présente et décrit des techniques de base. Vous aurez ainsi une idée plus complète de la façon dont on peut les utiliser. Il est naturellement préférable de commencer par les essayer sur vous.

La quatrième section, « Massage de base », est un véritable guide qui reprend les techniques qui viennent d'être expliquées. Suivez-le avec méthode pour commencer, puis mettez au point vos propres mouvements et le style que vous préférez. Ce massage de base annonce les séquences qui suivent.

Les deux sections suivantes, « Techniques complémentaires » et « Massage plus élaboré », décrivent des techniques plus poussées, suivies d'un massage complet du corps. Ce massage associe les nouvelles techniques à celles qui caractérisent le massage de base. Vous apprendrez d'autant plus facilement les nouvelles et vous aurez davantage confiance en vous-même !

La section « Techniques spécifiques » concerne l'art du massage sensuel et l'automassage. C'est de propos délibéré que ces deux formes de massage n'ont pas été présentées dans une section particulière. (Vous êtes libre de les expérimenter et de les inclure là où vous le souhaitez.)

Ce qui est tout aussi important que le commencement d'un massage, c'est la façon dont il se termine. « L'après-massage » insiste sur la nécessité de s'assurer que l'expérience a été aussi bénéfique au masseur qu'à la personne massée. Prenez alors le temps de vous détendre et de récupérer l'énergie que vous avez donnée généreusement.

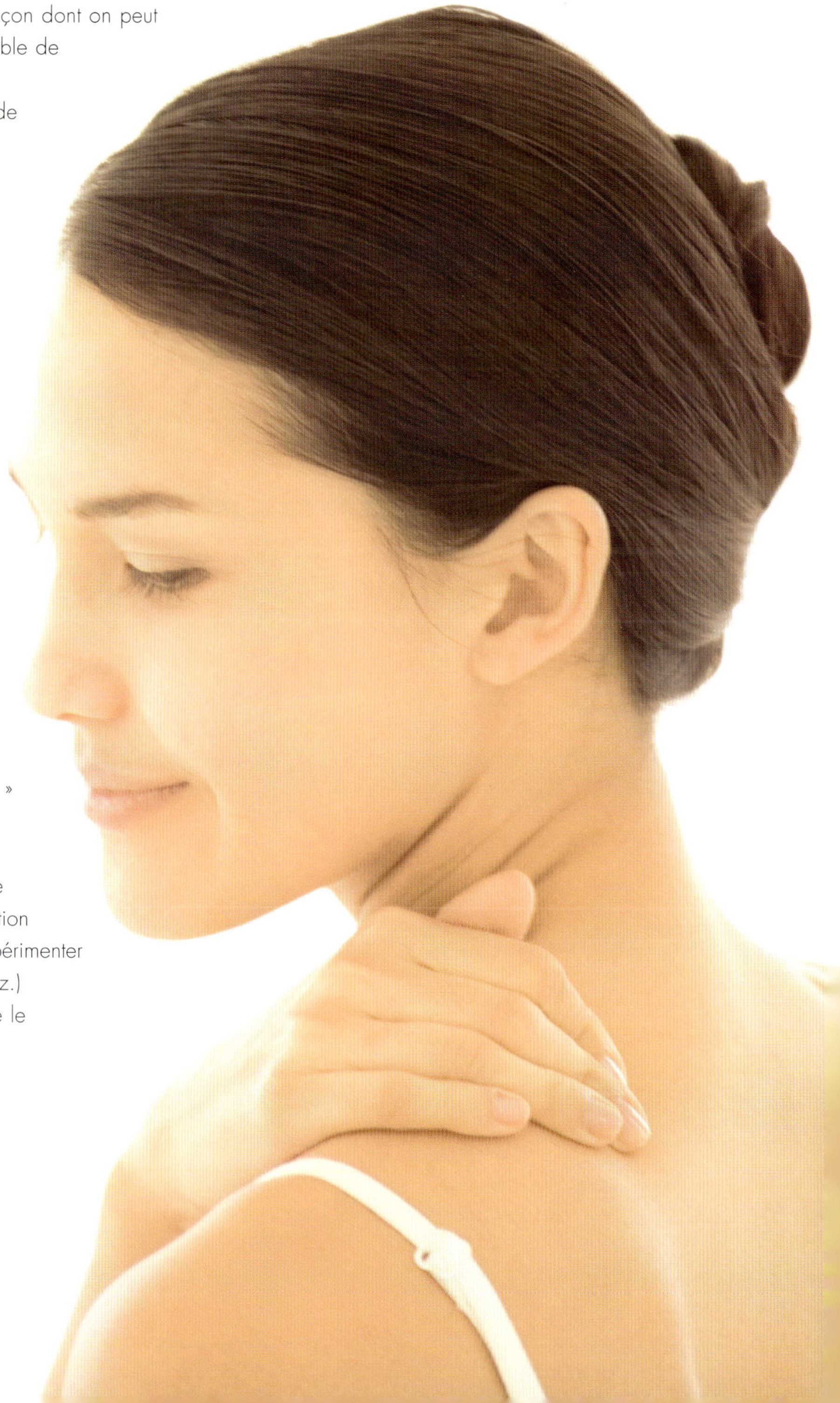

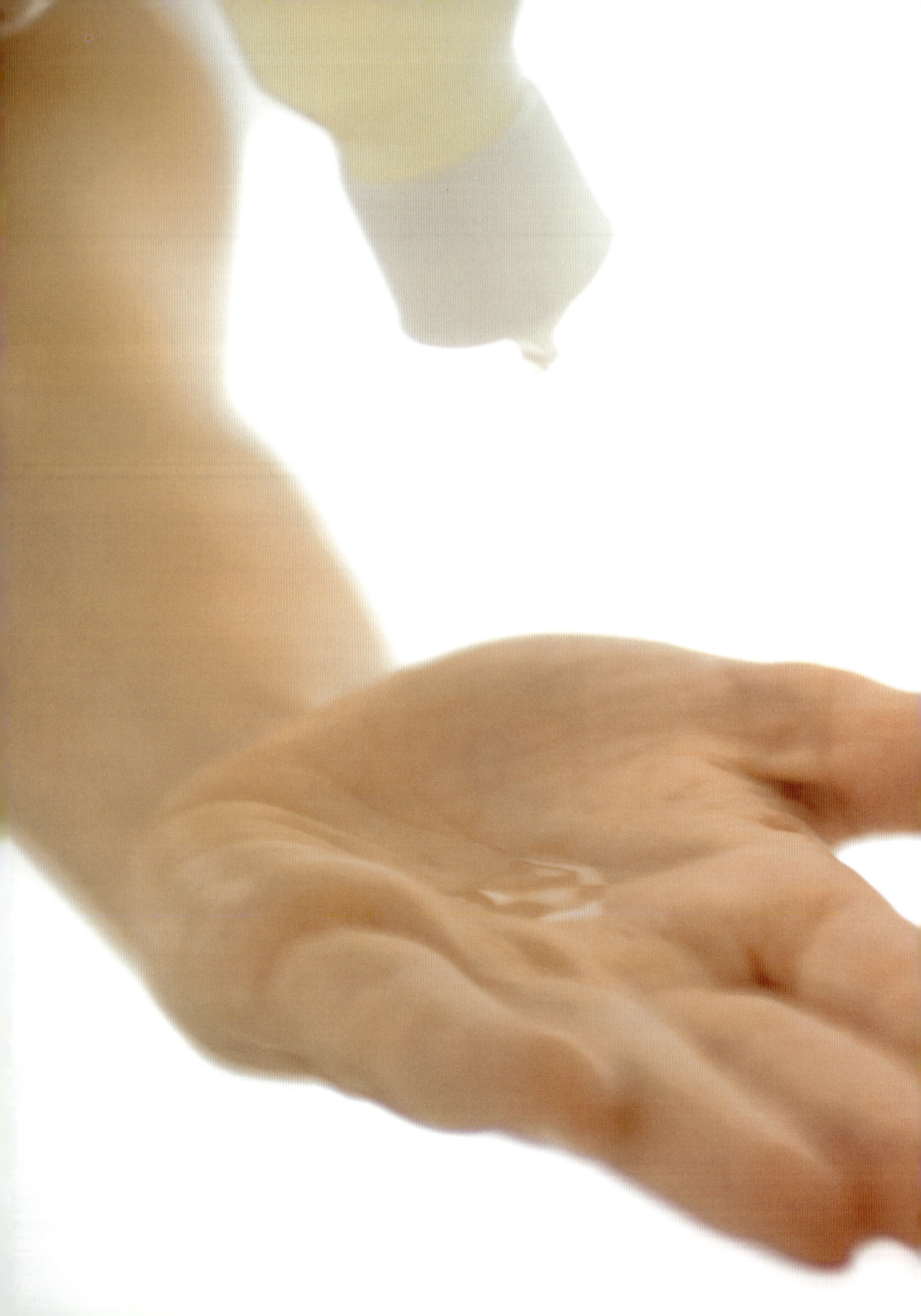

Préliminaires

Entreprendre quelque chose de nouveau est toujours une expérience passionnante. Cependant vous pouvez vous sentir désorienté quand vous êtes confronté à quelque chose de vaste et d'inconnu sans que vous sachiez vraiment par où commencer. Heureusement, si vous abordez le massage de façon progressive, étape par étape, vous ne rencontrerez pas de grandes difficultés ! Vous pouvez être tenté de vous lancer sans plus attendre, mais avant de passer à la pratique familiarisez-vous avec cette première section. Si vous avez une idée claire du matériau avec lequel vous travaillerez, des connaissances que vous devez posséder et des motivations qui vous incitent à faire un massage, vous serez mis en confiance et votre projet aura une signification. Le massage a de multiples connotations. Quelles que soient vos intentions, la pratique est indispensable et constitue un gage de succès.

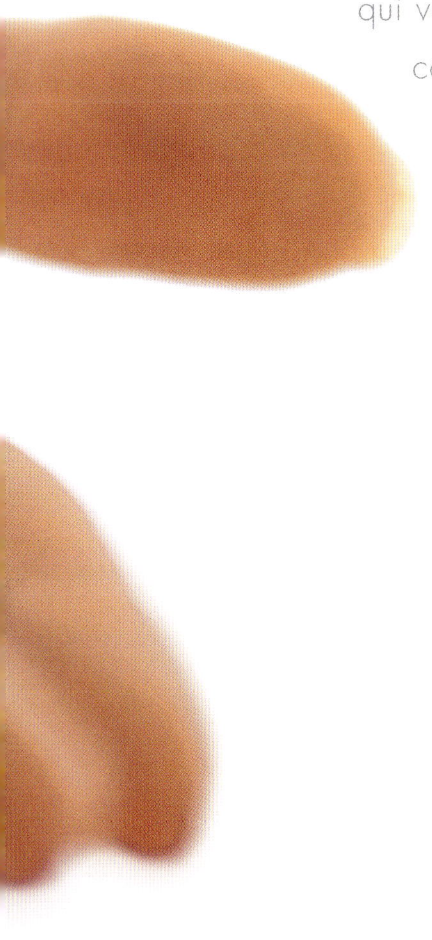

Introduction au massage

Qu'est-ce que le massage ?

Le massage est une forme structurée de toucher. On fait glisser les mains sur la peau, ou parfois d'autres parties du corps, telles que les avant-bras ou les coudes. On exerce des pressions sur les muscles sous-jacents lors d'une séquence de mouvements au cours desquels on applique différentes techniques : l'effleurage, la friction, le pétrissage et la pression. Le massage peut être soit apaisant, soit stimulant, et quand on l'associe à l'énergétique il peut avoir un effet sur le corps, l'esprit, l'âme et les émotions. Le massage est un art fort respecté qui se pratique depuis des siècles. Les Égyptiens, les Grecs et les Romains de l'Antiquité utilisaient le massage à des fins thérapeutiques et pour le bien-être, autant que pour le plaisir. En Inde, en Chine et au Japon, le massage fait partie intégrante des pratiques médicales.

L'action du massage

Le massage se contente de stimuler et d'encourager le corps à remplir ses fonctions normales. En fait, c'est un processus que vous déclenchez et auquel le corps réagit. Le massage stimule, le corps réagit.

Les effets du massage

Le massage a une action thérapeutique : il relâche la tension musculaire, il tonifie et raffermit les muscles, et il active la circulation du sang et de la lymphe. Par suite d'excès ou de manque d'exercice, de tension physique ou de tension mentale, les déchets qui proviennent de l'activité musculaire (le gaz carbonique, l'acide lactique et l'urée) peuvent s'accumuler dans les muscles et les empêcher de fonctionner normalement. Le massage contribue à drainer ces déchets, surtout l'acide lactique, en décontractant les muscles et en leur redonnant du tonus.

Le massage a également un effet sur les nerfs. La stimulation des terminaisons nerveuses au niveau de la peau est retransmise au cerveau par le système nerveux central. Le système nerveux autonome est activé. À la suite de la détente il contribue à réduire les effets négatifs du stress. Le processus de relaxation développe également la respiration abdominale, qui est vitale pour le fonctionnement des organes abdominaux. Le stress et la fatigue causés par l'accumulation des déchets peuvent être réduits et le métabolisme peut s'améliorer. Le système nerveux contrôle aussi le système vasculaire. Un déficit vasculaire réduit l'efficacité du drainage et l'apport de sang. La stimulation par le massage facilite le drainage de la lymphe et active la circulation ; elle améliore en même temps l'aspect de la peau, et le moral s'en ressent. De nombreux problèmes d'ordre dermatologique sont liés au stress et la peau reflète l'état du mental.

Le massage, qui aide le corps à retrouver son équilibre naturel, est un excellent traitement préventif. Et n'oublions pas qu'il donne des sensations merveilleuses !

Qui peut en tirer profit ?

Le massage convient à tout le monde, c'est une évidence. Toute personne est capable de masser. Certaines personnes, il est vrai, ont un meilleur toucher que d'autres, mais tout le monde est capable d'apprendre. De même il n'y a personne qui ne puisse être massé. Certaines contre-indications existent mais, en général, chacun peut tirer profit du massage, quel que soit l'âge ou l'état physique. Nous avons tous besoin de contact physique. C'est l'une de nos premières expériences et l'un de nos besoins fondamentaux.

Le simple fait d'être touché donne l'impression d'être désiré. Quand personne ne nous touche, nous nous replions sur nous-mêmes. C'est la raison pour laquelle le massage peut aider en particulier les gens qui souffrent d'un deuil ou d'une perte affective, ou ceux qui n'ont pas de rapports physiques. Le toucher est un moyen de communiquer, de s'affirmer et de s'exprimer. Il donne un sens d'identité et contribue à renforcer la confiance en soi et l'estime de soi. Dans un monde de plus en plus soumis à toutes sortes de stimulations et où l'individu a tendance à perdre sa sensibilité, le massage nous donne l'occasion de rester en contact avec notre corps. Quand nous sommes bien dans notre peau, nous rayonnons de vitalité – ce qui n'est pas toujours le cas.

Après un massage, bien des gens ont une impression d'unité et non pas de fragmentation. Ils sont également davantage conscients des limites de leur corps, ils ont la sensation d'être plus solidement ancrés. Le massage nous fait expérimenter la sensation vitale du toucher.

Le massage équilibre. Si vous vous sentez nerveux, le massage peut contribuer à vous apaiser. Si vous vous sentez apathique, il peut contribuer à vous stimuler. On peut aussi l'utiliser en cas de lombalgie, de règles douloureuses, de toux, de migraine, etc. Il peut aider à recouvrer la santé après une blessure ou une maladie. Cependant sachez que son but n'est pas de vous soigner. *Si vous avez une maladie chronique ou une maladie grave, l'intervention d'un professionnel de la santé est indispensable.* On peut avoir recours au massage avant ou après une activité sportive ou l'exercice physique, pour aider le corps à s'échauffer ou pour détendre les muscles après coup. Ainsi vous évitez les courbatures du lendemain. En tonifiant les muscles, le massage peut faire partie d'un programme de remise en forme ou de soins esthétiques. Quant aux huiles associées au massage, elles faciliteront le renouvellement des cellules et amélioreront l'élasticité de la peau. Grâce au massage vous pouvez avoir une bien meilleure image de votre corps.

La tension est responsable de nombreux problèmes. Il peut s'agir de tension physique – les muscles sont raides, noués – ou bien de surmenage intellectuel et d'anxiété, ce qui affectera notre organisme. Chez toute personne qui souffre du stress, le massage peut réduire les effets physiques de cette tension, calmer l'esprit et les émotions, et restaurer l'énergie vitale.

Le lien entre l'esprit et le corps est si profond que la bonne forme physique influence l'esprit et, réciproquement, qu'un esprit détendu aide le corps à mieux fonctionner.

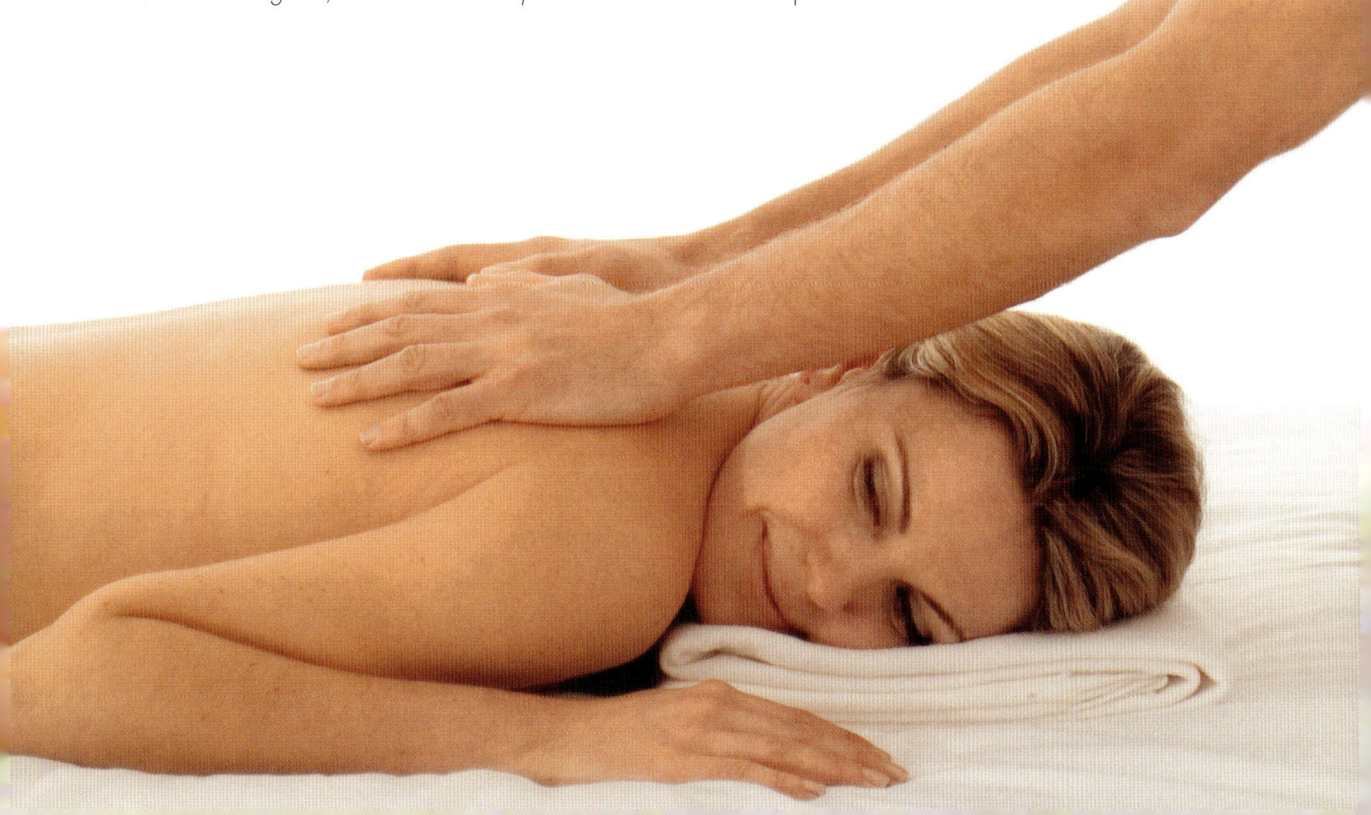

Éléments d'anatomie

Les muscles

Les muscles squelettiques donnent au corps sa forme. Ce sont des muscles volontaires, contrôlés par le conscient, par exemple ceux des bras et des jambes, par opposition aux muscles involontaires, notamment ceux du cœur et de l'appareil digestif. Chaque muscle comprend un faisceau de fibres musculaires élastiques entourées d'une membrane cellulaire et reliées par une gaine conjonctive. Le tout constitue ce qu'on appelle le ventre du muscle. Les muscles sont surtout rattachés aux os par un tissu conjonctif très résistant ou par des tendons. Le point où le muscle est relié à l'os est appelé le point d'attache lorsque le muscle ne fait pas bouger l'os et le point d'insertion lorsque le muscle fait bouger

Les principaux muscles superficiels

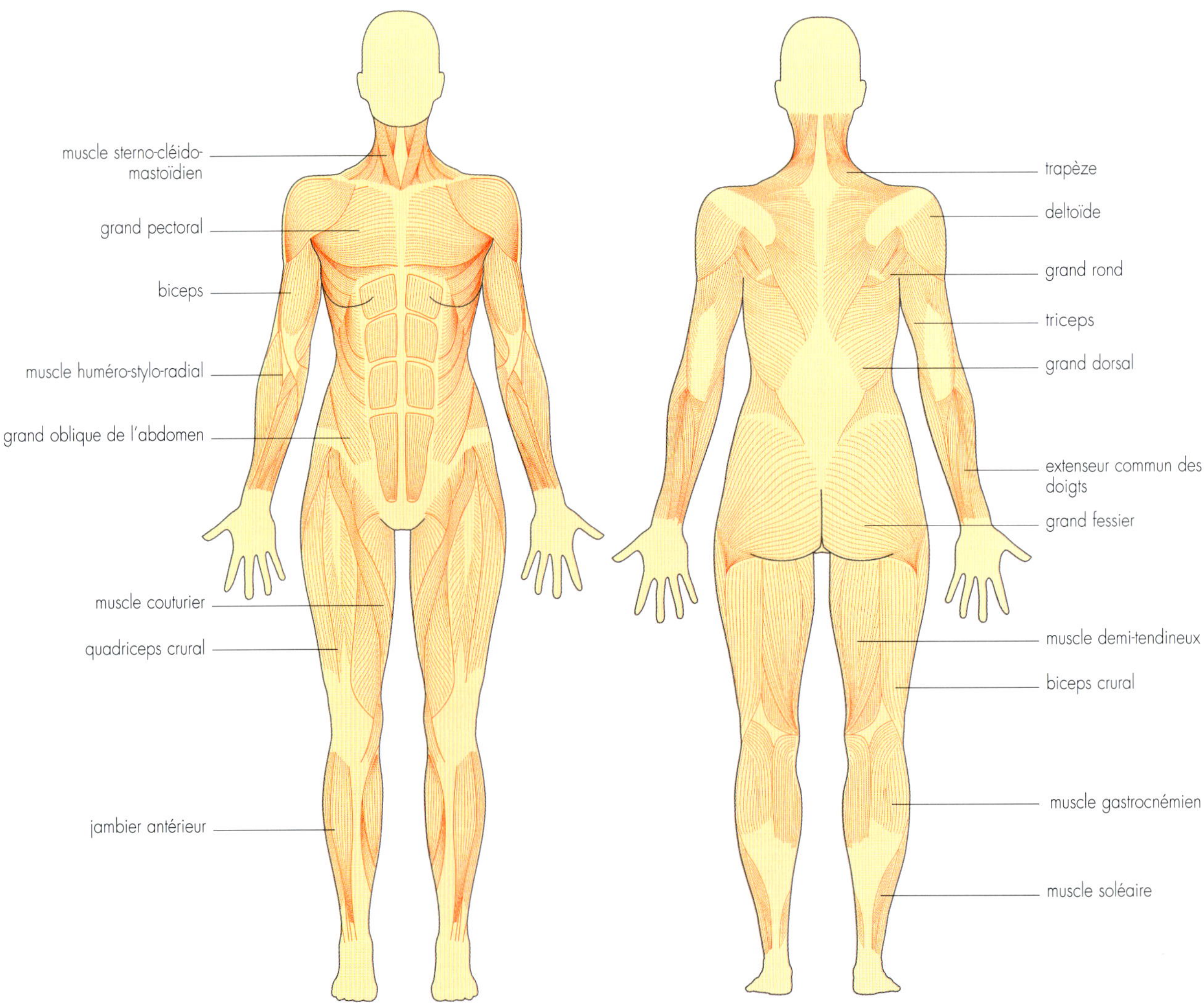

l'os en se contractant). Quand le corps fonctionne normalement, les muscles travaillent par paires ou par groupes, en se contractant ou en se décontractant pour faire mouvoir le corps. En réaction aux signaux envoyés par le cerveau, un muscle se contracte. Alors les fibres glissent les unes sur les autres, en diminuant à la fois la longueur et la largeur du muscle. Ainsi naît le mouvement. On appelle les muscles qui se contractent les muscles agonistes. On appelle les muscles qui se décontractent pendant le même mouvement les muscles antagonistes. L'activité des muscles agonistes et des muscles antagonistes dépend du mouvement effectué. Quand les muscles restent contractés, il y a augmentation du tonus au repos. Pour fonctionner, les muscles ont besoin de sang riche en glucose et en oxygène. Ils produisent des déchets tels que le gaz carbonique, l'acide lactique et l'urée, qui sont évacués par le système veineux et lymphatique. Si l'activité musculaire est réduite, une partie des déchets peut rester dans les muscles, causant des courbatures. Ils empêchent alors les fibres de glisser facilement les unes sur les autres.

Les os

Le squelette, composé de 206 os, constitue la charpente du corps. Les os eux-mêmes sont faits de tissus vivants : fibres, cellules et sels minéraux. Ils sont longs, courts, plats,

Les principaux organes du corps

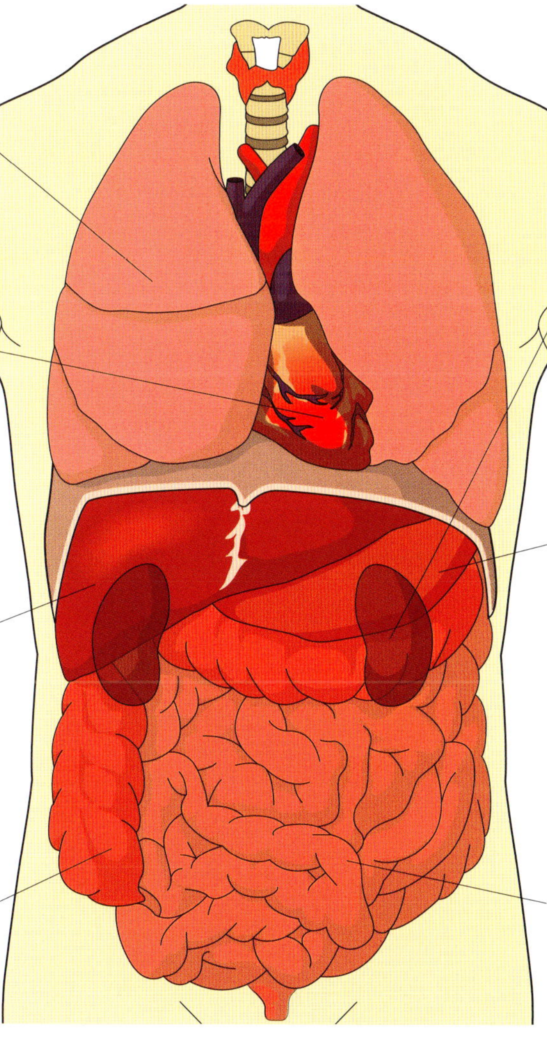

Aperçu du squelette

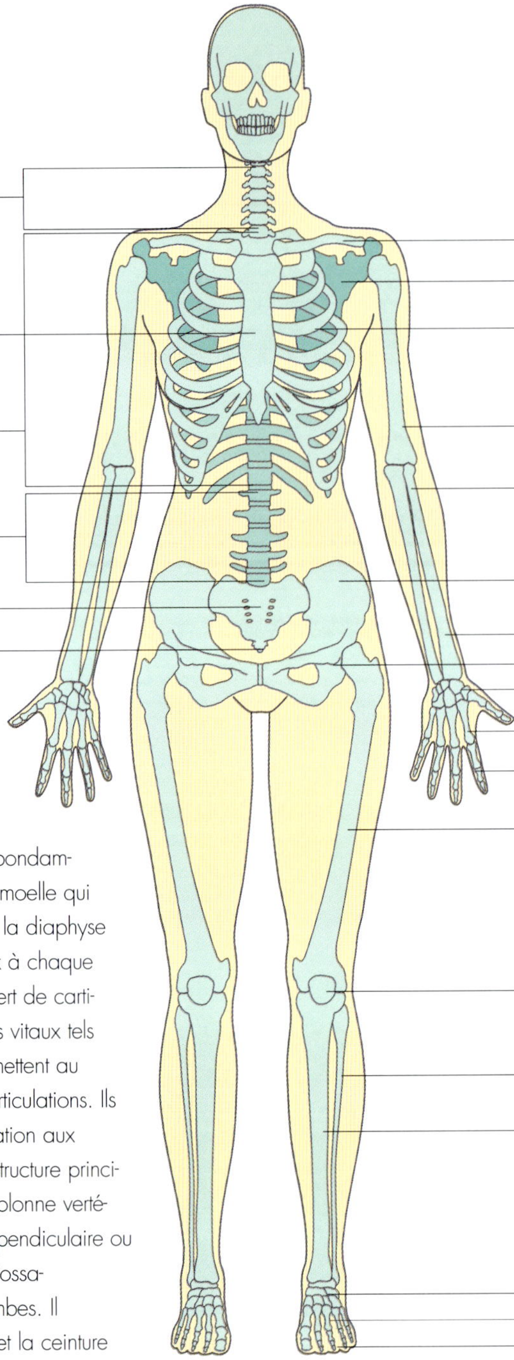

irréguliers ou sésamoïdes (situés dans l'épaisseur de certains tendons). Chaque os est couvert d'une épaisse couche de tissu fibreux abondamment vascularisé. Il contient de la moelle qui produit des cellules à la fois dans la diaphyse centrale et dans le tissu spongieux à chaque extrémité, qui est lui-même recouvert de cartilage. Les os protègent les organes vitaux tels que le cerveau et le cœur et permettent au corps de se mouvoir grâce aux articulations. Ils fournissent aussi des points de fixation aux muscles. Le squelette axial est la structure principale qui comprend le crâne, la colonne vertébrale et les côtes. Le squelette appendiculaire ou squelette des membres constitue l'ossature qui soutient les bras et les jambes. Il comprend la ceinture thoracique et la ceinture pelvienne, et est plus mobile. Les vertèbres de la colonne vertébrale comprennent 7 cervicales, qui maintiennent en position le cou et le crâne ; 12 dorsales auxquelles sont rattachées les côtes : 5 lombaires, soutien principal du corps ; 5 sacrées, qui sont soudées pour former le sacrum et qui répartissent le poids du corps sur les hanches ; et 4 coccygiennes soudées qui forment le coccyx.

Les articulations

Le point où deux os se raccordent est une articulation. En général il s'agit d'articulation synoviale. Là, les os s'emboîtent à l'intérieur d'une cavité entourée d'une membrane qui sécrète un liquide. Celle-ci protège le

Énarthrose de l'épaule (articulation à surface semi-sphérique, l'une convexe, l'autre concave)

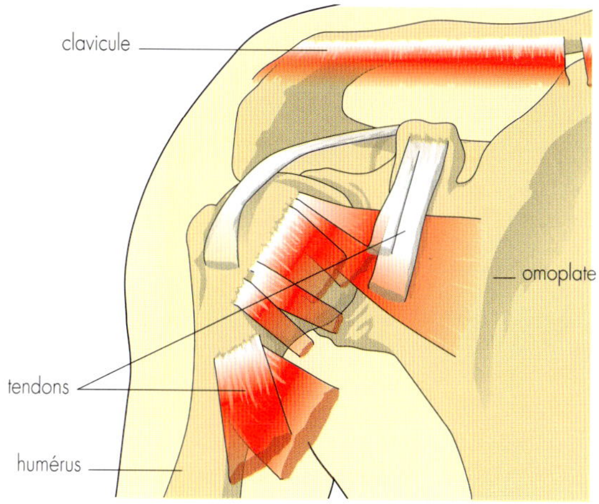

Articulation en charnière du genou

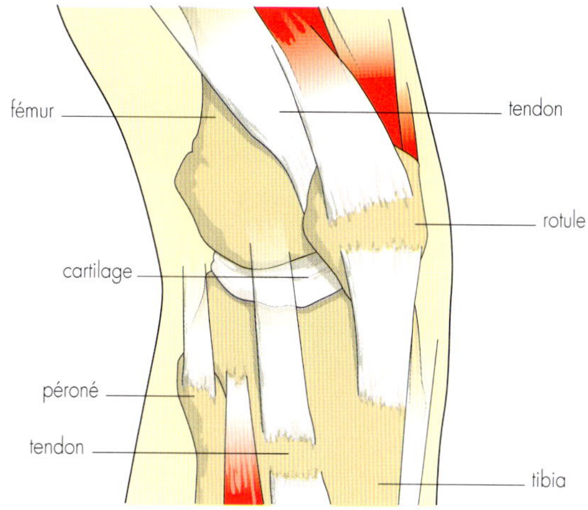

cartilage et diminue la friction lors des mouvements. L'articulation est maintenue par une capsule fibreuse et soutenue par des tendons et des ligaments. L'énarthrose de l'épaule et de la hanche assure une grande liberté de mouvement ; la tête arrondie de l'os s'encastre dans une cavité osseuse. On trouve les articulations en charnière au coude et au genou ; la surface convexe et la surface concave des os autorisent un mouvement plus limité.

Le système nerveux

Le système nerveux comprend le système nerveux central (le cerveau et la moelle épinière) et le système nerveux périphérique (les nerfs crâniens et spinaux qui se ramifient dans tout le corps). En réponse à des stimuli, les récepteurs sensoriels de la peau, des tissus mous et des muscles envoient des impulsions au système nerveux central par l'intermédiaire des nerfs sensitifs. En réaction à des signaux émis par le cerveau, les nerfs moteurs envoient des impulsions aux muscles. Le système neurovégétatif est responsable du fonctionnement des organes, des vaisseaux sanguins et des glandes. On distingue le système orthosympathique, qui gouverne les réactions involontaires telles que l'accélération du rythme cardiaque, la respiration et la transpiration, et le système parasympathique, qui réduit l'activité de certains organes et déclenche le processus de la digestion et du repos par exemple.

Ces systèmes agissent de concert pour permettre au corps de fonctionner de façon harmonieuse.

La circulation du sang

L'appareil cardio-vasculaire comprend le cœur, les artères, qui véhiculent le sang oxygéné depuis le cœur, les veines, qui ramènent le sang appauvri en oxygène, et les capillaires, qui fournissent les substances nutritives aux tissus et évacuent les déchets. Le sang est composé de plasma, de globules rouges, qui fournissent aux tissus et aux cellules l'oxygène en provenance des poumons et évacuent le gaz carbonique, de globules blancs, qui permettent au système immunitaire de combattre les bactéries et de sécréter des anticorps, et de plaquettes, qui jouent un rôle dans la coagulation. Le cœur, véritable pompe, comprend quatre cavités, dont deux assurent la circulation du sang vers les poumons, et les deux autres, la circulation du sang vers le reste du corps. La pression du sang artériel est plus élevée que la pression du sang veineux. Dans les jambes la circulation du sang s'effectue grâce à la contraction des muscles et des valves de sorte que le sang soit ramené au cœur. Le système lymphatique draine les tissus. La lymphe circule dans son propre système vasculaire, en empruntant ses propres vaisseaux. Des ganglions lymphatiques filtrent le liquide, produisant des lymphocytes pour neutraliser les bactéries. L'écoulement est facilité par les contractions des muscles.

Préparation au massage

Où masser ?

En théorie vous pouvez masser en n'importe quel lieu. Mais en réalité tout dépend du type de massage que vous faites. Si vous vous contentez d'un massage rapide du cou, des épaules ou des mains, peu importe l'endroit où vous vous trouvez. Cependant suivez bien les principes de base afin que la personne que vous massez soit assise par terre ou sur une chaise, le dos bien soutenu, et veillez à ce qu'elle ne s'affale pas, en lui soutenant le front ou la poitrine avec votre main si besoin est. Vous pouvez alors masser en plein air, au bureau ou en tout autre endroit. Il est tout aussi important que vous adoptiez une position confortable pour masser. Si vous faites un massage de tout le corps, vous devez choisir votre emplacement avec soin. Cherchez un endroit où il y aura assez de place pour que la personne que vous massez soit étendue bien à plat et pour que vous puissiez vous déplacer autour d'elle. L'idéal c'est un endroit tranquille, confortable, où il fait chaud, où vous ne serez pas dérangé. Une salle de séjour ou une chambre convient très bien. Cependant la surface de l'endroit où vous massez doit être assez ferme pour que la personne que vous massez ait le corps bien soutenu. Ne massez donc pas sur un lit car il est bien trop mou. Si vous projetez de faire de nombreux massages, investissez dans une table de massage. Vous perdrez en intimité, mais votre dos appréciera. Peut-être préférez-vous être chez vous, car votre matériel est à portée de main et que vous pouvez surveiller l'heure.

On ne saurait trop insister sur l'importance de la posture. Évitez de vous contracter, restez détendu tout en gardant la colonne droite, vos massages n'en seront que plus efficaces.

Le meilleur moment pour masser

Encore une fois, cela dépend du type de massage. Le meilleur moment, c'est lorsque vous vous sentez en forme et plein d'entrain. Certaines personnes préfèrent masser ou être massées le matin, d'autres préfèrent plus tard dans la journée. On peut faire un massage du cou et des épaules à presque n'importe quel moment, là où vous vous trouvez si cela vous agrée. Un massage de tout le corps peut également être fait à tout moment, mais il faut prendre certaines précautions. Évitez de masser après un repas copieux. Cela s'applique surtout à la personne que vous massez, car le système digestif est en plein travail et la pression des mains peut être désagréable. De même il ne faut pas boire d'alcool avant ou immédiatement après un massage. Boire avant un massage atténue son effet bénéfique, car l'alcool est absorbé plus rapidement par l'organisme et la personne peut avoir la nausée. Boire tout de suite après un massage a également un effet négatif et l'alcool agira plus vite.

Vous devez prévoir votre massage quand vous et la personne que vous massez avez suffisamment de temps libre à votre disposition et que rien ne presse. Cela signifie que vous devez avoir devant vous au moins 90 minutes (une heure pour un massage complet, plus 15 bonnes minutes avant et après). Vous devez également prendre en considération les effets du massage. Si la personne doit aller travailler, un massage de relaxation profonde ne conviendra pas. Certaines personnes aiment se faire masser avant le travail ou pendant la pause du déjeuner, pour se détendre avant un rendez-vous important, ou encore pour se mettre en forme avant une compétition sportive. Dans ce cas votre massage devra être plus stimulant. Il importe avant tout d'être informé et de s'adapter.

Comme toujours vous devez tenir compte de vos propres besoins. Ne massez pas tard le soir, car cela peut vous empêcher de dormir. Si vous êtes préoccupé, agité, fatigué ou de mauvaise humeur, ce n'est pas le moment de perdre encore de l'énergie.

Le matériel indispensable

Pour que le massage se passe bien, préparez tout à l'avance. Vous aurez besoin d'une surface confortable mais ferme pour que la personne que vous massez s'allonge. Un tapis en mousse ou un petit futon conviendra. Vous pouvez éventuellement utiliser une couette pliée en deux ou un sac de couchage. Vous aurez aussi besoin d'un drap que vous étendrez sur le sol, de serviettes pour couvrir la personne que vous massez, d'oreillers ou de coussins que vous lui mettrez sous la tête ou sous les jambes et peut-être d'un coussin pour vous agenouiller. Il faudra en plus de l'huile à la température ambiante, un chauffage d'appoint en cas de nécessité, de la lumière tamisée, des mouchoirs en papier pour essuyer l'huile en excès et un lavabo pour vous laver les mains. Si vous avez un répondeur, pensez à le brancher. Vous feriez bien d'avoir une montre ou une pendule et de vous fixer une limite dans le temps. C'est surtout quand vous êtes débutant que vous pouvez facilement dépasser l'heure. Vous vous fatiguerez alors et la personne que vous massez pourra se demander quand le massage va finir ! Ajoutez une note personnelle pour rendre votre salle de massage accueillante : des fleurs, un diffuseur d'arômes ou de la musique. Ces détails font toute la différence. Vous-même et la personne que vous massez pouvez alors concentrer toute votre attention sur le massage.

Les précautions à prendre avant de commencer

Commencez par vous mettre d'accord avec la personne que vous massez sur la durée de la séance et demandez-lui si elle doit aller travailler ensuite, si elle ne veut pas d'huile sur les cheveux ou sur le visage. Certaines questions préliminaires sont utiles : quel est son état de santé ? A-t-elle des maladies ? Quels médicaments prend-elle ? A-t-elle des problèmes, par exemple des contractures du cou ou des épaules ? Y a-t-il des parties du corps qu'elle aimerait que vous massiez ou au contraire des parties qu'il conviendrait d'éviter ? Même si vous connaissez bien la personne, n'oubliez pas ces préliminaires.

Les contre-indications

Dans certains cas il faut être prudent ou même tout simplement s'abstenir de tout massage. En général, du moment que vous avez du ressenti, votre massage sera bénéfique.

La grossesse. Le massage pendant la grossesse peut être très agréable. Cependant, à tous les stades de la grossesse, vous devez procéder avec délicatesse. Évitez de masser l'abdomen pendant les quatre premiers mois, posez légèrement vos mains sur le ventre, et décrivez des cercles en effleurant la peau. Choisissez les huiles essentielles qui conviennent.

Les blessures. Évitez de masser directement un tissu cicatriciel récent, des blessures, des foulures, des plaies ouvertes. Ils guériront tous seuls. Cependant un massage léger à la périphérie de la blessure peut être utile.

Les maladies. Ne massez pas directement une tumeur, un érythème. Évitez de masser si la personne est cardiaque. Le massage peut être excellent pour le cœur, mais commencez par demander l'avis d'un professionnel de santé. En cas de doute, consultez toujours un médecin au préalable.

Les varices. N'intervenez pas sur des varices, mais effleurez plutôt la jambe avec vos mains.

Les douleurs. Laissez-vous guider par le bon sens. N'essayez jamais de guérir quelqu'un. Si la personne que vous massez souffre de façon chronique, si elle a des problèmes musculaires ou vertébraux, ou si elle éprouve une douleur aiguë pendant le massage, elle doit consulter un médecin.

Enfin pour être sûr que vos mouvements ne fassent aucun mal, enlevez vos bijoux (la personne que vous massez doit en faire autant) et assurez-vous que vos ongles sont limés très court. Un parfum trop fort peut aussi déplaire. Lavez-vous toujours les mains avant et après chaque massage.

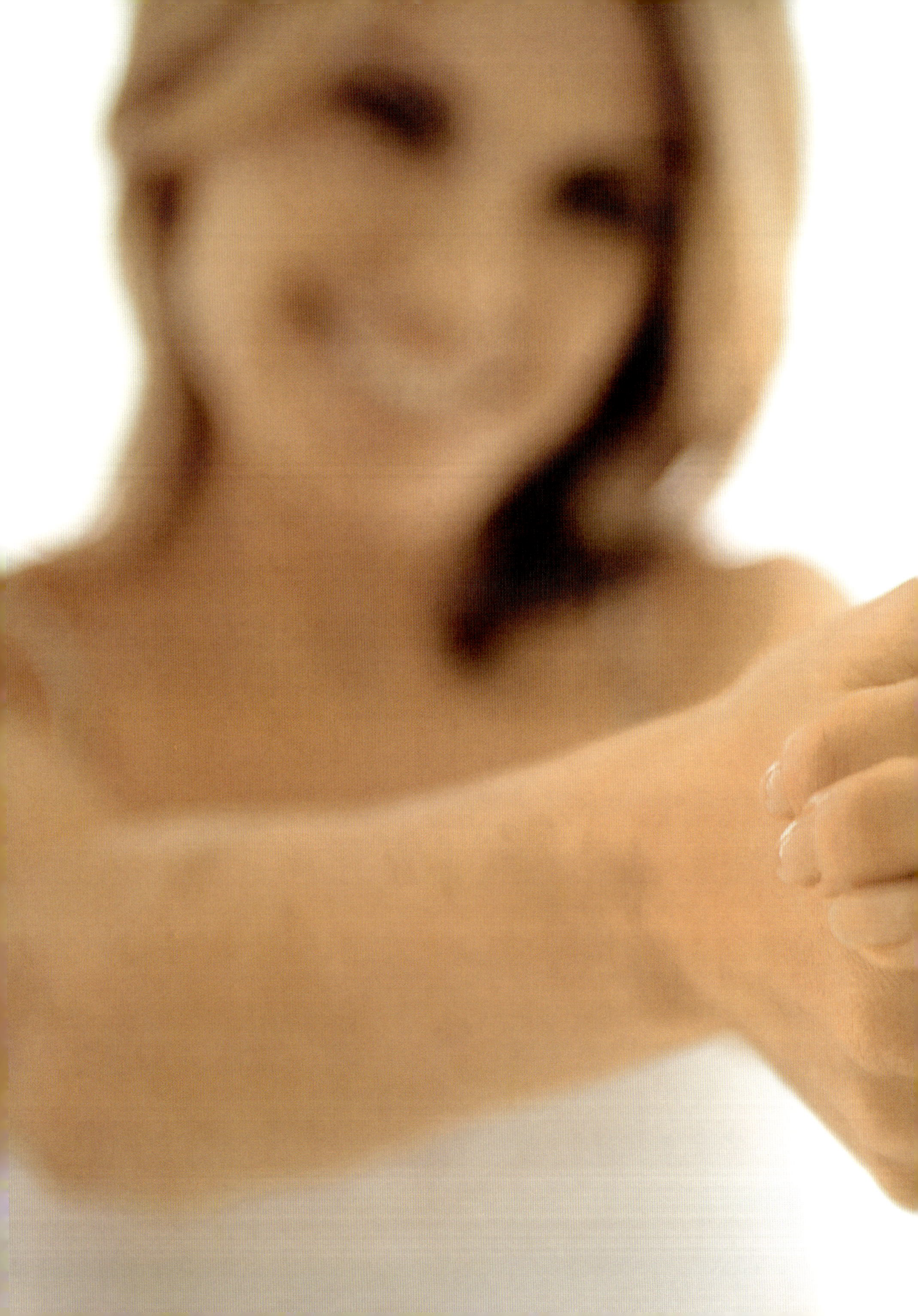

Mise en train

Un bon massage exige un peu de réflexion et une bonne préparation. Vos efforts ne seront jamais perdus. Vous trouverez plaisir à utiliser des huiles, mais là encore certaines connaissances de leurs propriétés sont indispensables. Avant d'utiliser les huiles, informez-vous. De même, travaillez sur vous-même et apprenez à mieux connaître votre propre corps : tout cela fait inévitablement partie du processus. Plus vous en savez sur vous et plus vous veillez à développer la sensibilité de vos mains, plus vos massages seront couronnés de succès. Non seulement vous en apprendrez davantage, mais la personne que vous massez partagera votre enthousiasme et bénéficiera directement du temps que vous lui consacrez et des efforts que vous faites.

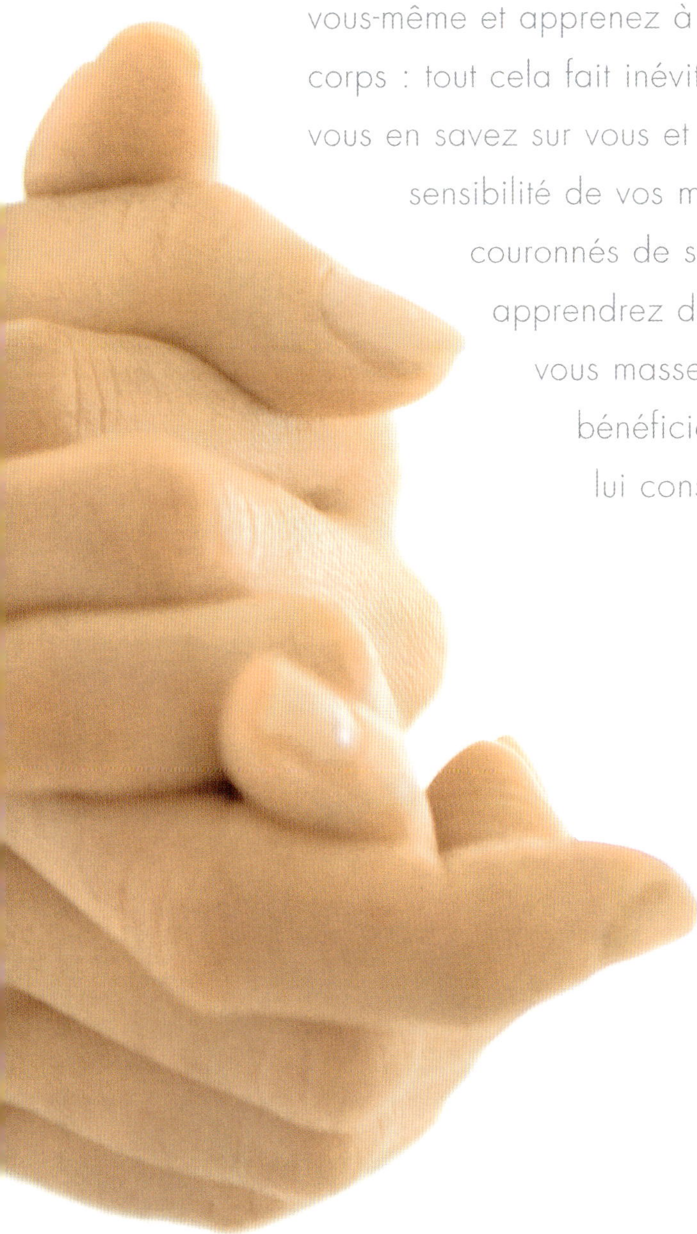

Huiles pour massage

Le choix et l'utilisation des huiles font partie de la préparation du massage. L'huile doit vous aider à faire glisser vos mains sans tirer sur la peau ni la distendre. La plupart des gens aiment la sensation que donne l'huile, bien que vous ne soyez pas absolument obligé de l'utiliser. Les masseurs se servent parfois de talc, et certains mouvements peuvent être effectués sur les vêtements. Cependant, si vous décidez d'utiliser des huiles, il est conseillé d'en avoir un assortiment à votre disposition.

L'huile de base est en général une huile végétale. Vous pouvez utiliser de l'huile minérale mais elle n'est pas facilement absorbée par la peau. Les huiles de base les plus en vogue sont l'huile de pépins de raisin ou l'huile d'amande douce. Personnellement, je trouve l'huile d'amande douce un peu écœurante et je préfère l'huile de pépins de raisin à laquelle on ajoute environ de 5 à 10 % d'huile d'amande douce. On peut également utiliser l'huile de carotte, de noyau d'abricot ou de noyau de pêche, d'avocat, de germe de blé et de jojoba, qui sont beaucoup plus riches. Elles ne sont pas recommandées sur de grandes surfaces, mais elles sont excellentes en association avec d'autres huiles. On peut utiliser une cuillerée à café d'huile de germe de blé comme antioxydant pour conserver les mélanges d'huiles.

Ces huiles peuvent servir de base pour les huiles essentielles. Mélangées à celles-ci, elles pénètrent mieux dans la peau. (Il faut environ 30 minutes.) Certes les huiles essentielles ne sont pas indispensables, mais elles sont fort agréables et elles améliorent le massage. Les huiles essentielles sont des essences de plantes extraites le plus souvent par distillation à la vapeur. Chaque huile contient la force vitale, les qualités et les caractéristiques de la plante sous forme concentrée. L'huile est produite par des glandes à l'intérieur de la plante, que ce soit dans les feuilles, les racines ou les fleurs, et c'est cette essence qui est extraite. Les huiles sont fortement concentrées et puissantes. Elles ne doivent jamais être utilisées directement sur la peau car elles l'irriteraient. En forte concentration elles peuvent être nocives. Chacune des huiles a un certain degré de volatilité. Selon leur degré de volatilité on les classe en trois catégories : les notes élevées, les notes moyennes et les notes de base. Les notes élevées sont très volatiles et leur vibration est élevée. Elles ont tendance à influer sur le psychisme et sont en général stimulantes et toniques. Les notes moyennes sont utilisées pour aider les organes et améliorer les fonctions du corps, alors que les notes de base ont un effet sédatif et peuvent être employées pour fixer les notes élevées dans un mélange. On peut utiliser les huiles essentielles séparément, mais quand on les mélange elles agissent les unes sur les autres en synergie, en améliorant la qualité de l'ensemble. On utilise généralement de deux à quatre huiles pour un mélange ; si vous en utilisez quatre, ayez au moins une note moyenne. Alors que l'aromathérapie est un art en soi, on peut employer les huiles essentielles avec succès pour créer certains états d'esprit, pour stimuler ou détendre. Du moment que vous ne les utilisez pas à des fins thérapeutiques à proprement parler, elles peuvent aider à venir à bout de petits maux tels que l'obstruction des sinus, l'irritation de la peau et les contractures musculaires.

L'utilisation des huiles relève d'un choix personnel. Elles influent sur nous par leur parfum, en même temps qu'elles sont absorbées par la peau. L'odorat est une des fonctions les plus élémentaires du cerveau et l'une de celles qui sont les plus capables d'évoquer des souvenirs. En mélangeant des huiles, il faut tenir compte de vos préférences. Si vous ou la personne que vous massez n'aimez pas telle ou telle odeur, inutile d'utiliser l'huile en question. Employez les huiles avec modération, juste ce qu'il faut pour vos mains et la quantité que peut absorber la peau de la personne que vous massez.

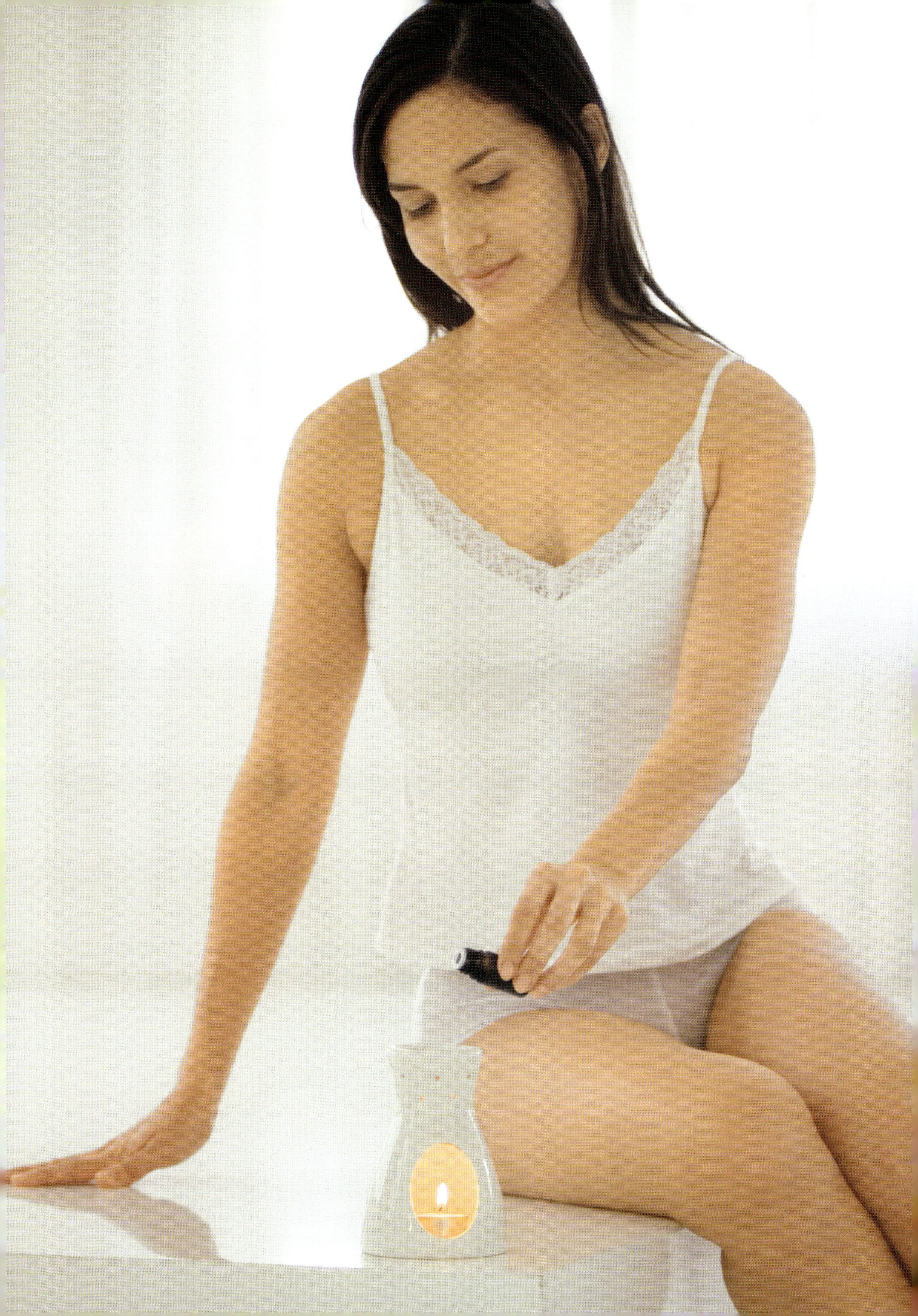

Huiles d'usage courant et leurs propriétés

Les huiles de base

L'huile de pépins de raisin. Huile de base légère, bon marché. Excellente pour un usage général. Peut être utilisée seule ou comme huile de base d'un mélange.

L'huile d'amande douce. Autre huile de base en vogue et couramment utilisée. Elle peut être employée seule ou comme huile de base d'un mélange.

L'huile de noyau d'abricot ou de noyau de pêche. Huiles légères, particulièrement bonnes pour le visage. Utilisez-les comme composantes d'un mélange.

L'huile d'avocat. Huile riche, une de celles qui pénètrent le mieux et qui sont le plus facilement absorbées. Convient particulièrement aux peaux sèches. Utilisez-la comme composante d'un mélange.

L'huile de carotte. Riche en vitamine A. Également bonne pour le visage mais pas toujours très facile à trouver. Utilisez-la en petites quantités comme composante d'un mélange.

L'huile de jojoba. Sorte de cire végétale. Elle est très riche et relativement chère. Utilisez-la de préférence sur le visage.

L'huile de germe de blé. Huile riche, excellente pour les peaux sèches. Elle contient une forte proportion de vitamine A, et agit sur les cicatrices et les vergetures. Utilisez-la comme composante d'un mélange ou comme antioxydant. *À ne pas utiliser si vous (ou la personne que vous massez) êtes allergique au gluten.*

On peut utiliser la plupart des huiles végétales, telles que l'huile d'olive, mais assurez-vous que l'odeur n'est pas trop forte.

Les huiles essentielles

Le basilic (note élevée). Le basilic est un antiseptique et un tonique pour les nerfs. Il est bon pour le rhume, la congestion des sinus, la bronchite et l'indigestion. Il redonne du moral, éclaircit les idées et diminue l'épuisement intellectuel. À éviter pendant la grossesse.

La bergamote (note élevée). La bergamote est un antiseptique, elles est bonne pour les infections vaginales, la cystite, la bronchite, la mauvaise haleine et les maux de gorge. Elle est à la fois sédative et revigorante, elle combat l'anxiété et la dépression. *À ne pas utiliser directement sur la peau ou en plein soleil.*

La camomille (note moyenne). La camomille est un anti-inflammatoire, elle a une action sur les ulcères, les brûlures, les diarrhées et les migraines. Elle soulage aussi les douleurs musculaires. On peut l'utiliser pour les règles douloureuses ou abondantes et sur une peau sèche ou sensible. Elle est sédative. C'est un antidépresseur, qui calme l'esprit et les nerfs.

La sauge sclarée (note moyenne). La sauge sclarée est à la fois un tonique nerveux et un calmant, particulièrement efficace en cas de dépression. Elle atténue la dysménorrhée (menstruation douloureuse) et favorise le travail pendant l'accouchement. On l'utilise en cas d'inflammations de la peau et elle est légèrement euphorisante. À éviter pendant la grossesse et à utiliser avec modération.

L'encens (note de base). L'encens est un astringent et il est utilisé pour apaiser la toux, le catarrhe, la cystite et les infections vaginales. Il rajeunit la peau et calme l'esprit. On peut l'utiliser en toute sécurité pendant la grossesse.

Le géranium (note de base). Le géranium nettoie et tonifie la peau. C'est aussi un diurétique léger. Il est efficace pour les douleurs, les brûlures, l'inflammation de la peau, la diarrhée et les ulcères. On peut l'utiliser pour assurer l'équilibre hormonal pendant la ménopause. Il apaise et tonifie, et est recommandé en cas d'anxiété.

Le jasmin (note de base). Le jasmin est un antispasmodique, un calmant et un antidépresseur. Il soulage les menstruations douloureuses, facilite l'accouchement et combat la toux et le catarrhe. On peut l'utiliser pour hydrater la peau. Son effet est relaxant, tonique et euphorisant. *Il est préférable de ne pas l'utiliser pendant les premiers mois de la grossesse.*

Le genièvre (note moyenne). Le genièvre est un tonique nerveux. Il est sédatif et il est efficace en cas de stress et d'anxiété. C'est un diurétique, un purificateur du sang, un tonique pour la peau et un astringent léger. On peut l'utiliser pour les rhumatismes, la cystite, l'indigestion, les flatulences, l'eczéma et la peau grasse. *À éviter pendant la grossesse.*

La lavande (note moyenne). La lavande est une des huiles les plus utiles. C'est un antiseptique qui soulage l'inflammation de la peau. Elle est recommandée pour les brûlures dues au feu ou à l'eau bouillante (on peut l'appliquer directement sur la peau à condition qu'il n'y ait pas de plaie). Elle est également bonne pour les rhumatismes, la cystite et la diarrhée. Elle soulage la nausée, les migraines, les vomissements, les crampes et facilite l'accouchement. Elle est également bonne pour les douleurs musculaires. Par ses effets calmants et relaxants, elle combat la dépression et la tension nerveuse. Si vous n'avez qu'une seule huile, c'est celle que vous devez absolument avoir.

La marjolaine (note moyenne). La marjolaine est un calmant et un tonique pour les nerfs. Cette huile qui réchauffe et réconforte est utile pour l'insomnie. Elle aide la digestion, soulage les crampes et fait baisser la tension artérielle. On peut l'utiliser pour les rhumes, les maux de tête, la constipation et les règles douloureuses. *À éviter pendant la grossesse.*

Le néroli (note de base). Le néroli est sédatif, antidépresseur et calmant, Il est recommandé pour l'insomnie, les palpitations, l'anxiété et la dépression. Il régénère la peau et on peut l'utiliser sur une peau sèche, irritée.

Le patchouli (note de base). Le patchouli est un stimulant et un astringent. Il favorise la clarté d'esprit. On peut l'utiliser sur une peau irritée, crevassée ou vieillissante. Il est utile en cas de rétention d'eau, de diarrhée et de constipation.

La rose (note de base). La rose est un antiseptique. Elle nettoie, apaise, favorise la circulation, renforce le système digestif, combat la constipation et régularise le flux menstruel. Elle est utile pour une peau adulte, sèche. En tant qu'antidépresseur, on peut l'utiliser pour soulager la tension nerveuse et le stress. Elle réconforte quand on a du chagrin.

Le romarin (note moyenne). Le romarin est un antiseptique et un stimulant, il agit comme tonique cardiaque et soulage la toux et le rhume, la migraine, les maux d'estomac, les palpitations et la diarrhée. Il favorise la clarté d'esprit et remédie à la perte de mémoire. Il a un effet bénéfique sur les yeux. Il agit comme draineur, il élimine les pellicules et tonifie la peau. Il calme aussi les douleurs musculaires. *Mieux vaut ne pas l'utiliser pendant la grossesse.*

Le bois de santal (note de base). Le bois de santal stimule la digestion, combat la diarrhée, les maux de gorge, le catarrhe et la toux. C'est un antiseptique efficace en cas d'infection des voies respiratoires et des voies urinaires. Il est excellent pour les peaux sèches et irritées. En tant que calmant, on peut l'utiliser pour la tension nerveuse et l'anxiété.

L'ylang-ylang (note de base). L'ylang-ylang est sédatif et euphorisant. On l'utilise pour l'anxiété et la tension nerveuse. Il fait baisser la pression sanguine. On le recommande pour les peaux grasses. *À utiliser avec modération.*

Utilisation des huiles

Gardez séparément les huiles de base et les huiles essentielles tant que vous n'êtes pas prêt à les mélanger. Pour une bouteille d'huile de massage, il vous faudra environ 50 ml d'huile de base. Ajoutez à cela jusqu'à vingt-cinq gouttes d'huile essentielle, tout au plus. Cela suffira pour six à huit massages. Si vous désirez une plus petite quantité, divisez les quantités indiquées par deux. Si vous gardez l'huile dans une bouteille en verre foncé, bien bouchée, dans un endroit frais, elle se conservera entre six et huit semaines. Pour un seul massage, ajoutez deux ou trois gouttes d'huile essentielle à l'huile de base contenue dans une coupelle.

Une fois que vous avez fait votre mélange, réchauffez-le avant de masser. Versez-en une petite quantité dans le creux de vos mains, jamais directement sur la peau de la personne que vous massez. *Remarque : évitez le pourtour des yeux, car les huiles essentielles peuvent être irritantes.* Les huiles essentielles doivent être pures. Elles sont chères car il faut une grande quantité de plantes et le processus d'extraction est complexe – mais elles se conservent longtemps.

Si vous massez à des fins thérapeutiques, veillez absolument à vous procurer la meilleure qualité d'huiles essentielles (la rose, le jasmin, etc.). Elles ont une merveilleuse odeur et il vous en faudra très peu, ce qui compense la dépense. On peut également utiliser les huiles essentielles pour le bain, en inhalations ou dans des diffuseurs. L'ambiance pour le massage sera d'autant plus agréable que vous aurez parfumé la pièce où aura lieu le massage avec des huiles essentielles.

Recettes

Vous trouverez ci-dessous et sur la page en vis-à-vis des recettes que vous pourrez essayer avant de mettre les vôtres au point. Tous les ingrédients sont faciles à se procurer. Rappelez-vous que certaines huiles auront tendance à se mélanger mieux que d'autres et que, lorsque vous commencez à masser, il est préférable d'en utiliser une seule à la fois. Les recettes sont destinées à vous guider. *Pour traiter certaines affections, il est indispensable de consulter un professionnel de santé.*

Huiles de base

Huile de base

Pour 50 ml d'huile de base
Huile de pépins de raisin 95 %
Huile d'amande douce 5 %
1/2 cuillerée à café d'huile de germe de blé (facultatif)

Huile de base riche

Huile de pépins de raisin 95 %
Huile d'avocat 5 %
1/2 cuillerée à café d'huile de germe de blé (facultatif)

Huile de base de luxe

Huile d'amande douce 90 %
Huile de noyau d'abricot ou de noyau de pêche 10 %
1/2 cuillerée à café d'huile de germe de blé (facultatif)

Huiles essentielles à diluer dans 50 ml d'huile de base

Huile stimulante
Lavande 15 gouttes
Romarin 10 gouttes
Ce mélange est recommandé pour détendre les muscles et drainer l'organisme.

Huile apaisante
Camomille 15 gouttes
Lavande 10 gouttes
Ce mélange est efficace pour la nervosité, la migraine et la peau sèche, écailleuse, irritée.

Huile réchauffante et stimulante
Romarin 12 gouttes
Marjolaine 8 gouttes
Basilic 5 gouttes
Ce mélange stimule l'organisme et combat le rhume.

Huile tonique et rafraîchissante
Romarin 12 gouttes
Bergamote 9 gouttes
Géranium 4 gouttes
Cette huile soulage la tension nerveuse et la fatigue intellectuelle.

Huile parfumée et apaisante
Absolu de rose 5 gouttes
Néroli 5 gouttes
Géranium 5 gouttes
Ce mélange au parfum délicieux calme. Soulage le stress.

Huile relaxante
Lavande 12 gouttes
Géranium 8 gouttes
Bois de santal 5 gouttes
C'est une huile sédative.

Huile relaxante
Néroli 11 gouttes
Lavande 9 gouttes
Camomille 5 gouttes
Calmante, favorise le sommeil.

Huile stimulante
Romarin 11 gouttes
Lavande 9 gouttes
Genièvre 5 gouttes
Nettoie l'organisme.
Recommandée pour la cellulite.

Huile apaisante
Encens 16 gouttes
Absolu de rose 9 gouttes
Ce mélange est merveilleux pour la peau. *On peut l'utiliser sans danger après le quatrième mois de grossesse.*

Huile tonique
Basilic 11 gouttes
Absolu de jasmin 9 gouttes
Ce mélange déroge à la règle de la note moyenne, mais son odeur est vraiment délicieuse.

Huile capiteuse, apaisante
Lavande 14 gouttes
Encens 7 gouttes
Bois de santal 4 gouttes
Huile antiseptique, excellente pour la peau et pour le rhume.

Huile riche, apaisante
Lavande 9 gouttes
Encens 6 gouttes
Absolu de rose 6 gouttes
Patchouli 4 gouttes
Ce mélange est riche et relaxant.
Nourrit les peaux sèches.

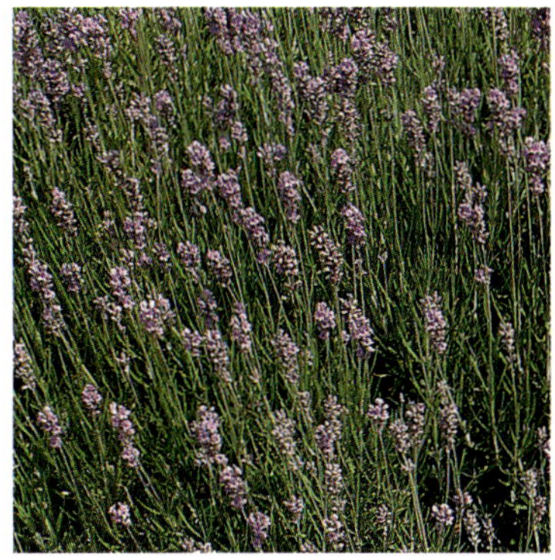

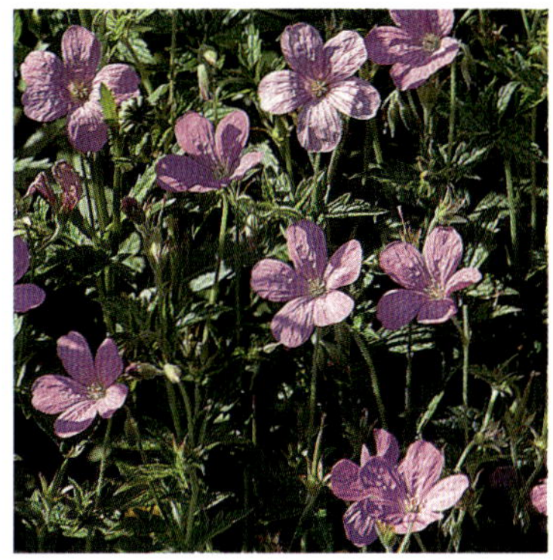

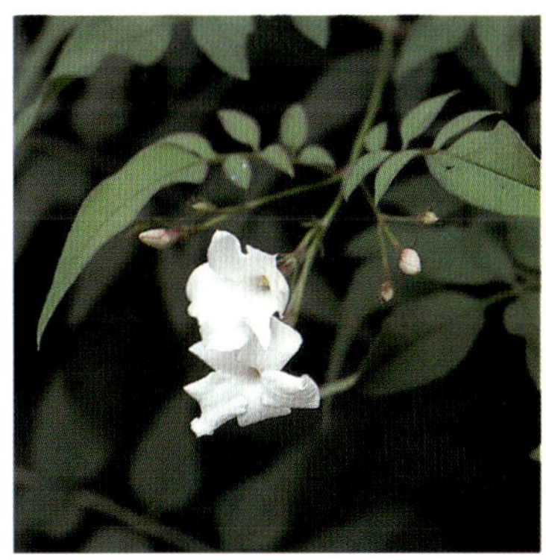

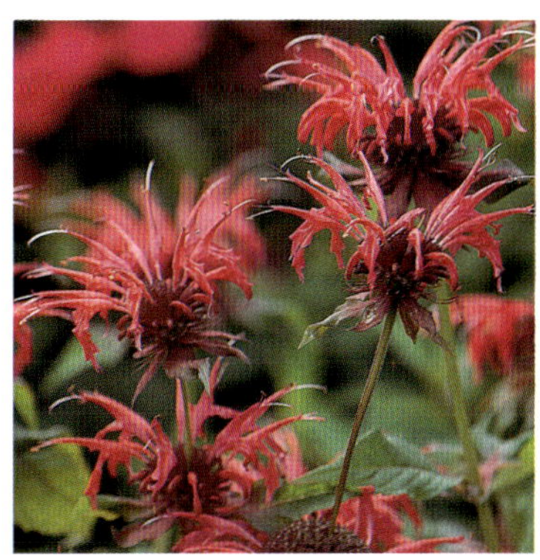

Échauffement

Avant de masser quelqu'un, je recommande de vous exercer sur votre propre corps, afin d'expérimenter les techniques et les différentes pressions que vous appliquerez. Aucune importance alors si vous commettez des erreurs ! Dans les pages suivantes, vous trouverez certains exercices simples grâce auxquels vous pourrez étudier la façon dont les muscles de votre corps bougent et les sensations que vous éprouvez. Vous apprendrez aussi à réchauffer vos mains. L'échauffement avant un massage est essentiel. Ce qui est passionnant dans le massage c'est qu'il ne consiste pas seulement à se servir de ses mains, il implique aussi le recours à sa propre énergie. Suivez les conseils pour stimuler le courant d'énergie dans vos doigts avant d'établir le premier contact avec la personne que vous allez masser. Pour la mettre à l'aise, ayez une confiance absolue en votre toucher.

Respiration relaxante. Allongez-vous sur le dos, genoux pliés, le bas du dos bien à plat sur le plancher. Mettez les deux mains sur votre abdomen et respirez normalement. Videz votre esprit, en vous concentrant seulement sur le mouvement de votre abdomen qui monte et descend.

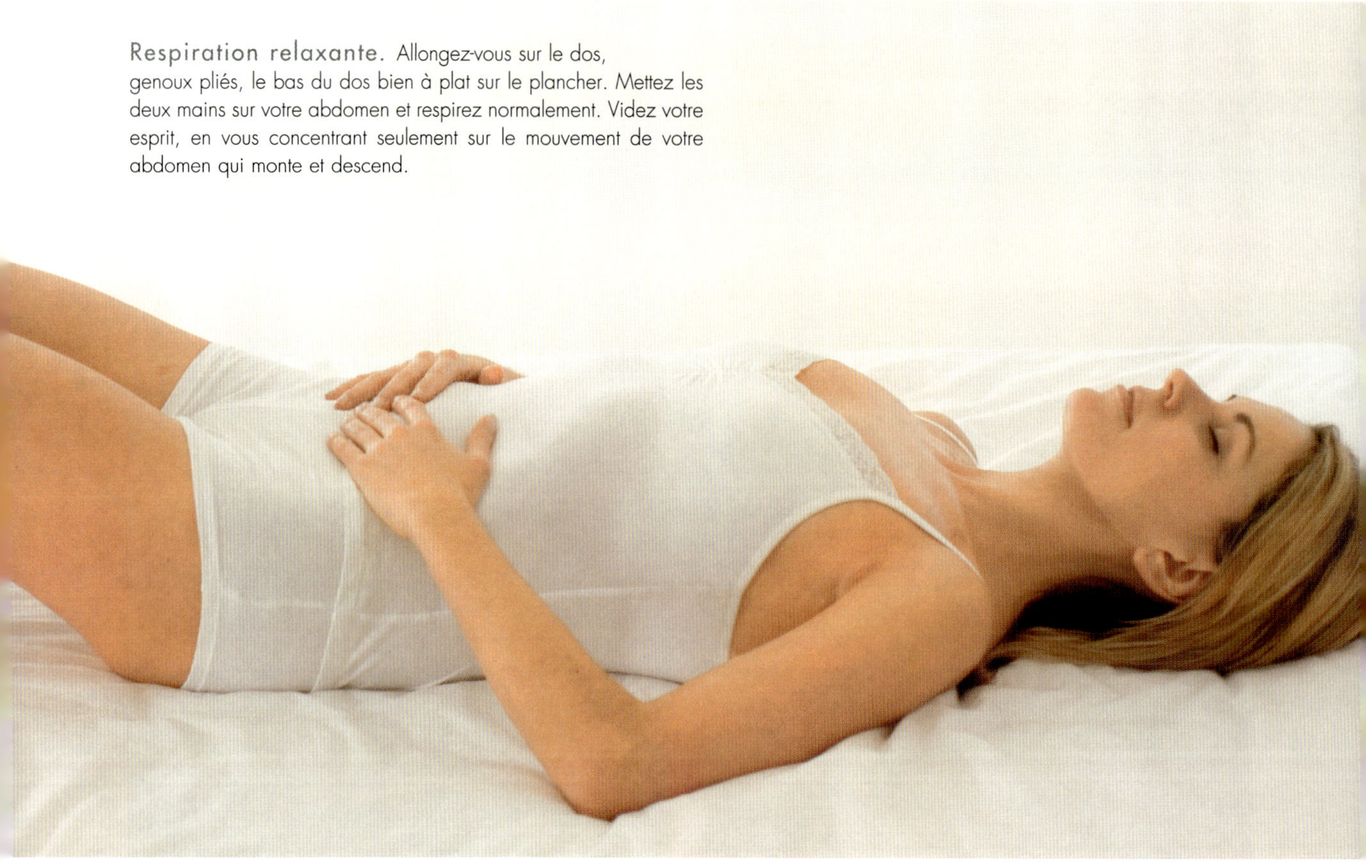

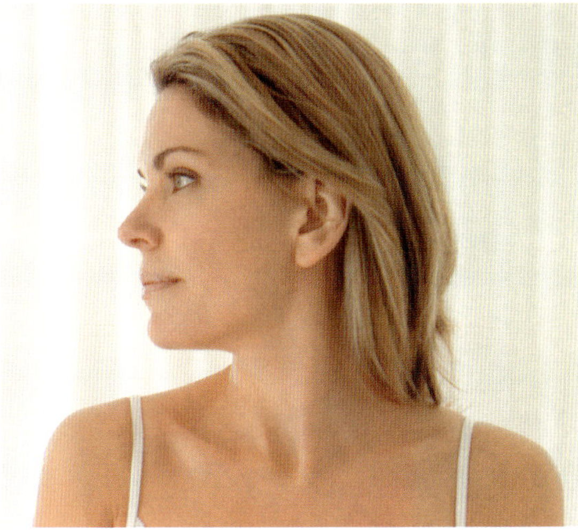

Rotation de la tête. Asseyez-vous dans une position confortable, le dos bien droit. Tournez lentement la tête à droite aussi loin que possible, puis à gauche. Ne bougez pas les épaules. Remarquez quels muscles sont impliqués dans le mouvement, jusqu'où votre tête peut tourner sans effort. Sentez la différence après l'exercice.

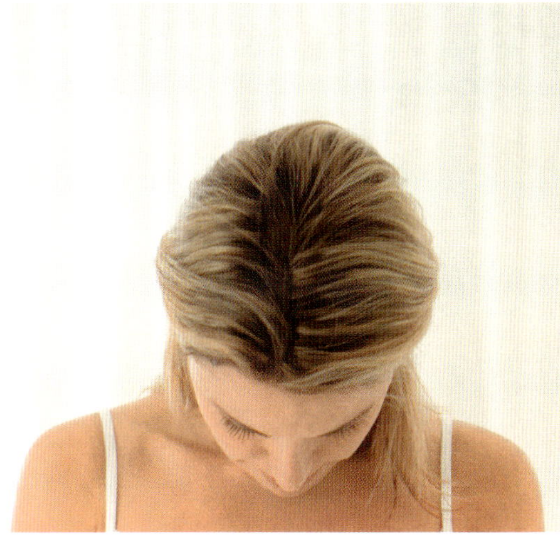

Mouvement de la tête en avant. Penchez lentement la tête en avant, le menton vers la poitrine et le dos bien droit. Concentrez-vous sur les muscles. Sentez comme ils sont souples et à quel moment se manifeste une tension. Relevez la tête lentement et maintenez-la dans l'axe du corps.

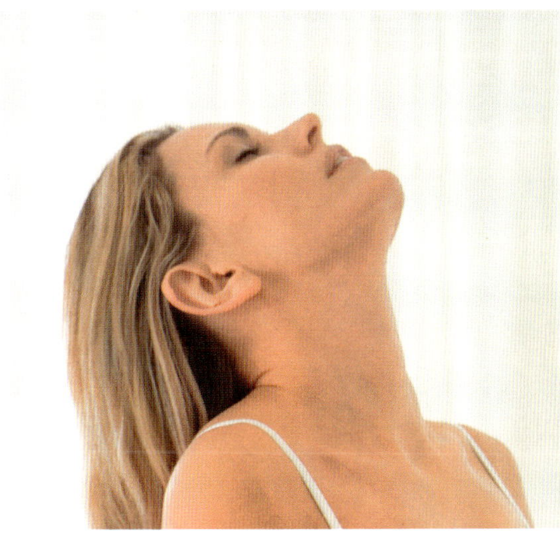

Mouvement de la tête en arrière. Penchez lentement la tête en arrière aussi loin que possible, sans que cela vous soit pénible. Ayez la bouche et la mâchoire détendues afin que votre gorge soit libérée de toute tension. Sentez le mouvement de l'intérieur et notez les points où il y a une tension. Pratiquez ce mouvement en serrant la mâchoire et sentez la différence.

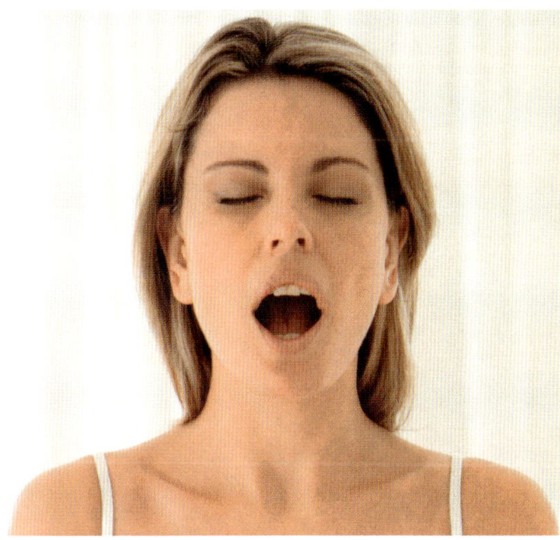

Détente de la mâchoire. Remarquez la position de votre mâchoire quand votre bouche est fermée. Sentez si les muscles sont détendus ou contractés. Ouvrez la bouche en abaissant la mâchoire et en relâchant consciemment les muscles. Gardez la bouche détendue et remarquez si c'est une sensation nouvelle pour vous. Bâillez si vous en avez envie – c'est un signe de détente.

Étirement. Soit assis, soit debout, levez un bras en l'air, en vous étirant le plus haut possible. Puis étirez-vous avec l'autre bras. Faites ce mouvement en alternance chaque fois un peu plus haut. Remarquez quels sont les muscles qui travaillent.

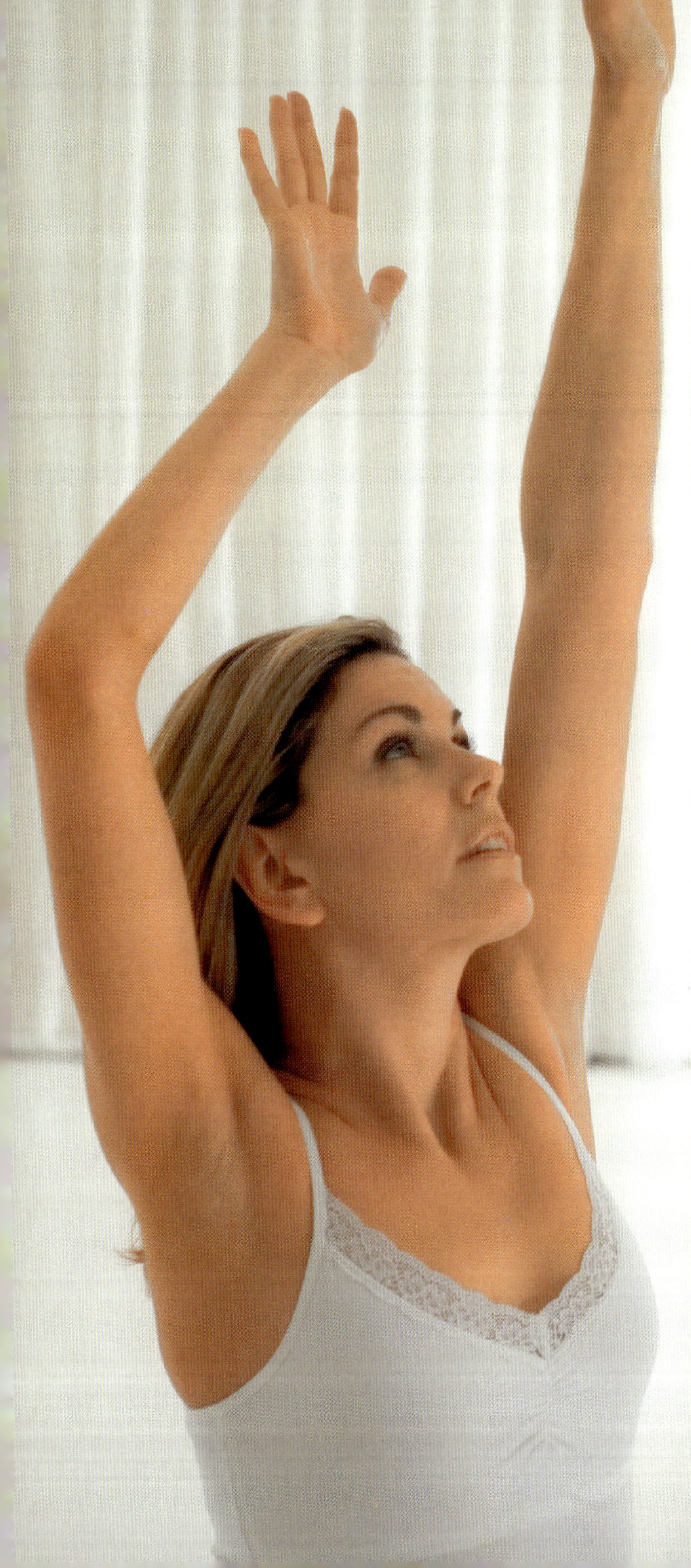

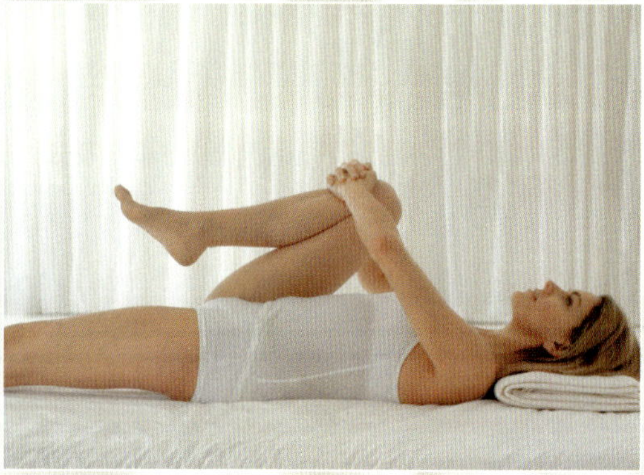

Flexion de la hanche. Allongez-vous confortablement sur le dos. Amenez lentement un genou vers votre poitrine et entourez-le avec vos mains pour faciliter l'étirement. Sentez quels sont les muscles impliqués dans le mouvement. Expirez, relaxez-vous et tirez davantage sur vos mains pour accentuer l'étirement. Ensuite faites le même mouvement avec l'autre jambe. Remarquez s'il y a une différence de souplesse.

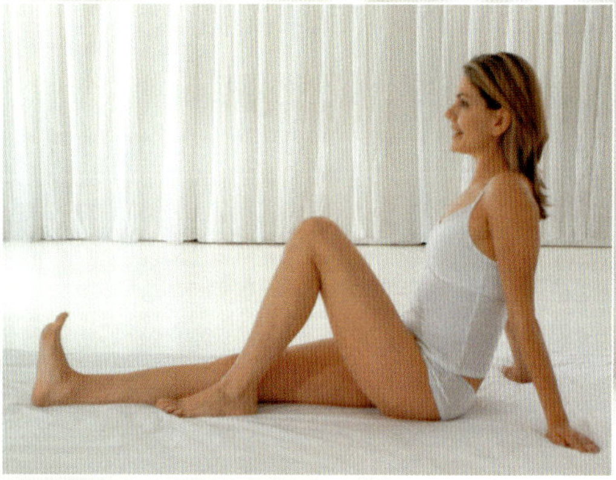

Flexion du pied. Une jambe allongée bien droite devant vous, fléchissez un pied en ramenant les orteils vers vous. Regardez les muscles travailler et sentez l'étirement à l'arrière de la jambe. Expirez, relaxez-vous et fléchissez encore plus le pied. Constatez la sensation que vous éprouvez alors, en particulier dans vos muscles.

Contraction des avant-bras. Étendez vos bras devant vous repliés à hauteur d'épaules, serrez les poings et contractez les muscles au maximum. Sentez jusqu'où va la contraction dans vos bras et l'effet qu'elle a sur votre corps. Expirez et détendez-vous. Notez la sensation dans vos muscles immédiatement après l'exercice. Tendez les muscles et relâchez la tension à plusieurs reprises.

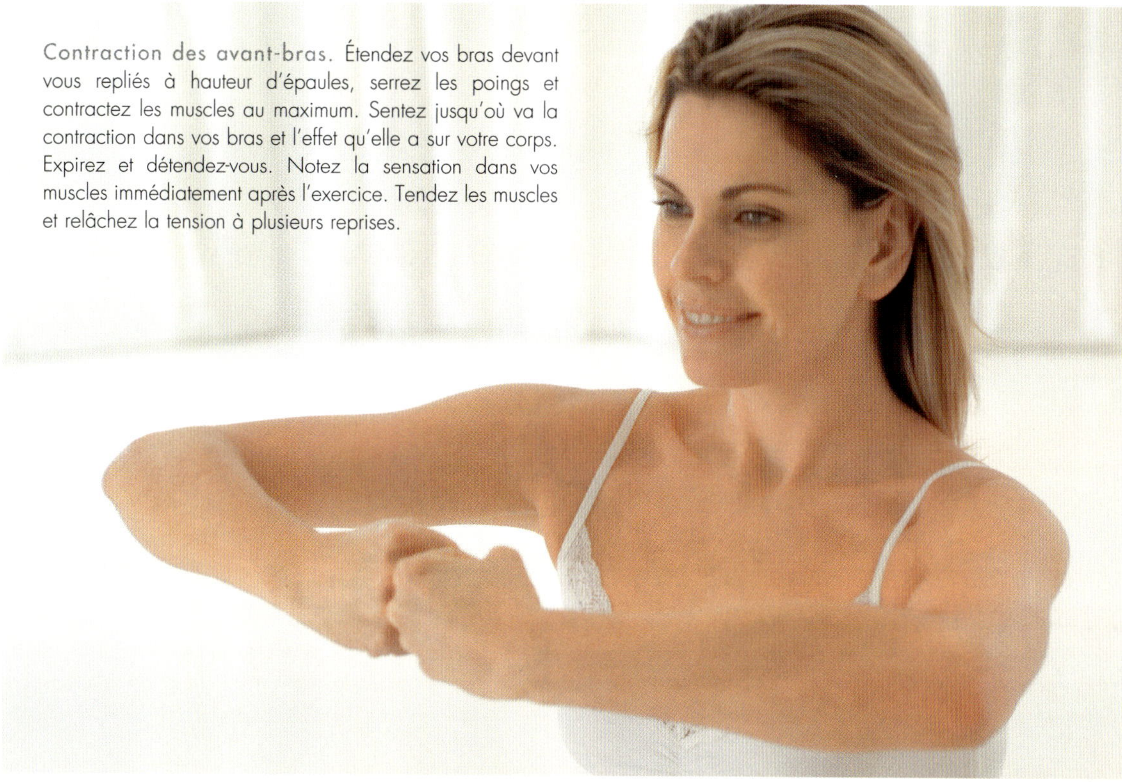

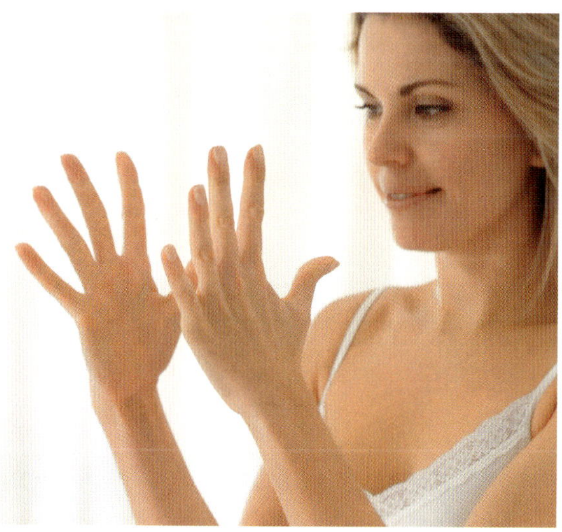

Ouverture des mains. Fermez les poings sans les serrer et maintenez-les un moment dans cette position. Puis ouvrez vos mains très vite en écartant les doigts et les pouces le plus possible. Recommencez plusieurs fois. Remarquez si vous éprouvez des sensations nouvelles dans vos mains. Exercice recommandé pour la souplesse.

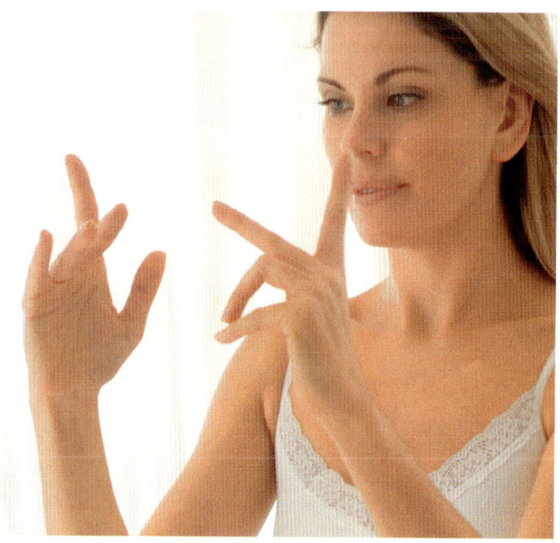

Mouvement ondulatoire des doigts. Tenez les mains devant vous en position de détente puis, en commençant par l'auriculaire, pliez les doigts l'un après l'autre en direction de la paume des mains. Recommencez quand tous les doigts touchent la paume. Il s'agit d'un mouvement ondulatoire continu. Cet exercice est excellent pour maintenir la souplesse et la légèreté des doigts.

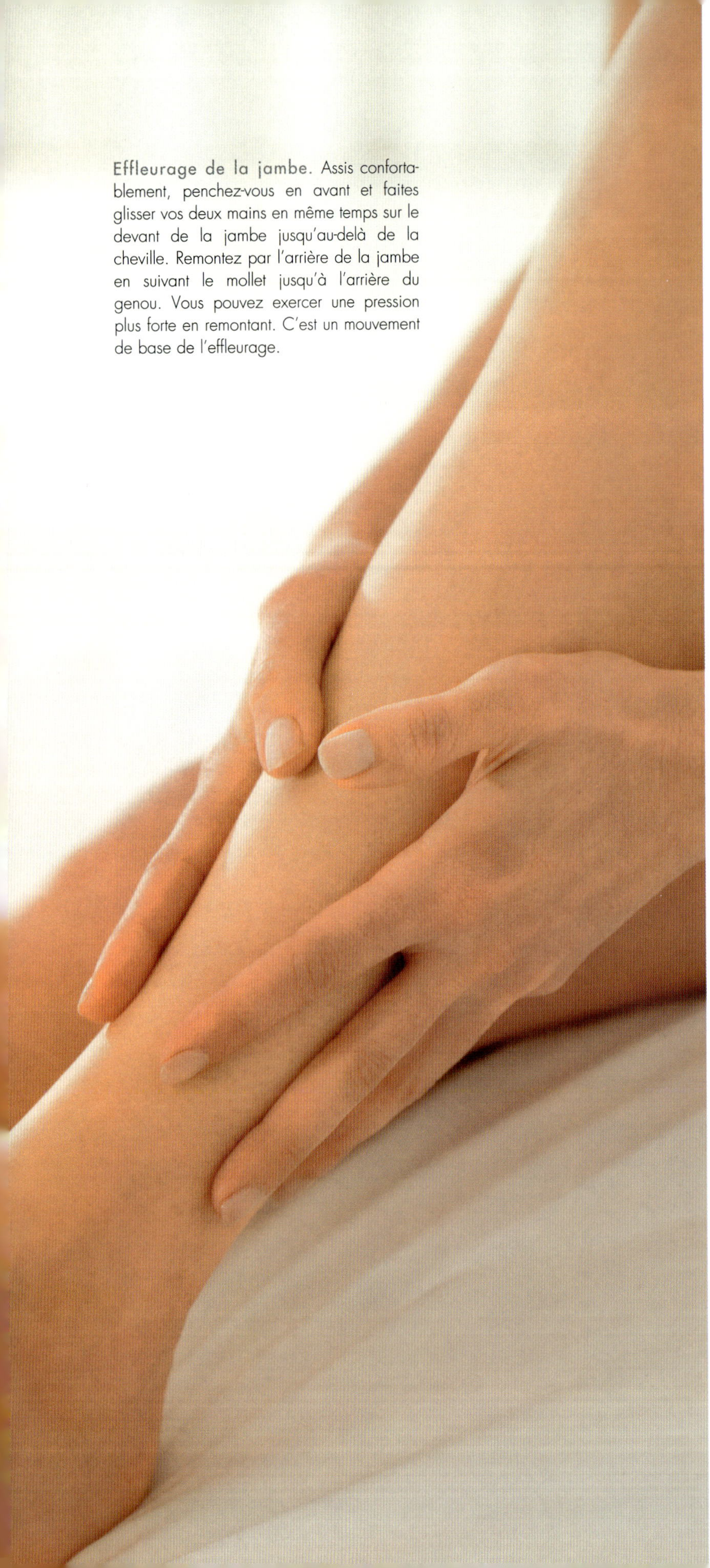

Effleurage de la jambe. Assis confortablement, penchez-vous en avant et faites glisser vos deux mains en même temps sur le devant de la jambe jusqu'au-delà de la cheville. Remontez par l'arrière de la jambe en suivant le mollet jusqu'à l'arrière du genou. Vous pouvez exercer une pression plus forte en remontant. C'est un mouvement de base de l'effleurage.

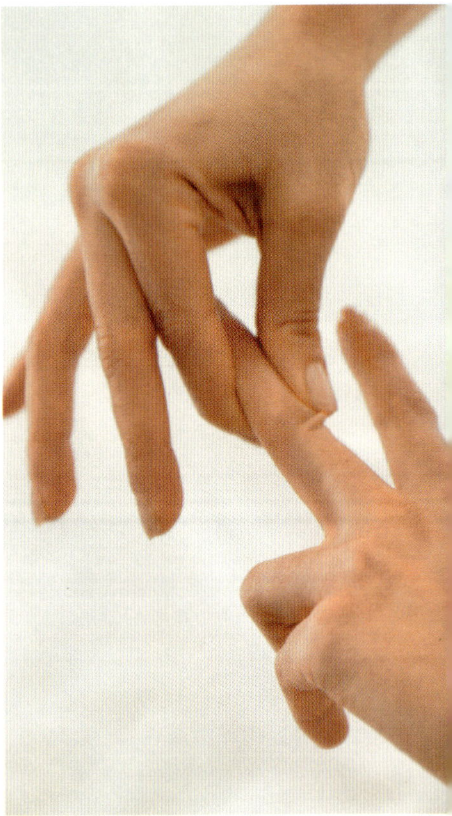

Torsion des doigts. Ayez les mains détendues. Placez le pouce et l'index d'une main de chaque côté de la base d'un doigt de l'autre main. Pratiquez une torsion avec l'index et le pouce. Continuez la torsion en remontant jusqu'à l'extrémité du doigt. Procédez de même avec les autres doigts. Variez la pression et la rapidité du mouvement.

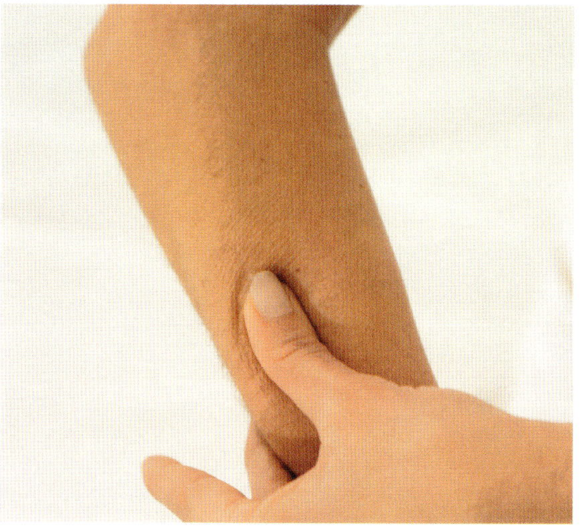

Mouvements circulaires sur l'avant-bras. Relaxez votre avant-bras. Placez le pouce de l'autre main au centre de l'avant-bras, à peu près entre les deux os, et faites de petits mouvements circulaires à cet endroit avec le coussinet du pouce. Continuez de faire des cercles en vous rapprochant du poignet et en variant la pression.

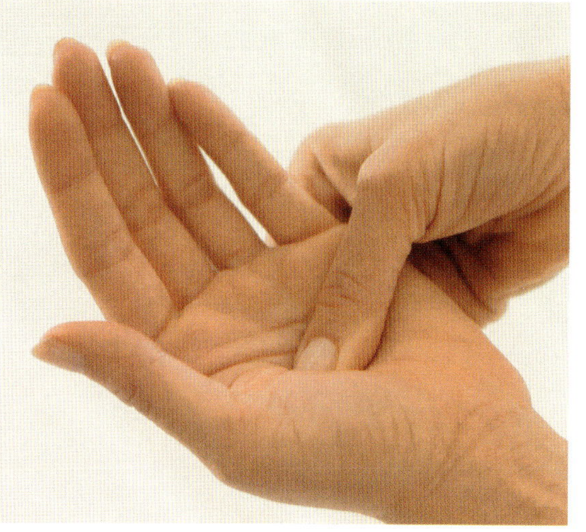

Pression sur la main. Ouvrez une main, paume en l'air, et soutenez-la avec les doigts de votre autre main. Placez le pouce de cette main au centre de la paume et exercez simplement une pression, puis relâchez. Continuez d'exercer des pressions sur toute la surface de la paume, à des vitesses différentes. Utilisez toute la longueur du pouce, le coussinet ou l'extrémité pour varier l'exercice.

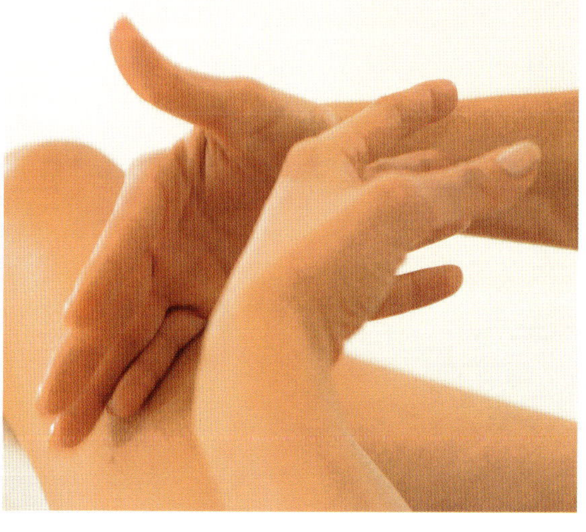

Martèlement de la cuisse. Levez légèrement la jambe et, avec vos mains placées perpendiculairement de chaque côté de la jambe, martelez la cuisse à petits coups avec le tranchant de la main. Martelez en changeant de main, avec les doigts toujours détendus et allongés. Le mouvement doit être brusque et sec. Martelez rapidement tout le dessus de la cuisse.

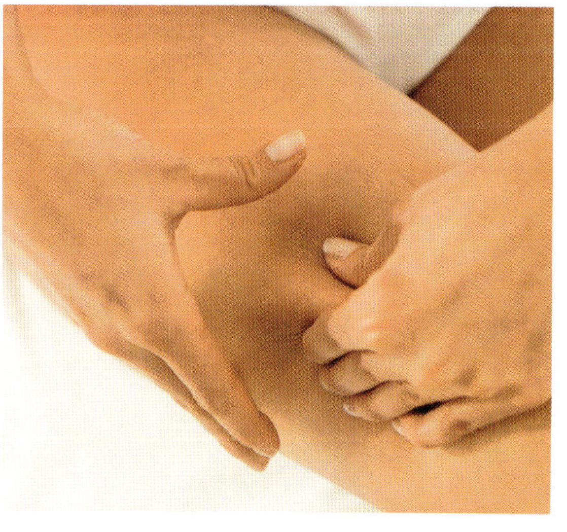

Pétrissage de la cuisse. Asseyez-vous de façon à pouvoir facilement atteindre votre cuisse. D'une main saisissez une épaisseur de muscle, en exerçant une pression avec votre pouce pour l'éloigner de vous. Puis ramenez la chair vers vous en la faisant rouler avec vos doigts. Pétrissez la cuisse en changeant de main et en cherchant les zones où votre action est la plus efficace.

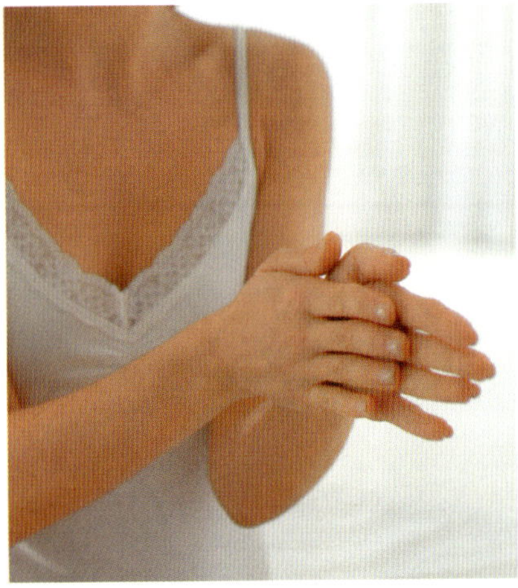

1 Stimulation de l'énergie. Avant de masser vous devez sensibiliser vos mains et stimuler votre énergie. Pour y parvenir, assis ou debout dans une position de détente, frottez vigoureusement vos mains l'une contre l'autre. Sentez la chaleur qui s'en dégage, en particulier dans la paume de vos mains. Continuez à vous frotter les mains pendant un certain temps.

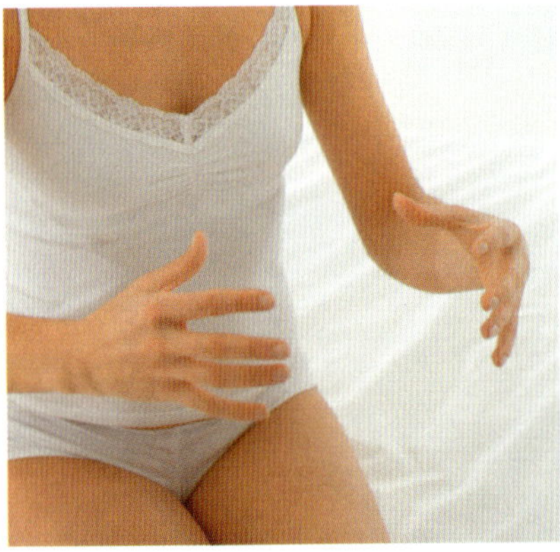

2 Stimulation de l'énergie. Écartez les deux mains d'environ une largeur d'épaules, puis rapprochez-les lentement. Quand vous prenez conscience d'une sensation entre vos mains, faites une pause un instant, comme si vous teniez un ballon invisible. Essayez de le sentir en écartant les mains et en les rapprochant tour à tour.

3 Stimulation de l'énergie. Quand vous massez vous devez ressentir ou imaginer que l'énergie émane du centre de votre corps et se dirige vers vos mains. Détendez-vous et respirez normalement. Quand vous expirez, sentez l'énergie monter de votre abdomen, se répandre dans votre corps puis ressortir par la paume de vos mains.

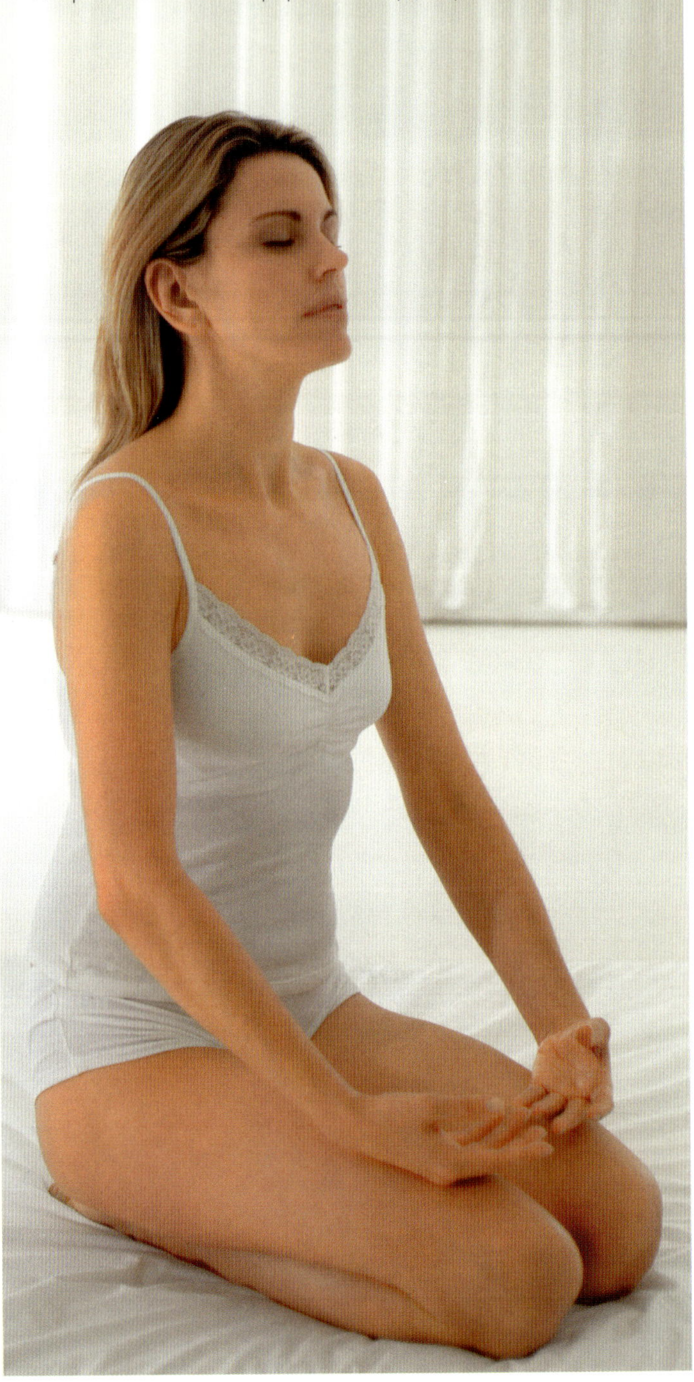

Le premier contact. Voici votre premier contact en début de massage. La façon dont vous abordez la personne que vous massez est extrêmement importante. Détendez-vous et respirez normalement, en sentant l'énergie qui passe par vos mains. Penchez-vous en avant et placez vos mains à plat en haut du dos de cette personne. Laissez-les là tout simplement pendant quelques instants. Votre premier contact physique avec le dos de cette personne aura une signification inoubliable pour vous deux.

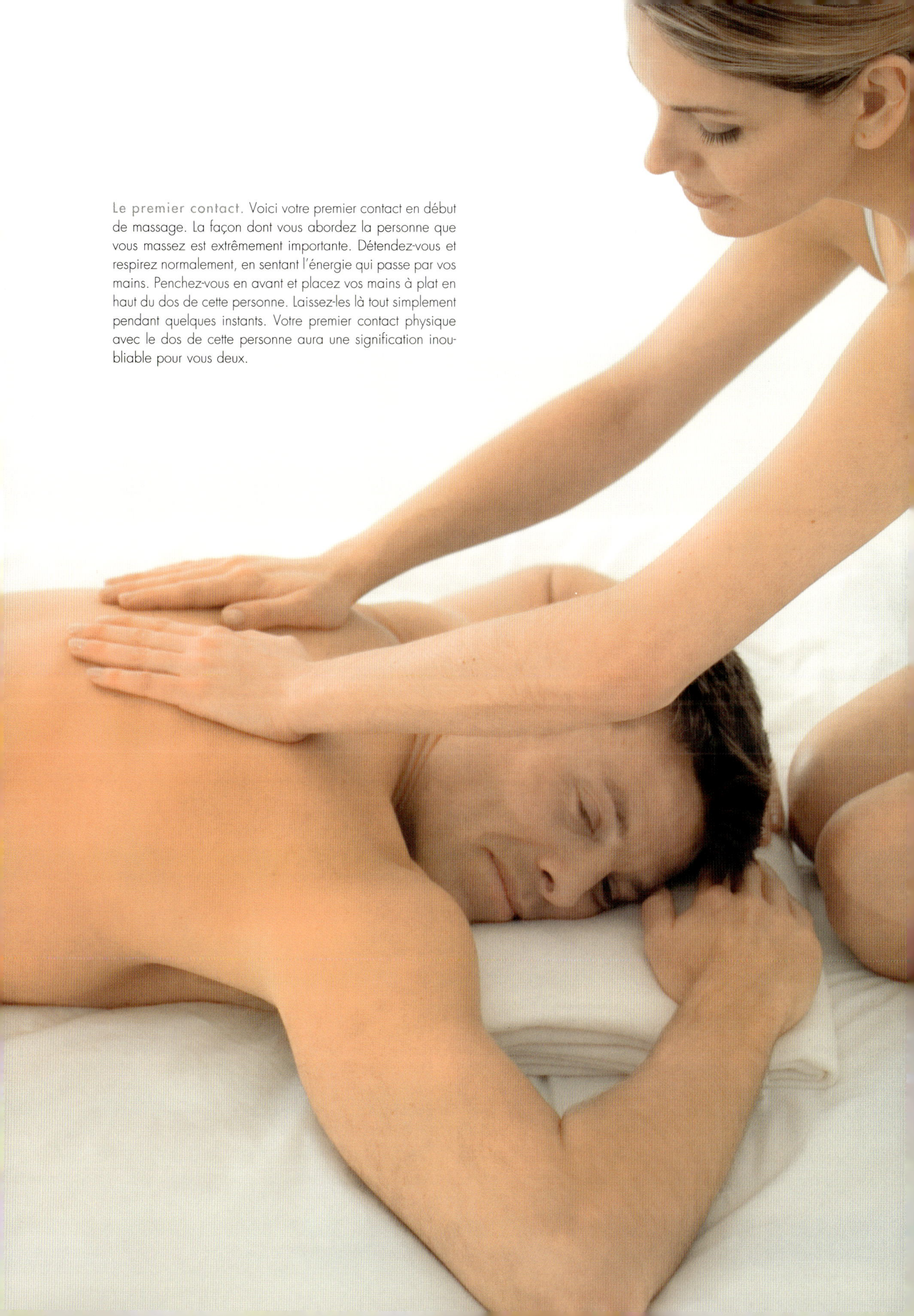

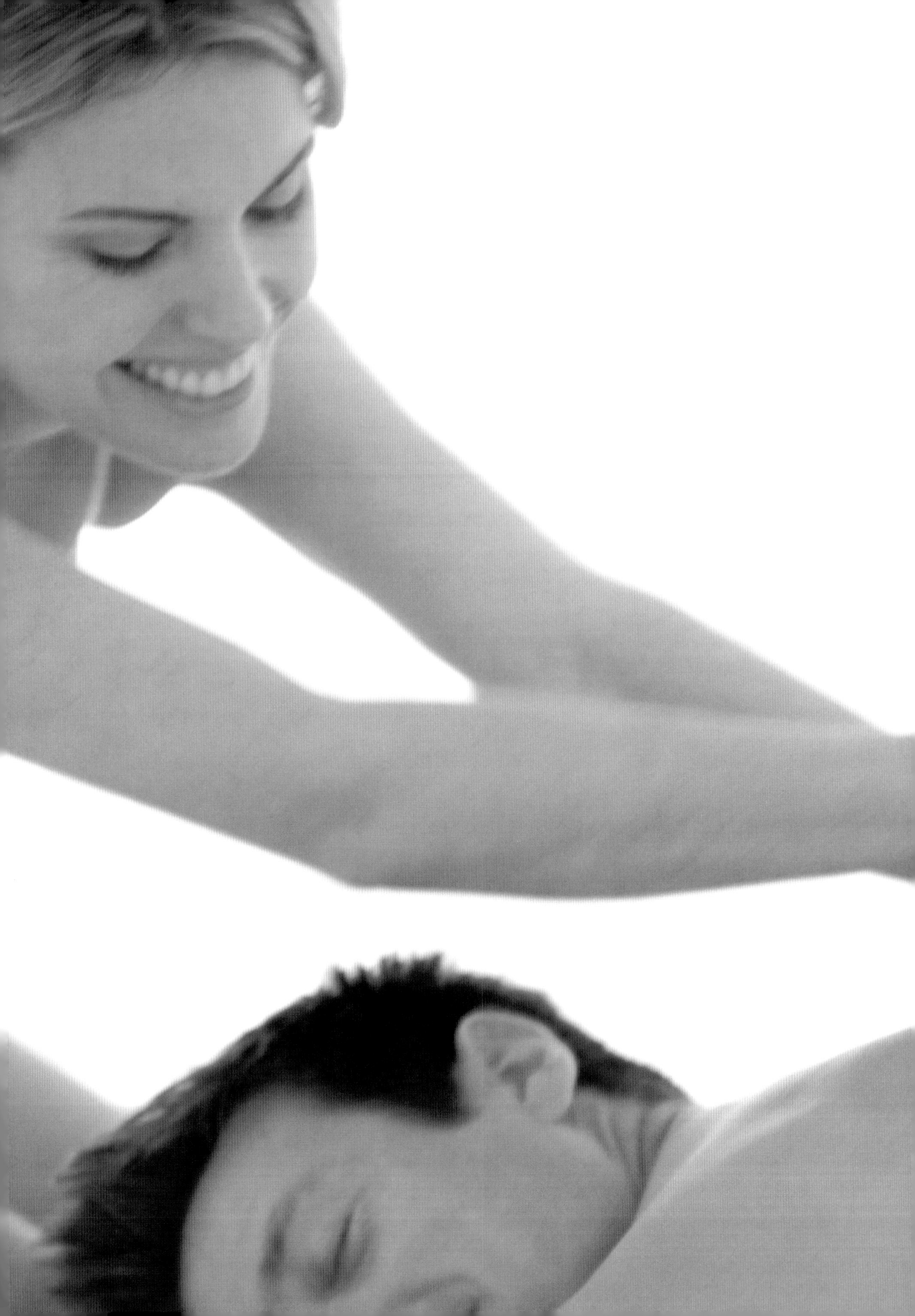

Techniques simples

Les techniques que nous allons étudier sont les éléments de base de votre premier massage. Ces mouvements comprennent l'effleurage, le pétrissage et la compression. Associés à des mouvements plus doux et apaisants, ils font partie de tout massage. Essayez d'abord ces techniques pour vous préparer au massage en vous familiarisant avec les parties du corps sur lesquelles on les applique et avec les conditions dans lesquelles tel ou tel massage doit être effectué. À mesure que vous pratiquez, commencez à évaluer la pression que vous devez exercer. Elle variera d'une personne à l'autre et dépendra de la région du corps sur laquelle vous travaillez. Veillez toujours à prendre une position confortable. Vous avez maintenant au bout des doigts tout ce qu'il faut pour faire un massage.

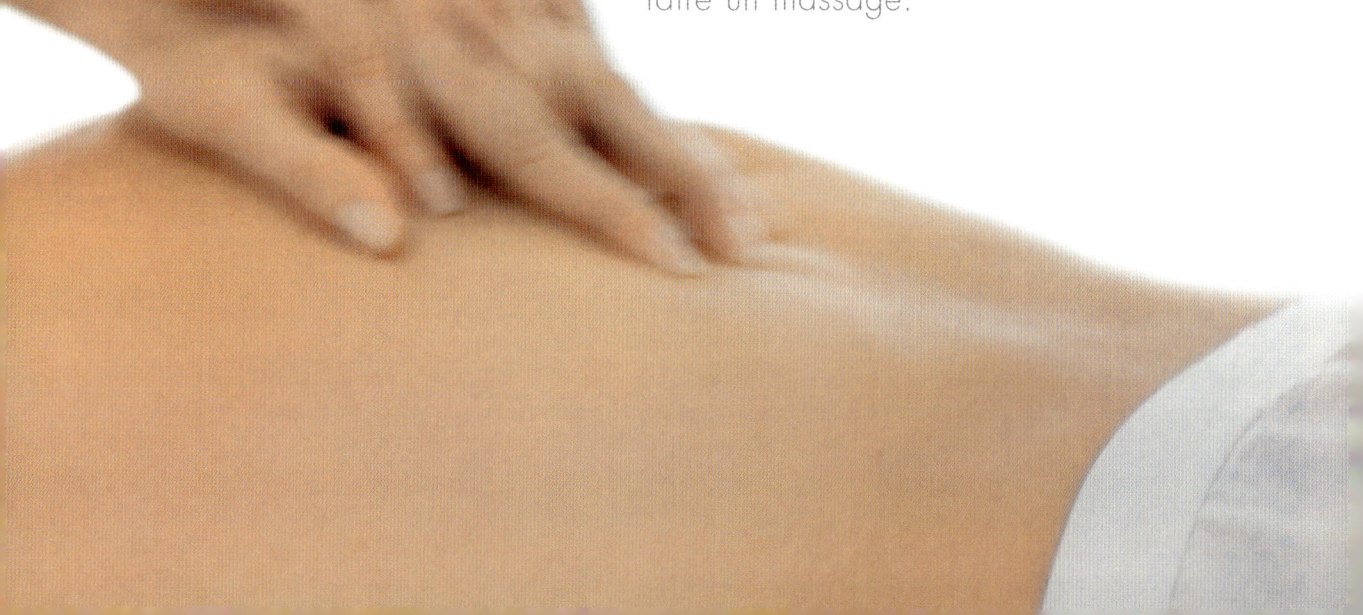

Effleurage

Le massage commence toujours par l'effleurage. Il sert à répandre l'huile sur le corps et à préparer la personne que vous massez en détendant les muscles en surface. L'effleurage vous donne aussi la possibilité de « sentir » les zones tendues avant de commencer à masser. Il consiste toujours en mouvements très doux, relaxants et rassurants. Avant de masser, effleurez chaque zone avec des mains chaudes sur lesquelles vous avez versé de l'huile. (Ne versez jamais l'huile directement sur le corps.) Faites des mouvements amples qui balaient toute la surface du corps, en accentuant la pression quand vous vous rapprochez du cœur et en l'allégeant quand vous vous en éloignez. Ayez les mains bien détendues et suivez les contours des muscles de la personne massée. L'effleurage apaise et peut toujours se pratiquer à un moment ou à un autre d'une séquence, si vous n'êtes pas sûr de vos mouvements.

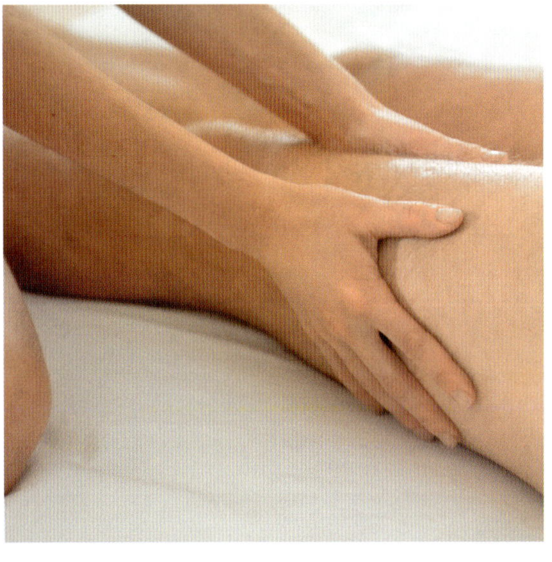

Les jambes. Appliquez de l'huile sur vos mains. Placez-les toutes les deux ensemble sur la cheville, puis faites-les glisser sur la partie antérieure du mollet, contournez le genou et remontez sur le devant de la cuisse. Séparez vos mains en haut de la cuisse, remontez jusqu'à la hanche avec la main qui se trouve du côté extérieur et redescendez le long de la jambe, du même côté, en exerçant une pression moins forte.

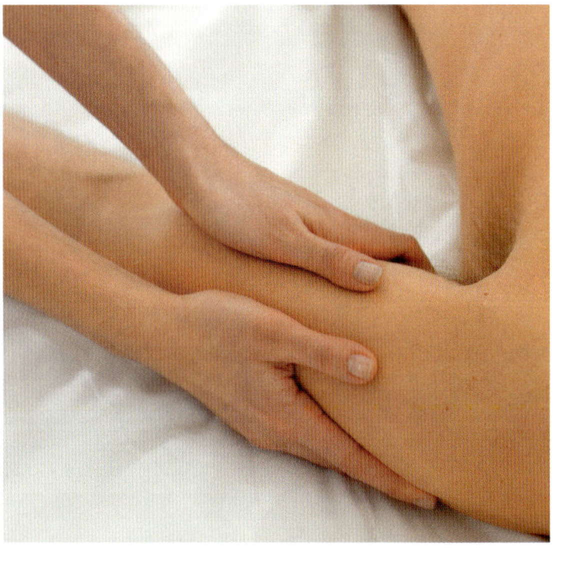

Les bras. Appliquez de l'huile sur vos mains. Serrez les doigts, posez-les sur le poignet et faites-les glisser jusqu'à l'épaule en remontant le long de la partie médiane du bras. Puis séparez vos mains et faites-les descendre sans appuyer sur la partie externe du bras pour revenir au poignet. Épousez avec vos mains la forme des muscles et des articulations de la personne massée.

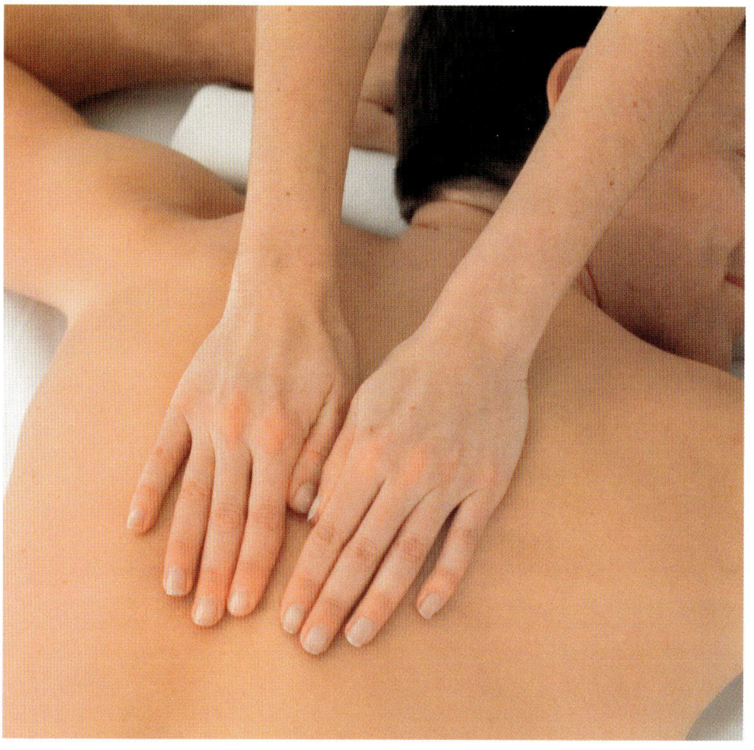

Le dos. Huilez-vous les mains et placez-les côte à côte en haut du dos de la personne que vous massez, l'extrémité des doigts pointée vers le bas. Faites glisser vos mains sur les muscles aussi loin que possible et séparez-les au bas du dos. Faites-les glisser de chaque côté du corps, et ramenez-les vers vous à la position de départ en suivant le côté de la cage thoracique et en contournant les omoplates. Terminez en effleurant le cou ou les bras.

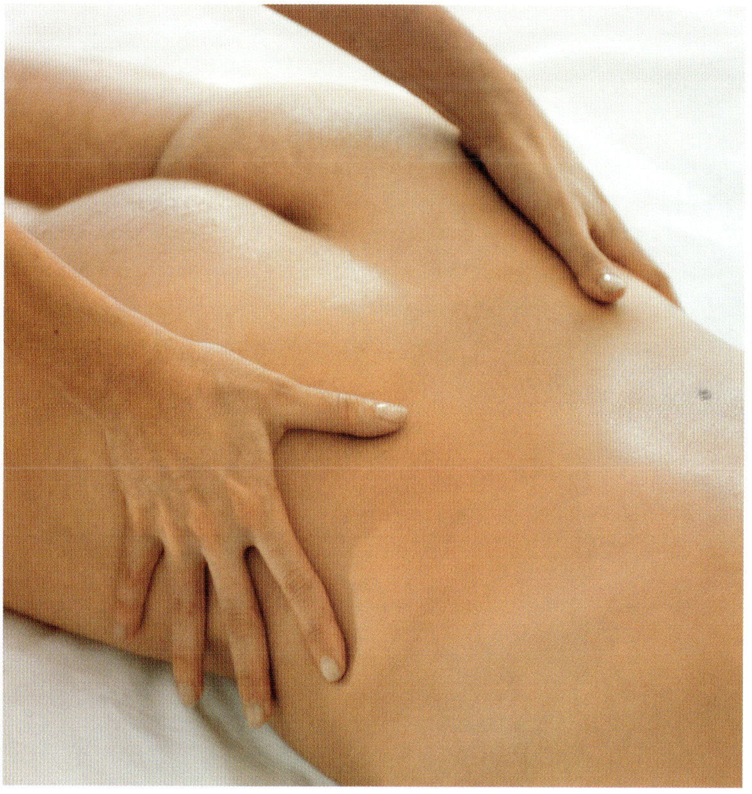

La région lombaire et les hanches. Mettez de l'huile sur vos mains. Placez-les côte à côte au centre de la région lombaire de la personne massée, les doigts serrés. Remontez en faisant des mouvements circulaires, puis écartez vos mains et placez-les sur les hanches. Faites-les glisser autour des hanches et continuez le mouvement circulaire en passant sur les fesses. Retournez à la région lombaire, en serrant à nouveau les doigts.

Pétrissage

Le pétrissage est un mouvement qui, à vrai dire, rappelle la façon dont on pétrit la pâte. Il se fait tantôt avec une main tantôt avec l'autre, en exerçant une pression sur les muscles et en les faisant rouler. On le pratique de préférence sur des parties du corps souples et bien en chair, telles que les fesses et les cuisses, mais on peut l'exercer aussi sur des zones moins étendues telles que les épaules ou les pectoraux. On peut exécuter les mouvements avec fermeté et exercer une pression supplémentaire avec les pouces, mais il faut éviter le pétrissage directement au-dessus des os. Veillez à ce que les muscles sur lesquels vous travaillez soient suffisamment huilés. S'ils ne le sont pas, vous pouvez pincer ou tirer la peau. S'ils le sont trop, vos mains n'auront pas de prise. Transférez le poids de votre corps dans vos mains, afin que la pression ne vienne pas uniquement de celles-ci. Après l'effleurage, le pétrissage relaxe en agissant en profondeur. Il détend et disperse efficacement la tension.

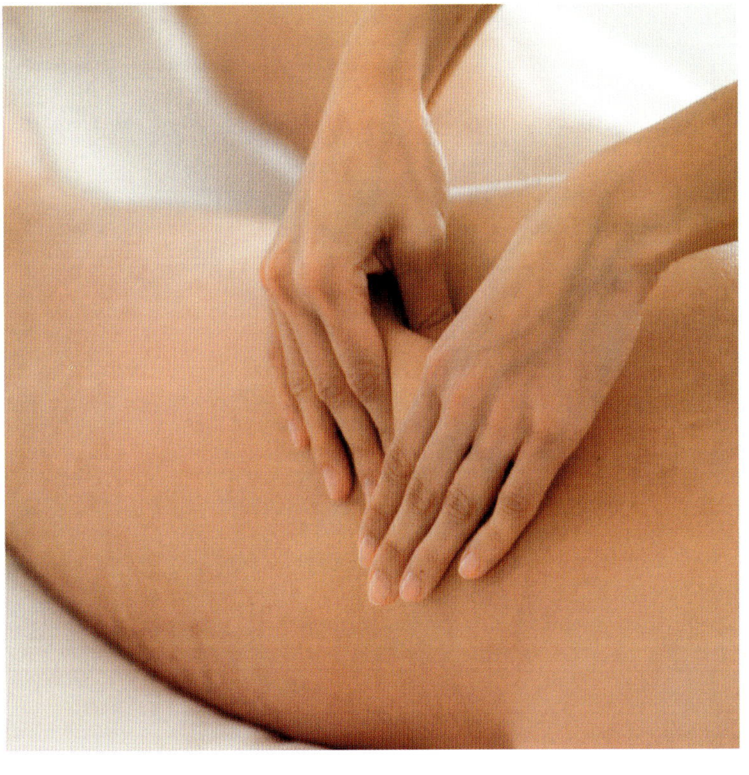

Les fesses. Vous pouvez pétrir avec fermeté cette zone souple et musclée. Penchez-vous au-dessus de la personne que vous massez. Exercez avec votre pouce une forte pression sur les muscles en les faisant rouler vers l'extérieur. Puis ramenez-les vers vous en les faisant rouler avec vos autres doigts. Répétez le mouvement avec l'autre main, en travaillant sans précipitation.

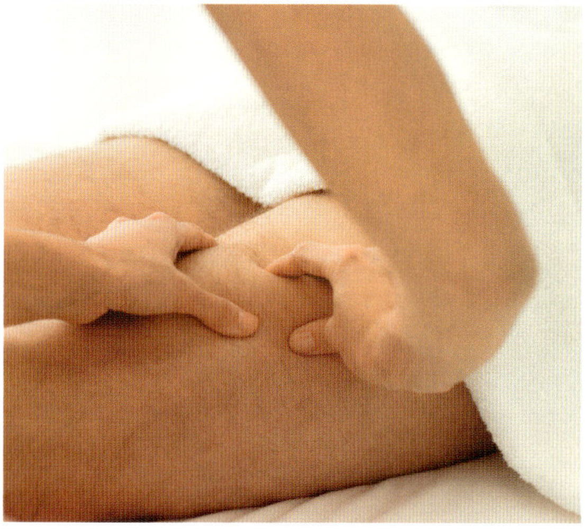

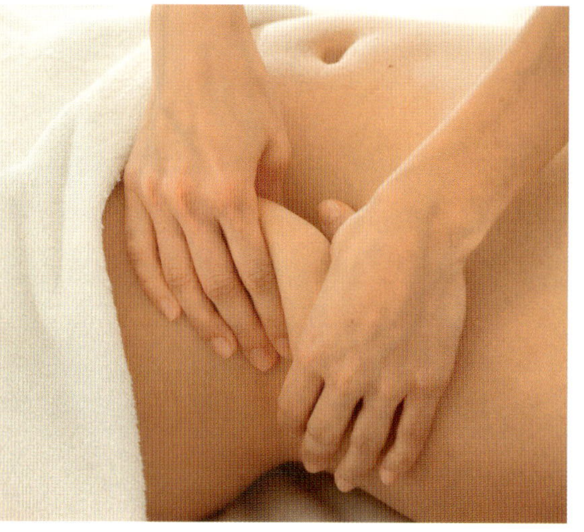

Les cuisses. Posez vos mains sur les muscles à l'arrière de la cuisse. Par une pression du pouce, faites rouler les muscles vers l'extérieur, puis ramenez-les vers vous en les faisant rouler avec vos autres doigts. Continuez le mouvement en vous servant alternativement d'une main puis de l'autre. Pétrissez le dessus de la cuisse, mais ne travaillez que sur les zones musclées, en évitant la face interne de la cuisse, le genou et la hanche.

L'abdomen. Penchez-vous au-dessus de la personne que vous massez. Saisissez un rouleau de chair sur le côté de l'abdomen, entre la cage thoracique et la hanche. Exercez une pression avec votre pouce et faites rouler la chair avec vos autres doigts. Changez de main. Faites de petits mouvements. Veillez à ne pas enfoncer vos doigts trop profondément et à ne pas travailler directement sur l'abdomen.

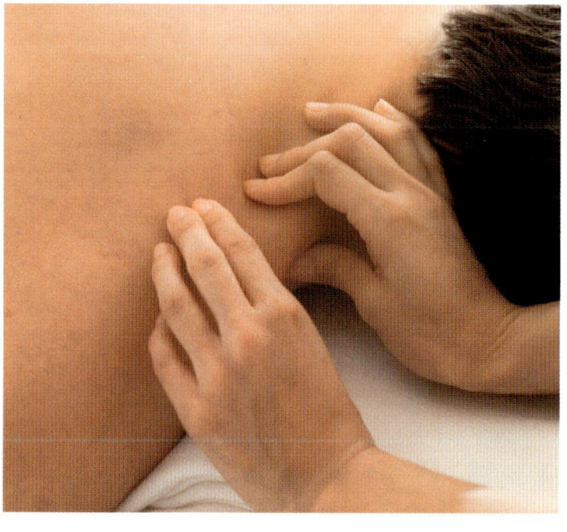

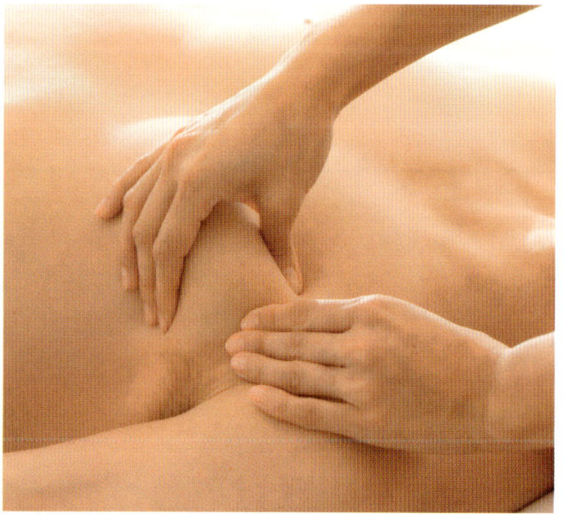

Les épaules. Saisissez les muscles qui se trouvent sur le haut de l'épaule. Exercez une pression avec votre pouce et faites rouler la masse musculaire vers vous avec l'extrémité de vos autres doigts. Pétrissez les muscles le long de l'épaule jusqu'au cou puis dans le sens contraire. Là encore vos mouvements devront être énergiques. Pressez et faites rouler les muscles avec fermeté pour soulager et relâcher la tension qui peut s'y trouver.

La poitrine. Placez vos mains sur les pectoraux. Exercez une pression vers l'extérieur avec le pouce et faites rouler les muscles en les ramenant vers vous avec les autres doigts. Pétrissez la zone en utilisant alternativement une main puis l'autre. Ayez des gestes précis. Ne pétrissez pas la région des mamelons et, s'il s'agit d'une femme, ne touchez pas ses seins. Serrez et soulevez les muscles pour relâcher davantage la tension.

Torsion

La torsion s'effectue avec les mains qui, tour à tour, pressent, tirent et tordent dans des sens opposés. En conséquence elles compriment les muscles quand elles se rapprochent l'une de l'autre. On y a recours quand on a pétri et comprimé les muscles et que ceux-ci sont détendus. On pratique souvent cette technique pour passer d'une région du corps à une autre. Le masseur éprouve autant de satisfaction que la personne massée. Lorsque vous pratiquez la torsion, vous pouvez presque sentir que la tension musculaire est évacuée. Cette manœuvre se pratique en une séquence de mouvements continus là où se trouve une masse musculaire importante que l'on peut travailler. Cependant, en effectuant des pressions moins fortes, on peut également travailler les bras.

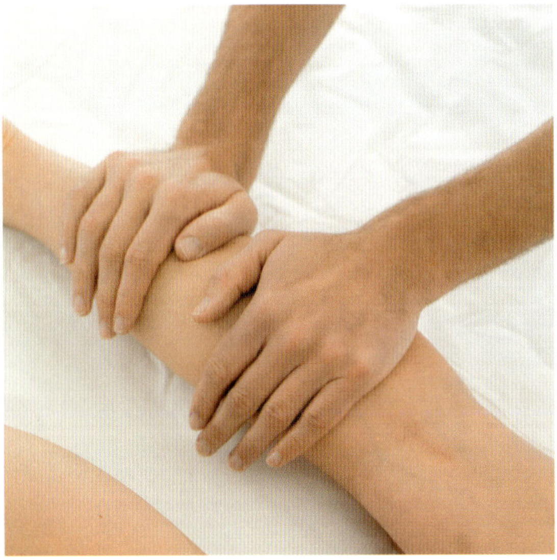

Les mollets. Placez les mains à l'arrière du mollet, une main sur le côté le plus proche de vous, l'autre main sur le côté le plus éloigné. Poussez sur les muscles avec votre main la plus proche de vous et ramenez vers vous les muscles avec votre autre main. Tordez les muscles quand vos mains se croisent et répétez le mouvement de haut en bas et de bas en haut du mollet.

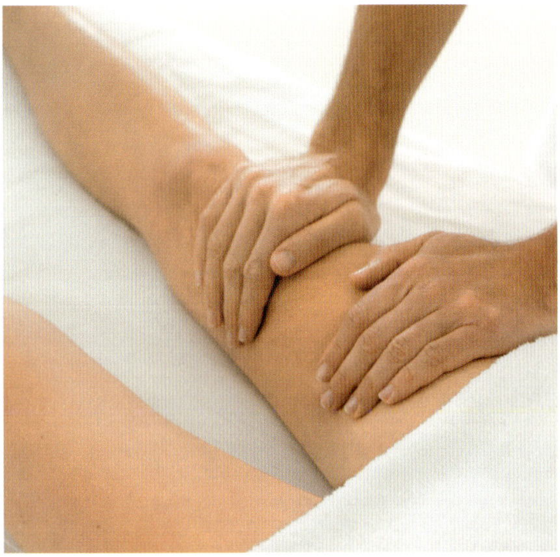

Les cuisses. Placez les deux mains de chaque côté de la cuisse de la personne que vous massez, les doigts pointés devant vous. Avec une main poussez les muscles vers l'extérieur, de l'autre main appuyez dans le sens inverse pour ramener les muscles vers vous. Poursuivez le mouvement quand les mains se croisent de sorte que, pour finir, chacune se trouve d'un côté différent de la cuisse. Effectuez plusieurs torsions avec vigueur sur le dessus de la cuisse.

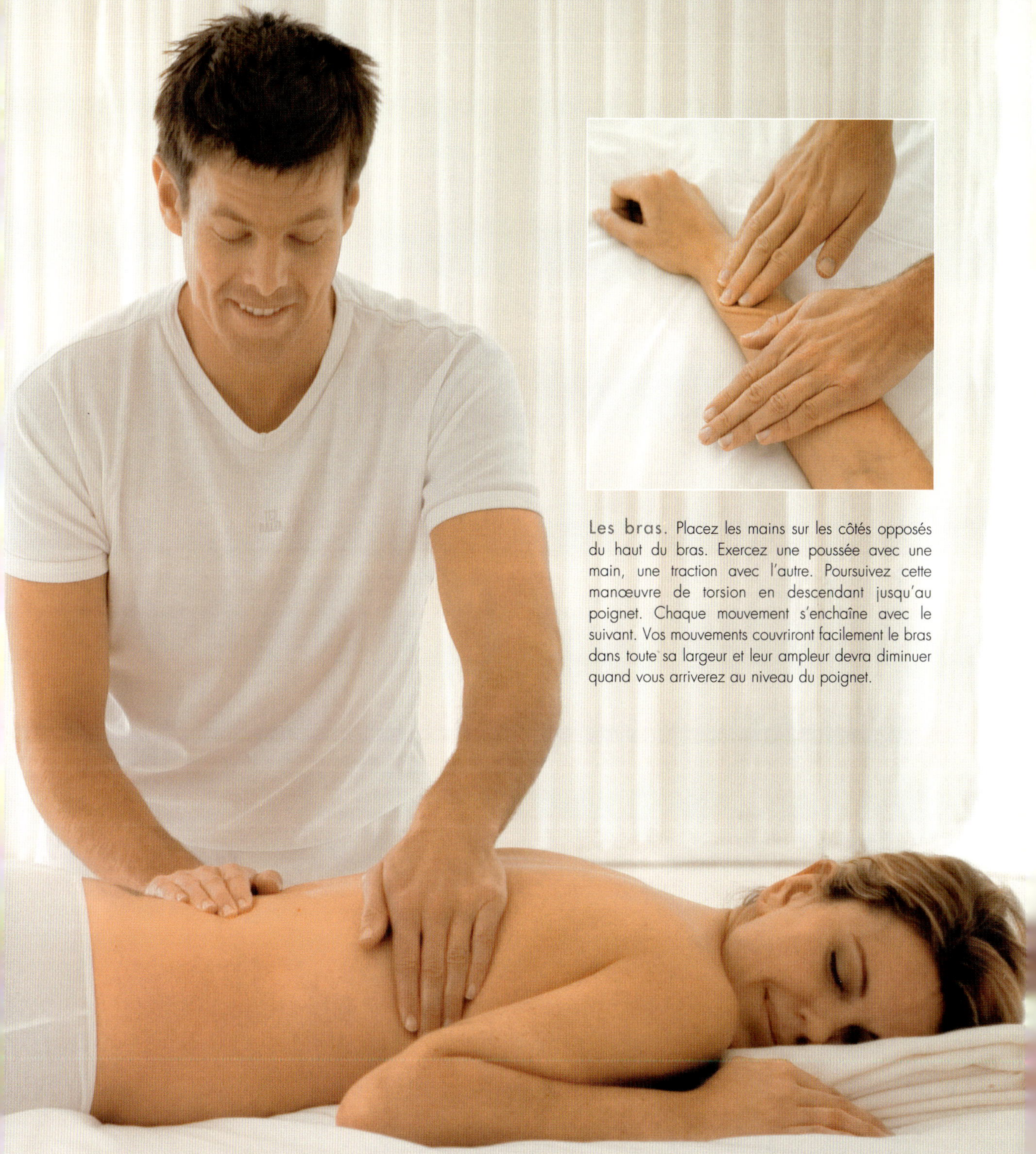

Les bras. Placez les mains sur les côtés opposés du haut du bras. Exercez une poussée avec une main, une traction avec l'autre. Poursuivez cette manœuvre de torsion en descendant jusqu'au poignet. Chaque mouvement s'enchaîne avec le suivant. Vos mouvements couvriront facilement le bras dans toute sa largeur et leur ampleur devra diminuer quand vous arriverez au niveau du poignet.

Le dos. Mettez vos mains de chaque côté de la région lombaire. Faites glisser une main vers le centre du dos, tandis que l'autre glisse dans le sens opposé. Avec fermeté tordez les muscles dans la partie centrale. Poursuivez le mouvement jusqu'à ce que vos mains atteignent chacune le côté opposé à celui où elles se trouvaient au départ. Ensuite effectuez une torsion un peu plus haut et poursuivez la manœuvre en direction des épaules, puis revenez au point de départ.

Traction

La traction est une technique qui sert à détendre toute une zone plutôt qu'un groupe de muscles particuliers. On la pratique généralement après le pétrissage. Quand vous utilisez cette technique, vous exercez une traction en prenant conscience de la résistance qu'offre le poids du corps, de sorte que celui-ci bouge en même temps que vos mains se déplacent. Il faut que vos mains soient souples et arrondies quand elles commencent la séquence de mouvements juste sous le corps. Quand vous les faites remonter, vous détendez les muscles que vous touchez. Vous procédez à des tractions en opérant toujours sur le flanc de la personne et vous faites rouler les muscles au cours de la manœuvre. Vous pouvez procéder de la même façon pour passer d'une zone du corps à une autre. Ainsi vous pouvez exercer une traction avec les mains l'une après l'autre, par exemple au niveau de l'abdomen, ou quand vous passez d'un endroit à l'autre du corps en faisant se croiser les mains au cours du mouvement. Il est toujours possible de pratiquer des tractions lorsqu'on n'est pas sûr du prochain mouvement que l'on doit faire.

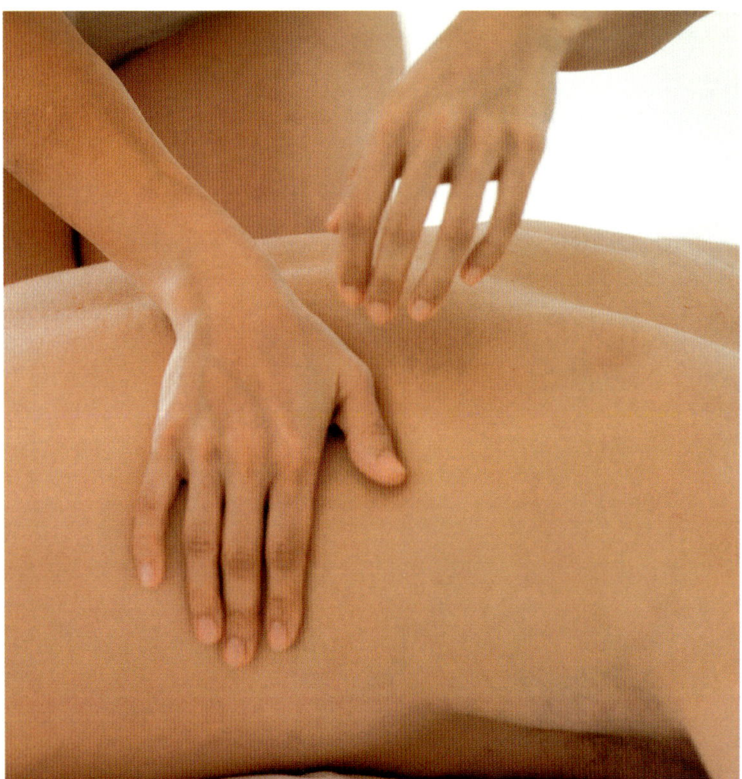

Le dos. Penchez-vous sur la personne que vous massez, en posant une main sous elle, au niveau de la hanche. En restant tout près du corps, faites remonter votre main en la tirant vers vous, et décollez-la légèrement en fin de mouvement. Procédez de la même façon avec votre autre main, un peu plus haut. Continuez à pratiquer ces tractions, tandis que vos mains se croisent, en remontant vers les épaules.

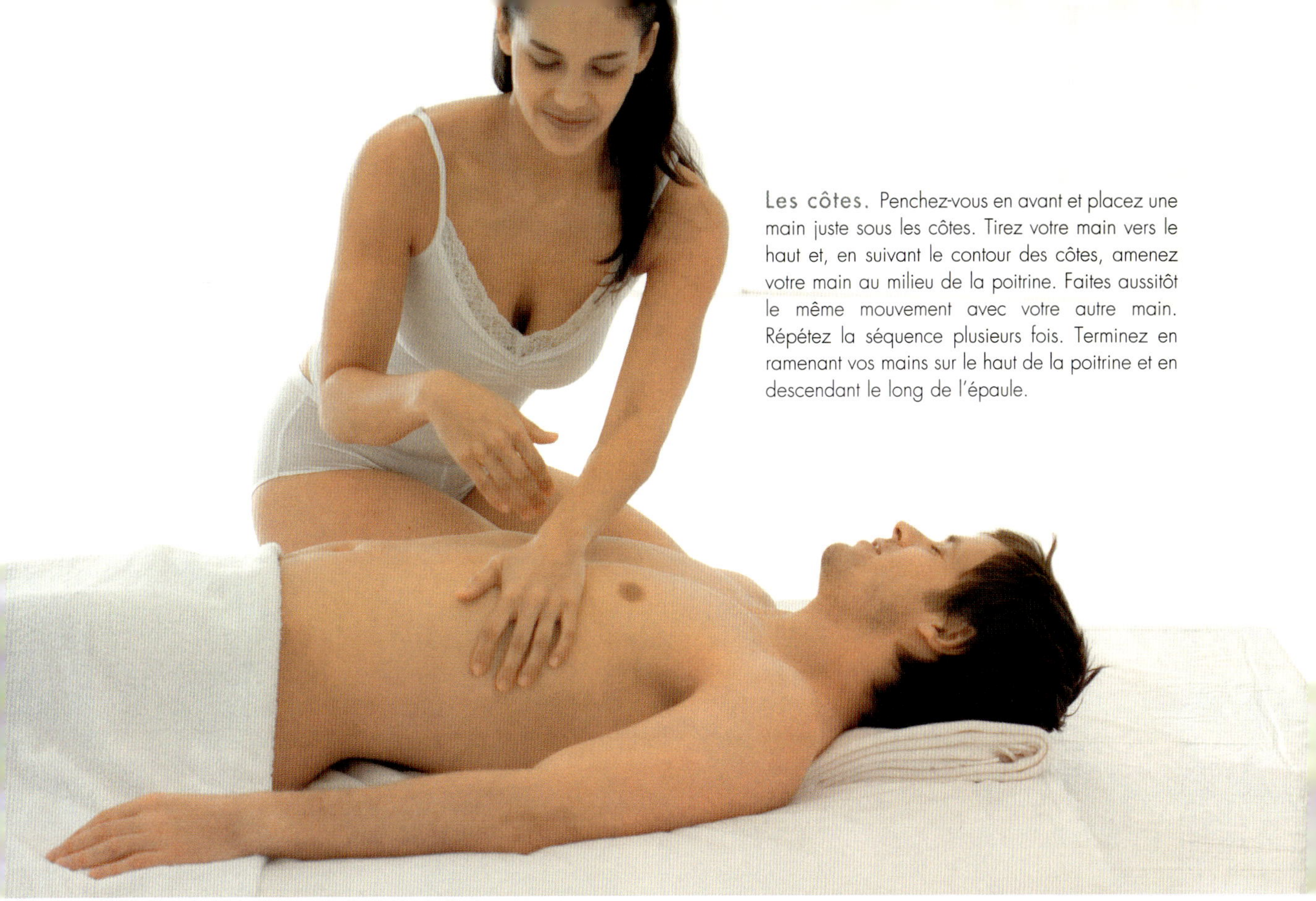

Les côtes. Penchez-vous en avant et placez une main juste sous les côtes. Tirez votre main vers le haut et, en suivant le contour des côtes, amenez votre main au milieu de la poitrine. Faites aussitôt le même mouvement avec votre autre main. Répétez la séquence plusieurs fois. Terminez en ramenant vos mains sur le haut de la poitrine et en descendant le long de l'épaule.

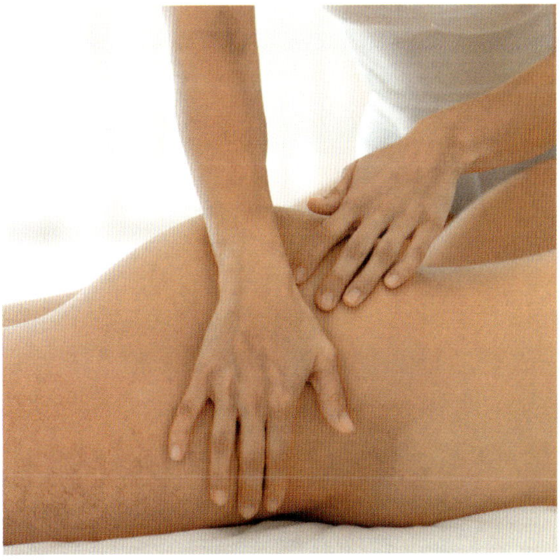

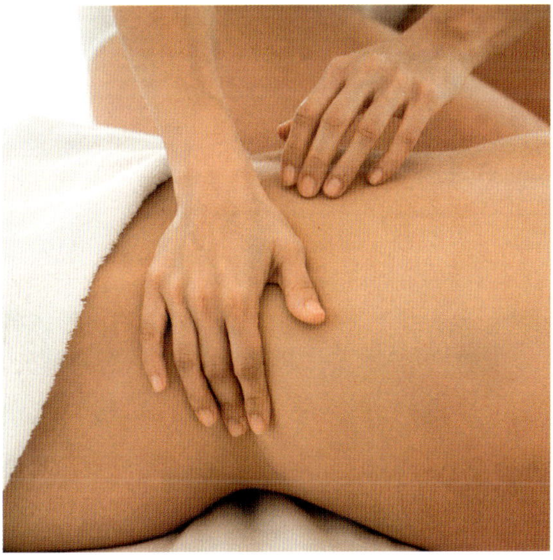

Les hanches. Penchez-vous sur la personne que vous massez. Placez une main sous la hanche puis ramenez-la vers vous en passant sur la fesse. Faites de même avec l'autre main. Opérez ainsi plusieurs fois avec chacune des mains à tour de rôle. Vos mouvements doivent bercer le corps. Montez et descendez le long des hanches. Terminez en dégageant vos deux mains avec douceur.

L'abdomen. Penchez-vous sur la personne que vous massez et passez une main sous son corps entre la cage thoracique et la hanche. En pressant, ramenez la main vers vous et faites-la glisser sur l'abdomen. Faites de même avec l'autre main. Répétez ces mouvements plusieurs fois. Ce mouvement est d'autant plus agréable que la main est glissée plus loin sous le corps.

Compression

En général, après l'effleurage on pratique la compression, avec une ou deux mains. L'objectif consiste à comprimer légèrement les muscles, en relâchant la tension avant de passer à d'autres mouvements relaxants. La compression des membres est toujours effectuée en remontant vers le cœur. Il convient d'appliquer cette technique sur toute la longueur des muscles afin d'obtenir les meilleurs résultats, en exerçant une pression de moins en moins forte au voisinage des articulations.

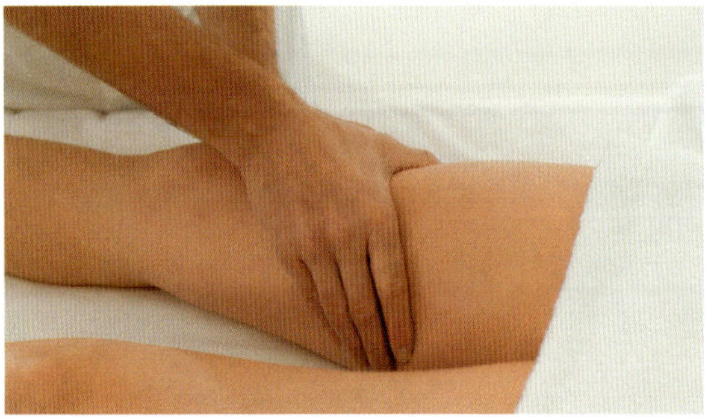

Les cuisses. Placez les mains au-dessus du genou, les pouces d'un côté des muscles de la cuisse, les doigts de l'autre côté. Comprimez en remontant et en écartant les doigts le plus possible. Exercez la poussée vers le haut de la cuisse, séparez vos deux mains et suivez le contour de la hanche. Répétez les mouvements en remontant le long de la cuisse.

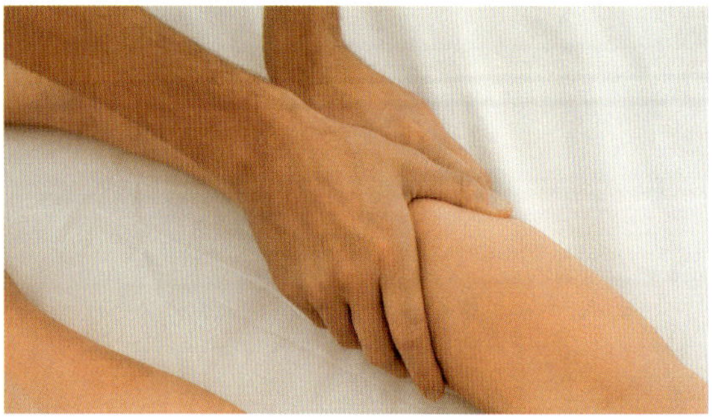

Les mollets. Placez les deux mains sur la jambe, juste au-dessous du mollet, vos pouces d'un côté, vos autres doigts de l'autre. Comprimez les muscles en profondeur en enfonçant les doigts dans les muscles et en formant un « V » entre vos index et vos pouces. Remontez en comprimant les muscles du mollet et en diminuant la pression quand vous vous approchez du genou.

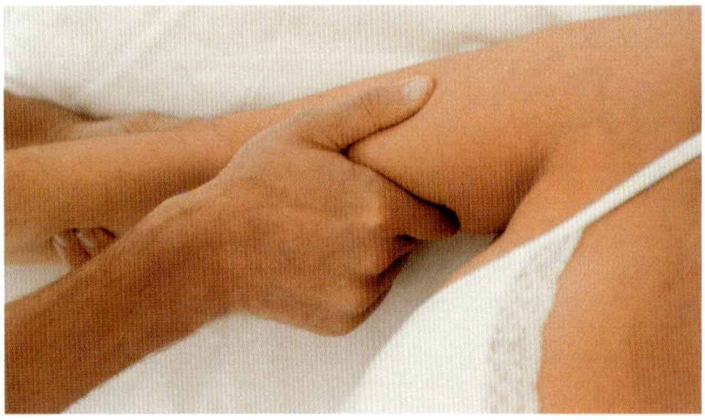

Le haut des bras. Soutenez d'une main l'avant-bras et le coude. Placez votre autre main sur la face antérieure du bras, de chaque côté des muscles au-dessus du coude. Comprimez en remontant et en exerçant une pression avec votre pouce, puis faites rouler les muscles entre le pouce et l'index. Travaillez à plusieurs reprises la face antérieure du bras.

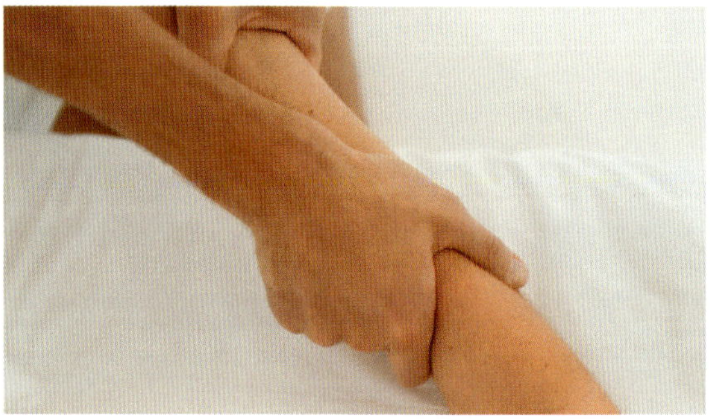

Les avant-bras. Soutenez le bras sous le poignet. Placez votre autre main sur l'avant-bras, pouce sur le côté externe, autres doigts sur le côté interne. Comprimez les muscles en direction du coude, en exerçant une pression entre votre index et votre pouce. Répétez le mouvement plusieurs fois en allégeant la pression au niveau du coude.

Étalement

L'étalement est une technique d'étirement pratiquée avec les pouces ou avec la paume des mains, en exerçant une pression pour dissiper la tension après des mouvements de relaxation en profondeur. L'étalement s'effectue en sens transversal plutôt qu'en sens vertical, de la tête aux pieds ou des pieds à la tête. En pratiquant l'étalement, les mains peuvent revenir à leur position de départ ou bien effectuer une torsion suivie de mouvements plus doux. Entourez bien les muscles avec vos mains pour que l'étalement soit plus efficace.

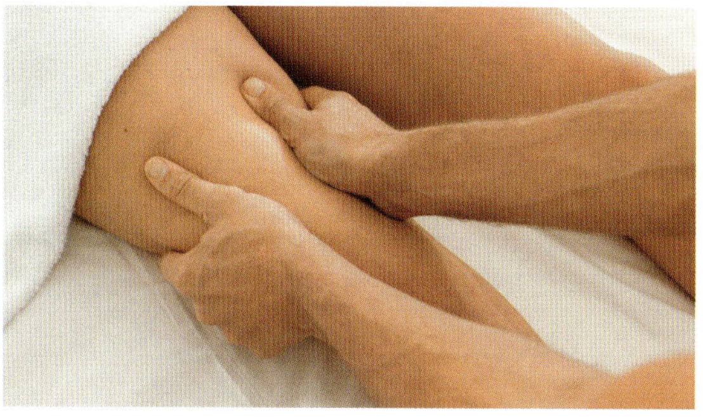

Les cuisses. Placez les deux mains sur le devant de la cuisse, les pouces sur la ligne médiane, les autres doigts entourant les muscles. Exercez une pression en profondeur et appuyez vers l'extérieur avec vos paumes pour que la pression soit suffisamment forte. Refaites le mouvement en remontant et en descendant le long de la cuisse, et relâchez la pression quand vous vous approchez du genou.

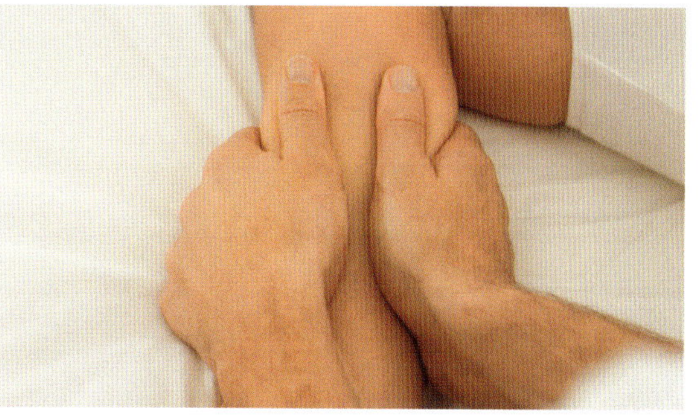

Les bras. Entourez le haut du bras avec vos deux mains et placez vos pouces l'un à côté de l'autre au milieu du bras, face à vous et pointés vers le haut. Exercez une pression en faisant glisser vos pouces vers l'extérieur sur les côtés du bras. Refaites le même mouvement un peu plus bas sur le bras et poursuivez jusqu'au poignet.

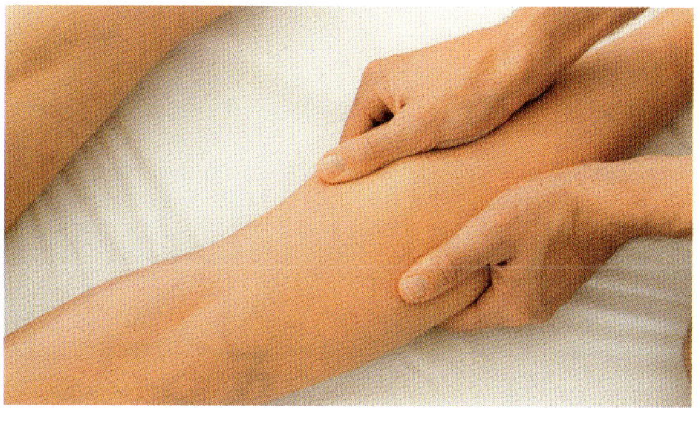

Les mollets. Entourez le haut du mollet avec vos deux mains, les pouces placés côte à côte dans le sens de la longueur, au centre. Séparez les pouces et rapprochez-les des autres doigts. Continuez en descendant le long du mollet et en relâchant la pression en bas. Avec le coussinet de vos pouces, comprimez avec force les muscles.

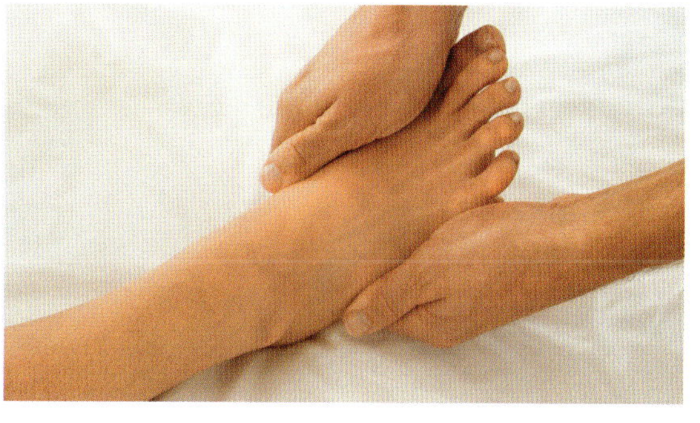

Les pieds. Placez vos pouces l'un contre l'autre en haut du pied juste au-dessous de la cheville ; repliez les doigts par-dessous. Faites glisser les pouces vers chaque côté du pied en stimulant et en comprimant les muscles. Servez-vous du coussinet de vos pouces. Répétez le mouvement une fois un peu plus bas sur le pied, sans exercer de pression sur les orteils.

Mouvements circulaires

Il s'agit de mouvements faits en douceur. On y a recours pour relaxer en profondeur, par exemple quand on les effectue sur le sacrum, ou pour apaiser, par exemple quand on les effectue sur l'abdomen. Vous pouvez faire des mouvements circulaires soit avec les deux mains (chacune les faisant dans un sens différent), soit avec une seule main, soit avec une main placée sur l'autre. Veillez à ce que vos mains soient toujours bien à plat sur la peau et à ce qu'elles travaillent en souplesse, même quand elles massent en cercle sur un os. Les mouvements circulaires peuvent détendre ou diffuser dans le corps les effets du pétrissage. Ils peuvent se substituer aux étirements en direction de la tête ou bien servir de transition pour passer à une autre partie du corps. Ils peuvent aussi procurer à la personne que l'on masse une sensation de mobilité et d'expansion, par exemple quand des mouvements circulaires sont effectués sur les côtes, et celui qui donne le massage aussi bien que celui qui le reçoit peuvent éprouver une merveilleuse sensation de bien-être.

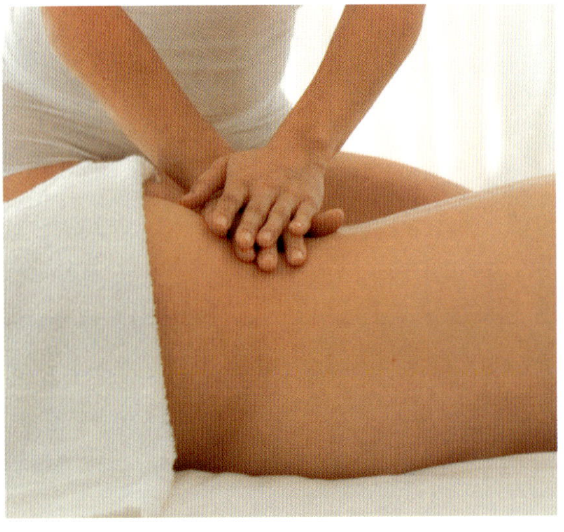

Les lombaires. Placez les mains l'une sur l'autre sur le sacrum. Faites des mouvements circulaires dans le sens contraire des aiguilles d'une montre sur le sacrum et la région lombaire, en mettant les doigts bien à plat. Faites des mouvements précis et veillez à ne pas vous éloigner du milieu du dos.

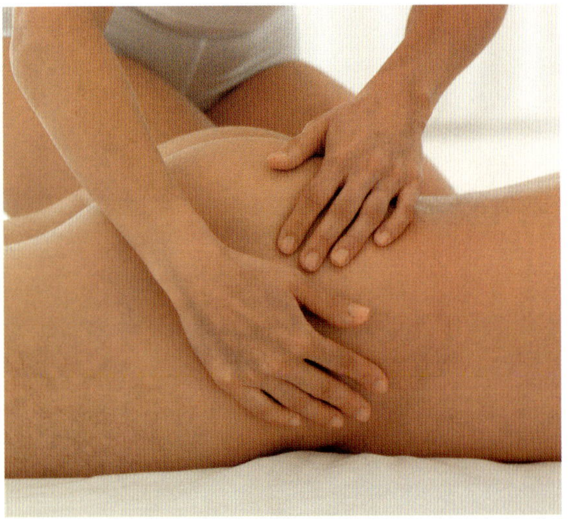

Les fesses. Penchez-vous au-dessus de la personne que vous massez. Mettez une main sur sa hanche et faites des mouvements circulaires dans le sens contraire des aiguilles d'une montre, puis faites des cercles avec l'autre main dans le sens opposé. Maintenez les mains bien à plat et exercez une pression suffisante. Dessinez de larges cercles sur les hanches et les fesses, en changeant de main et en enchaînant vos mouvements.

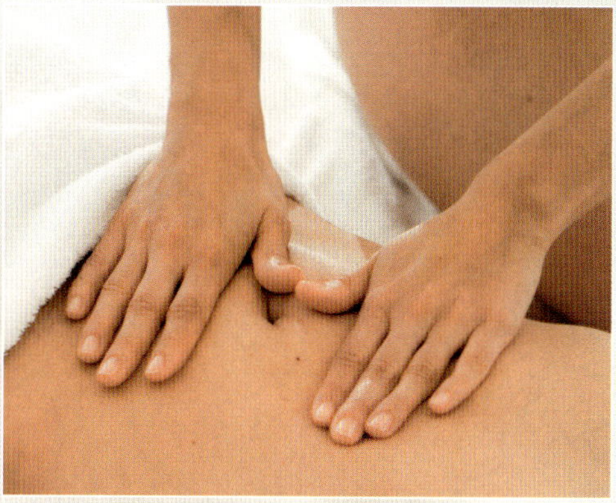

L'abdomen. Mettez les deux mains sur l'abdomen, l'une à droite, l'autre à gauche du nombril. Commencez à effectuer lentement des cercles dans le sens des aiguilles d'une montre, les mains bien à plat sur le corps. Au cours du mouvement circulaire, levez une main pour passer par-dessus l'autre, si bien que le contact avec la personne que vous massez n'est jamais rompu. Procédez toujours avec douceur, en particulier au voisinage du plexus solaire.

Les côtes. Asseyez-vous derrière la personne que vous massez. Penchez-vous en avant le plus loin possible et mettez les mains à plat sur chaque côté de son corps. Faites de grands cercles dans votre direction avec les deux mains à la fois, en remontant le long des côtes. Quand vous arrivez aux épaules, descendez jusqu'au bas de la cage thoracique et refaites les cercles deux fois, en tirant légèrement sur la peau.

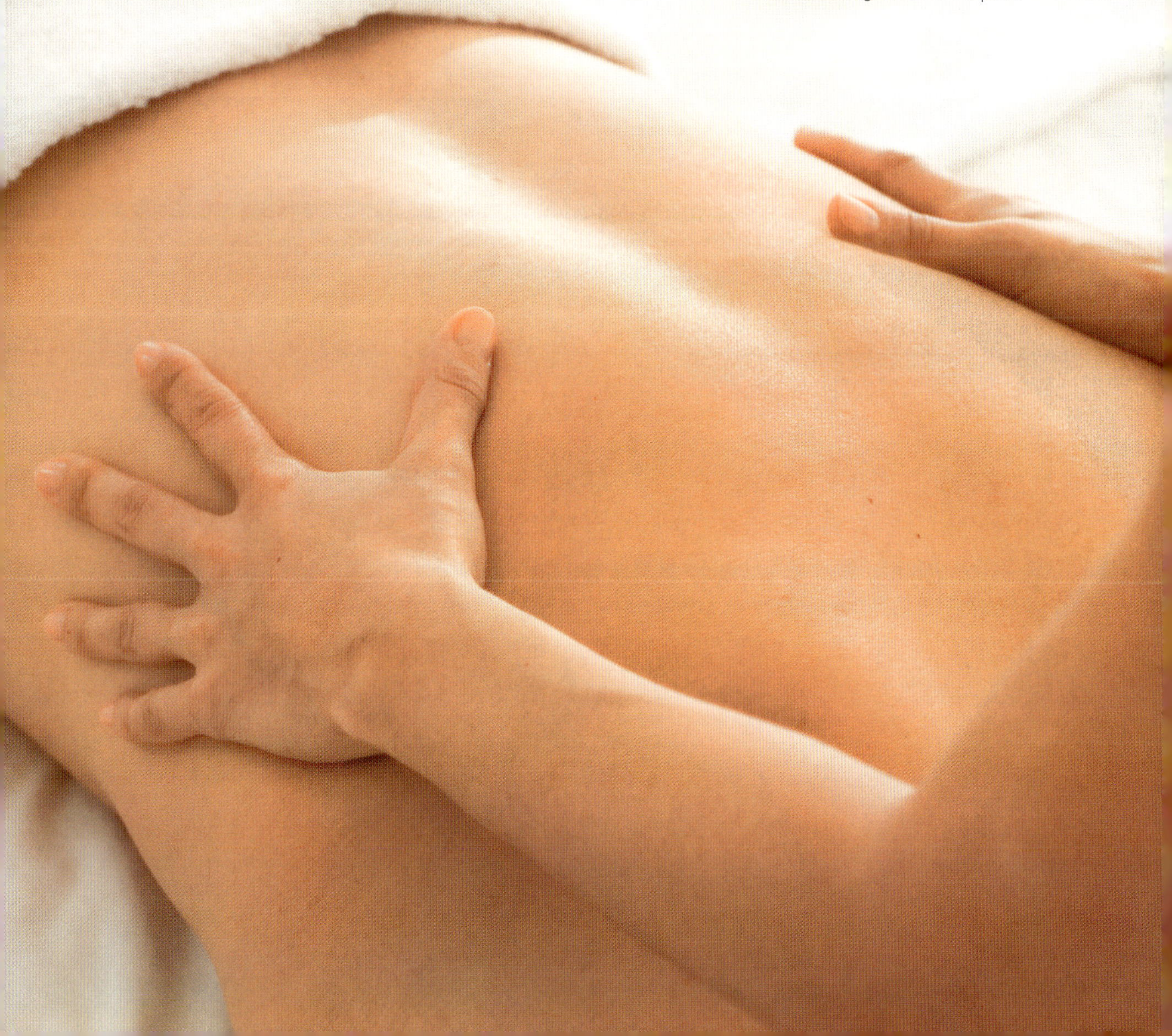

Balayage

Quand vous effectuez un balayage, vous utilisez le bout de vos doigts pour caresser doucement le corps de haut en bas, en changeant de main pour assurer l'effet de vague. De tous les mouvements, c'est celui que l'on effectue avec le plus de légèreté, le plus de douceur et c'est un des plus agréables. On termine par le balayage après avoir massé chaque partie du corps. Procédez toujours de haut en bas et, pour finir, décollez légèrement les mains de sorte que les mouvements s'achèvent presque à l'insu de la personne massée. Le balayage donne une sensation de bien-être ; il sert aussi à vous faire prendre conscience des extrémités du corps, à en reconnecter les différentes parties, et à évacuer la tension par les doigts et par les orteils. Ne soyez surtout pas tenté d'omettre ce massage.

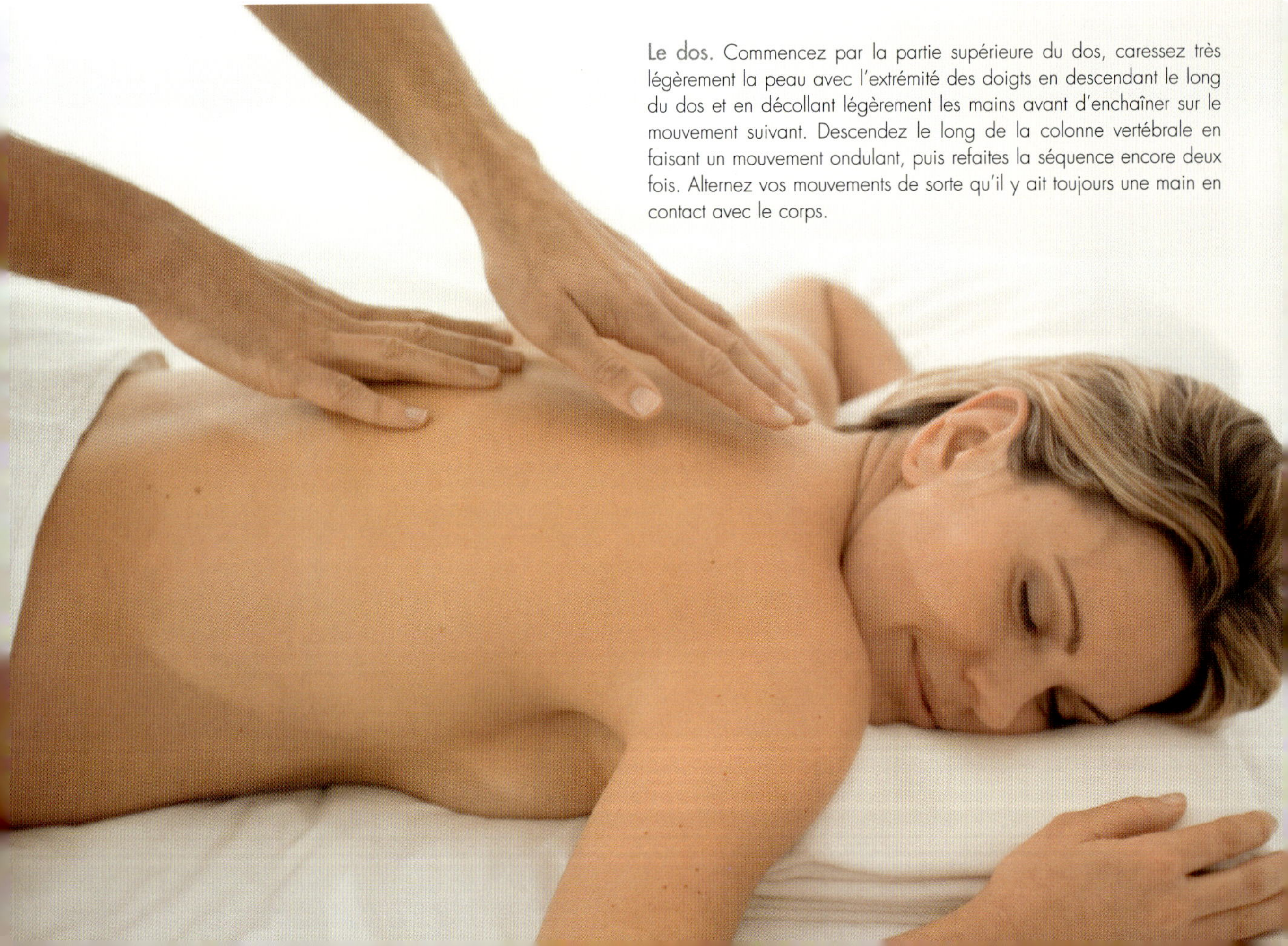

Le dos. Commencez par la partie supérieure du dos, caressez très légèrement la peau avec l'extrémité des doigts en descendant le long du dos et en décollant légèrement les mains avant d'enchaîner sur le mouvement suivant. Descendez le long de la colonne vertébrale en faisant un mouvement ondulant, puis refaites la séquence encore deux fois. Alternez vos mouvements de sorte qu'il y ait toujours une main en contact avec le corps.

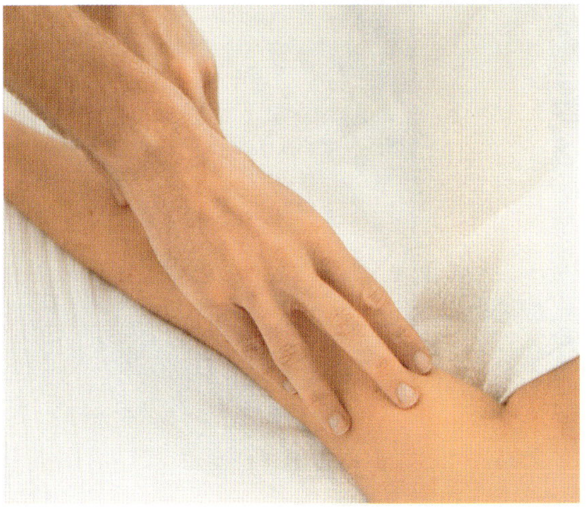

Les bras. Effleurez de vos doigts l'épaule de la personne que vous massez, puis effleurez le bras en descendant jusqu'au poignet. Changez de main, en commençant chaque fois les mouvements un peu plus bas sur le bras. Décollez les doigts à la fin de chaque mouvement, comme si vous caressiez un chat. Terminez en effleurant l'extrémité des doigts.

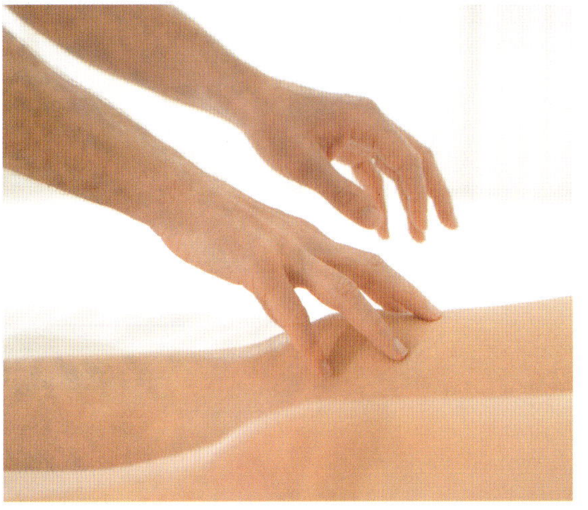

Les jambes. Commencez le mouvement en haut de la cuisse. Procédez à un balayage léger en descendant le long de la jambe et par-dessus le genou jusqu'au mollet. Caressez avec l'extrémité des doigts, en changeant de main sans le moindre à-coup. Passez sur le devant de la cheville, puis décollez la main au niveau des orteils. Cela donne l'impression que les différentes parties de la jambe sont reliées les unes aux autres.

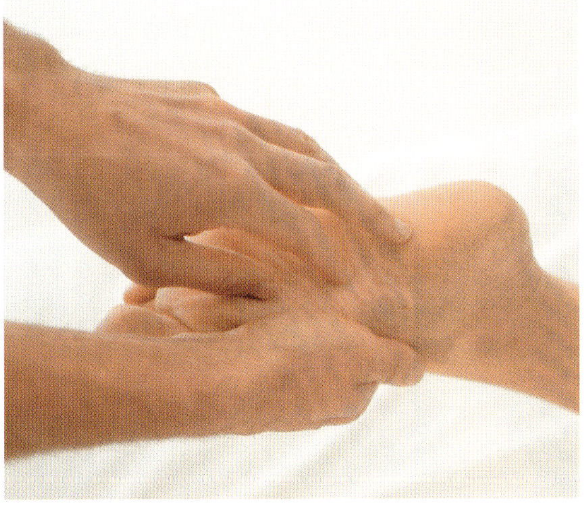

Les pieds. Soutenez le pied avec une main et avec l'autre balayez du talon jusqu'aux orteils. Répétez plusieurs fois cette séquence qui a la douceur d'une caresse. N'oubliez pas de passer les mains sur l'extrémité des orteils et de continuer le mouvement pendant quelques secondes. Pour ne pas chatouiller, on peut effectuer des mouvements un peu plus fermes.

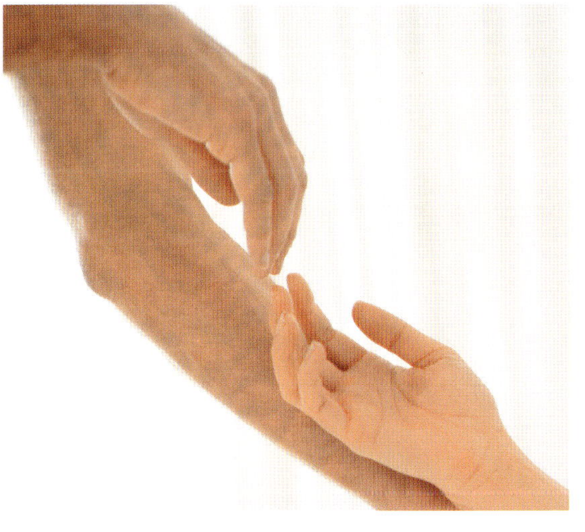

Les mains. Tenez la main de la personne que vous massez, paume tournée vers le haut et, avec votre autre main, effleurez-la légèrement du poignet jusqu'à l'extrémité des doigts. Retirez très lentement votre main et, ce faisant, imaginez que vous évacuez la tension de tout le corps de la personne. Ces mouvements peuvent être effectués avec une grande douceur, en les enchaînant comme le sont les vagues de la mer.

Pression

On effectue la pression avec le coussinet des pouces. Elle peut s'exercer avec chaque pouce à tour de rôle (par exemple sur les paumes), avec un seul pouce ou encore avec un pouce placé sur l'autre (par exemple sur le front), là où le corps n'a pas besoin d'être soutenu. On a recours à la pression pour relâcher la tension musculaire dans une partie spécifique du corps, en général de petite dimension. Cette technique est la plus efficace sur les parties du corps souples, sensibles, là où on ne pourrait pas effectuer de pétrissage ni de compression, et là où les muscles sont peu épais de sorte qu'on peut appuyer sur les os. Ce type de pression avec les pouces vise à éliminer les tensions. Vous pouvez utiliser certains points de pression, mais ce n'est pas l'objectif principal de ces mouvements. Ceux-ci peuvent être soit lents et agir en profondeur, soit plus rapides et couvrir en peu de temps toute une région du corps. On les associe en général à des mouvements décontractants.

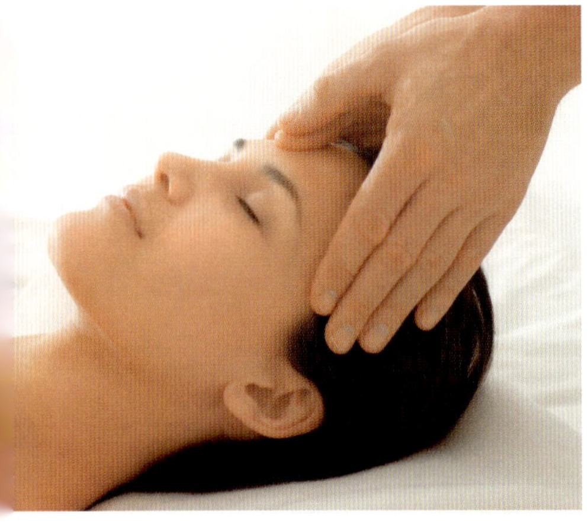

Le front. Mettez vos doigts de chaque côté de la tête et placez un pouce sur l'autre au milieu du front. En commençant juste au-dessus des sourcils, pressez légèrement avec les pouces, puis relâchez. Continuez à appuyer sur le front, en commençant chaque fois un peu plus haut, et remontez jusqu'à la lisière des cheveux. Répétez la séquence.

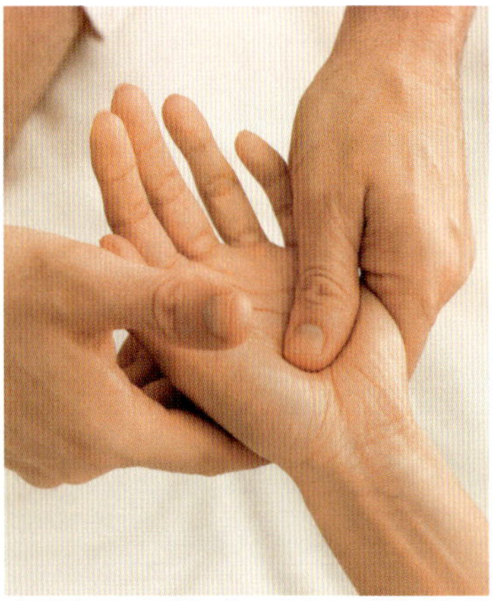

Les paumes. Soutenez la main de la personne que vous massez par-dessous avec vos doigts et placez vos pouces sur la paume. Appuyez de toute la longueur d'un pouce, relâchez et répétez le mouvement avec l'autre pouce. Appuyez avec fermeté sur la paume tour à tour avec un pouce puis avec l'autre. Travaillez surtout avec les coussinets.

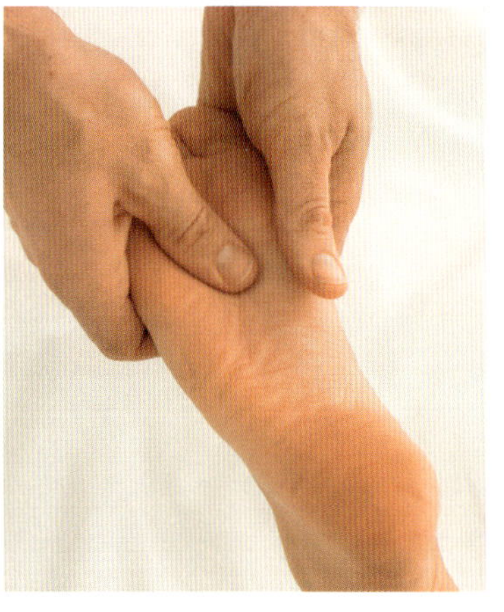

La plante des pieds. Soutenez le pied avec vos doigts et placez vos pouces sur la plante. Appuyez de toute la longueur d'un pouce, relâchez, puis appuyez avec l'autre pouce, en couvrant la plus grande partie possible de la plante. N'oubliez pas le talon, mais traitez avec douceur le cou-de-pied. Une pression ferme permet de ne pas chatouiller, fût-ce accidentellement.

Ratissage

Le ratissage est une technique merveilleuse. Placez vos doigts en forme de griffes et ratissez le corps de haut en bas ou dans le sens de la largeur, en appliquant une pression ferme du bout des doigts. Ce qui peut surprendre, c'est que plus l'angle formé par les doigts et la paume est marqué, plus le mouvement est efficace. On pratique rarement le ratissage dans des zones autres que le dos, les hanches ou le haut des cuisses, qui sont particulièrement musclés. On y a souvent recours dans la seconde partie d'une séquence. Par exemple après avoir effectué des mouvements circulaires, on descend le long de la colonne vertébrale et ainsi on relâche la tension du dos. Sur les fesses on peut combiner le ratissage et la traction, après avoir effectué en profondeur des mouvements de relaxation. Veillez à ne pas exercer une pression trop forte et faites suivre d'un balayage en douceur pour contraster.

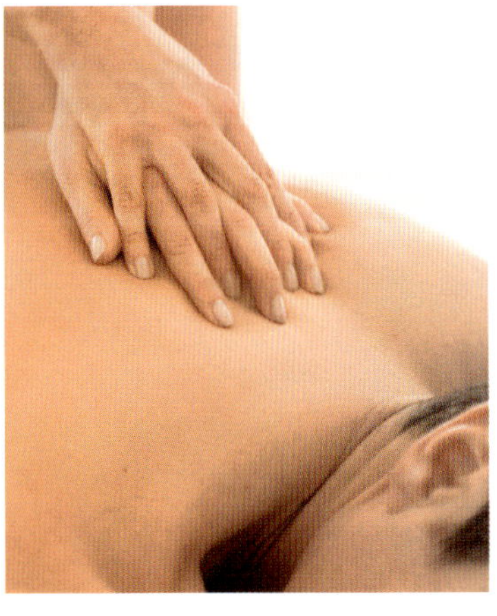

Le haut du dos. Arrondissez une main en forme de griffe en relevant le poignet et en repliant les doigts. Placez-la en haut du dos, en mettant les doigts de chaque côté de la colonne vertébrale. Entrelacez les doigts de vos deux mains de façon qu'ils soient tous en contact avec le dos. En appuyant avec l'extrémité des doigts, faites glisser les mains sur les muscles vers le bas du dos.

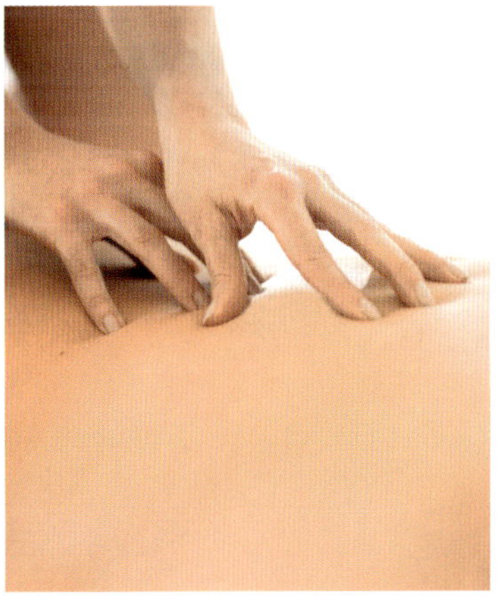

La région lombaire. Mettez une main à plat au milieu du dos, les doigts de chaque côté de la colonne vertébrale. Relevez le poignet, mettez la main en forme de griffe et appuyez avec l'extrémité des doigts. Placez votre autre main un peu plus bas. En commençant par cette main, faites descendre vos mains en direction de la région lombaire. Terminez en les décollant doucement.

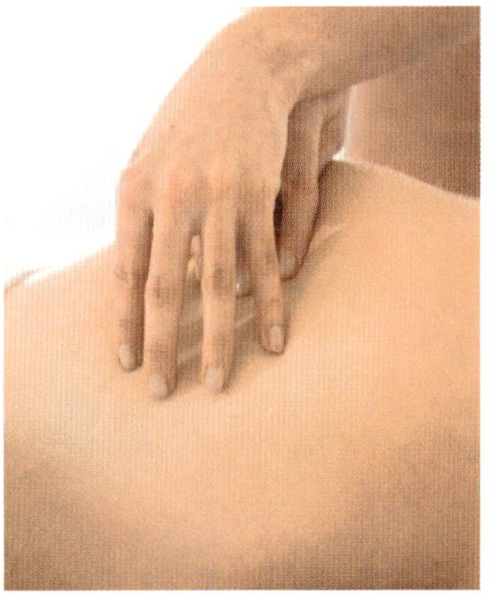

Les hanches. Penchez-vous sur la personne que vous massez et placez une main juste au-dessous de sa hanche. Relevez le poignet et faites un mouvement de ratissage vers vous en passant sur la fesse, puis faites le même mouvement avec l'autre main. Ratissez avec vos deux mains en alternance. Continuez les mouvements sur la fesse et sur la hanche, puis ratissez sur le haut de la cuisse.

Étirement

L'étirement complète de façon agréable n'importe quel massage. Bien que nous éprouvions une sensation fort plaisante quand on travaille sur nos muscles, le corps peut rester tendu. De simples tractions ou de simples étirements ont une action sur le tissu fibreux autour des articulations et diminuent la tension musculaire. L'étirement donne une impression d'expansion, ce qui améliore de façon incroyable les capacités fonctionnelles et détend les muscles tout en leur redonnant un peu plus de mobilité. Auparavant il faut toujours réchauffer les muscles et relâcher en partie la tension. Les mouvements qui permettent chaque étirement doivent être effectués avec douceur, les muscles doivent être aussi relaxés que possible. Quand vous sentez de la résistance, faites une pause puis recommencez. Pour pratiquer l'étirement, adoptez toujours une position confortable.

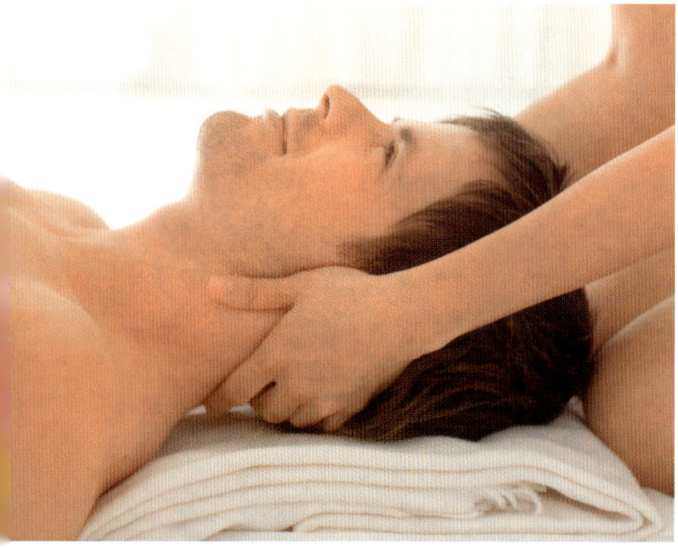

Le cou. Placez l'extrémité de vos doigts pointés vers le bas en haut de la poitrine. En une même séquence, faites glisser les mains sur les épaules et sous le cou, puis entourez la base du crâne avec vos paumes. Avec une prise ferme mais sans serrer, faites une traction vers vous et relâchez. Ainsi vous étirez toute la colonne vertébrale.

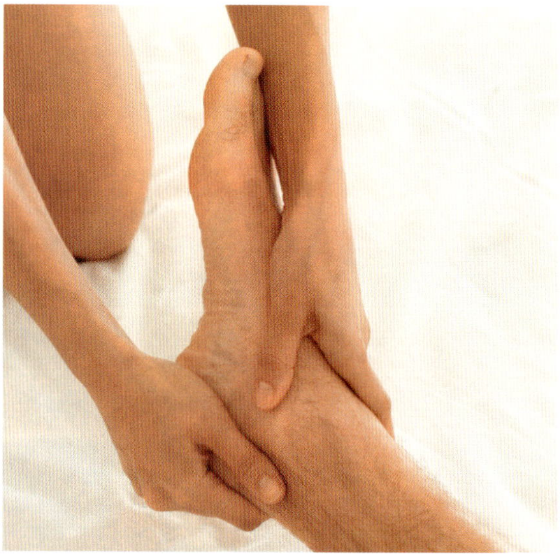

Les jambes. Mettez le talon de la personne que vous massez dans le creux d'une de vos mains en soulevant sa jambe et placez l'autre main sur le dessus du pied. Tirez lentement vers vous en vous servant surtout de la main placée sous le talon. Veillez à ce que le mouvement parte de la hanche. Si vous sentez que les articulations résistent, tirez moins fort et abaissez doucement la jambe, puis essayez à nouveau.

Les bras. Prenez le bras de la personne que vous massez au niveau du poignet et soulevez-le en soutenant le coude avec votre autre main. Tirez doucement le bras vers le haut, en vous aidant de la main qui le soutient pour faciliter l'étirement. Tirez le bras aussi haut que possible sans faire mal. Dès que vous sentez une résistance, abaissez-le en pliant le coude, puis étirez à nouveau le bras vers le haut. La personne doit sentir l'étirement dans le dos.

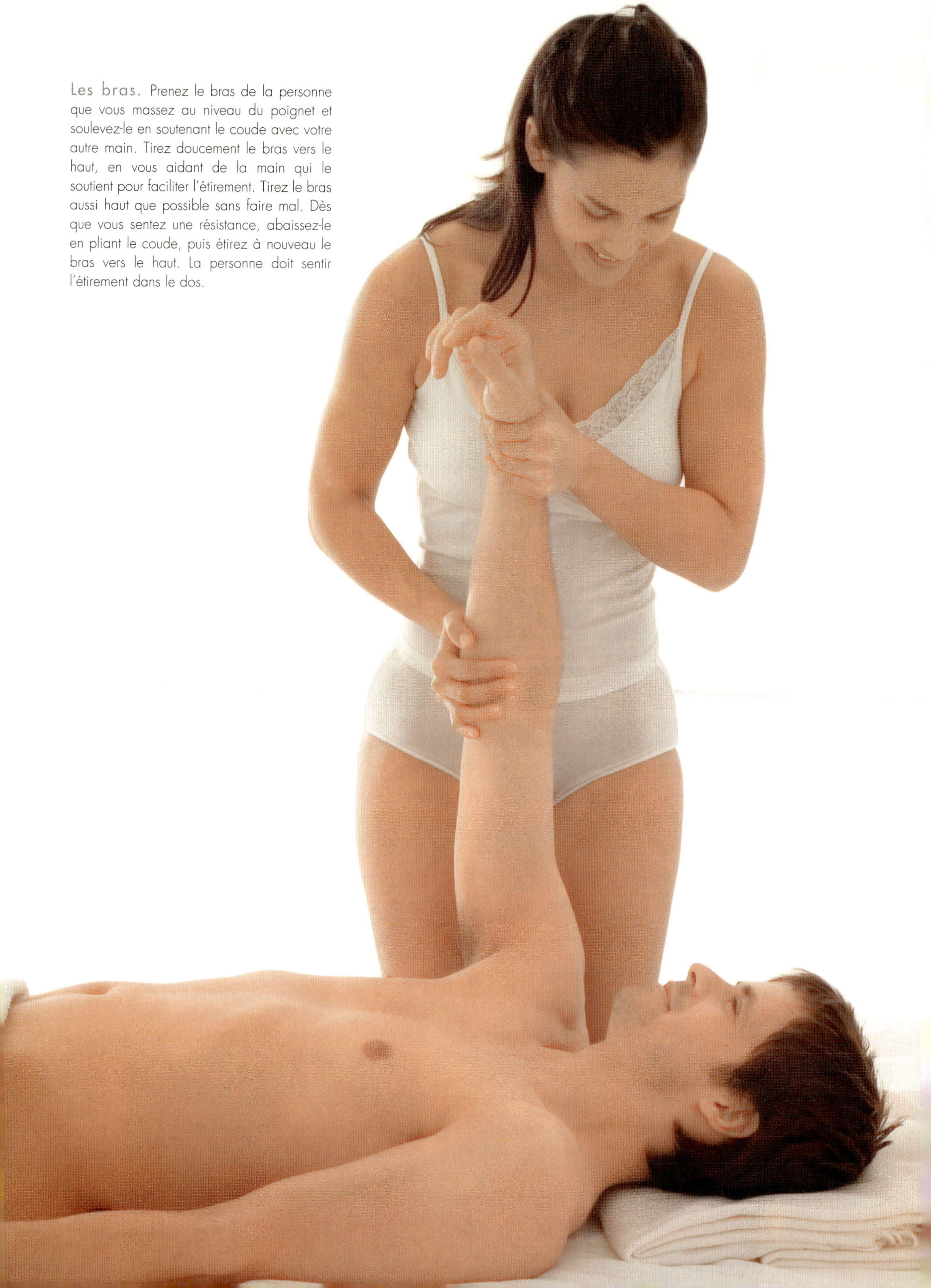

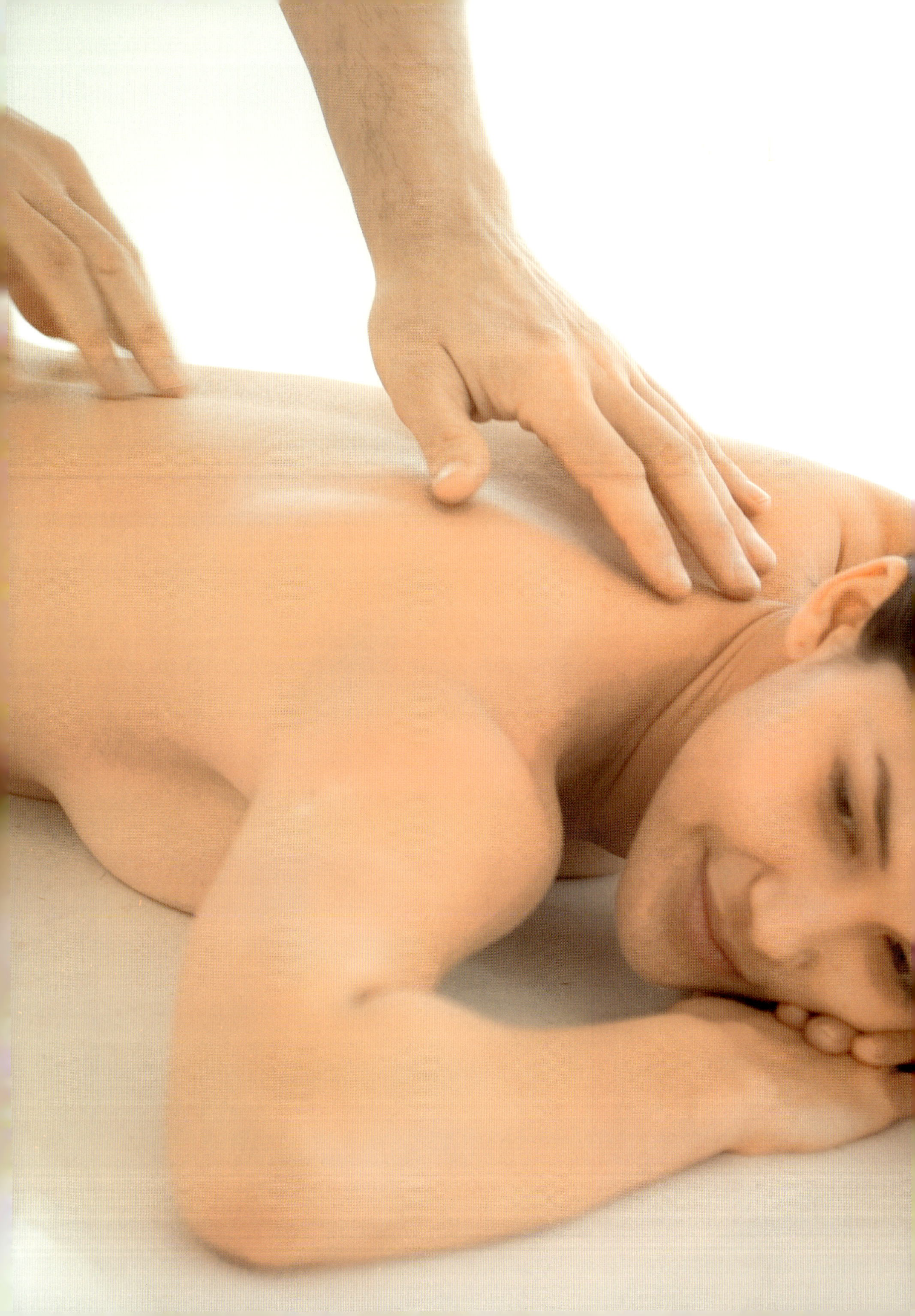

Massage de base

Le massage de base dont nous allons parler doit être considéré comme un point de départ. Il inclut les différentes techniques mentionnées dans les pages précédentes sous forme de séquences d'environ 30 minutes. Commencez par maîtriser ces mouvements simples afin de pouvoir, le moment venu, mettre au point vos propres techniques et développer votre style personnel. Quand vous massez, veillez toujours à avoir une position correcte, le dos aussi droit que possible, et transférez le poids de votre corps sur vos mains. Alors que la plupart des gens déclarent qu'ils préfèrent une pression ferme, commencez par exercer une pression légère (il est toujours possible de l'accentuer) et n'hésitez pas à demander à la personne dont vous vous occupez si le massage lui convient. Tant que vous respectez ses désirs et que vous tenez compte de ses problèmes de santé, vous serez toujours apprécié. Le massage de base commence par le dos. Dès le premier contact, la personne que vous massez ressentira un grand bien-être.

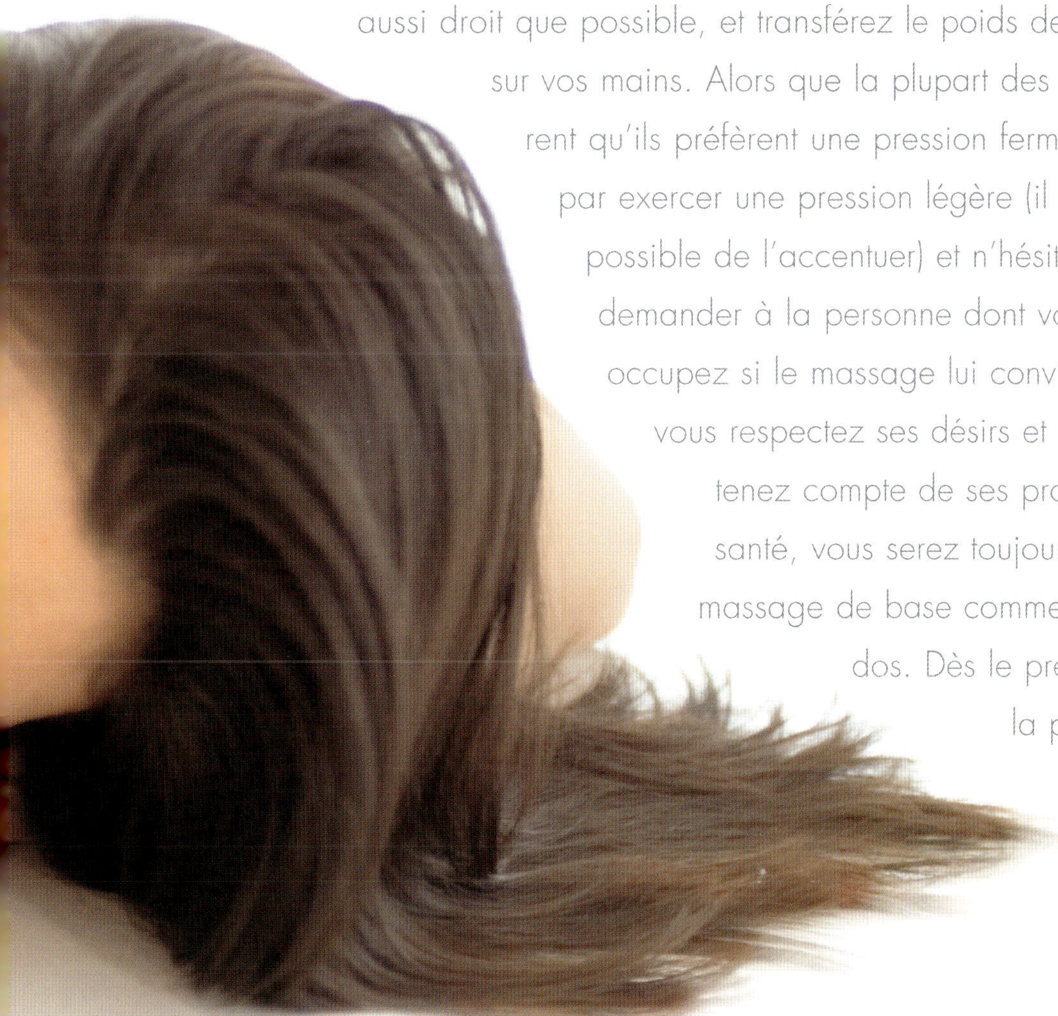

Le dos

Le dos est la partie du corps la plus étendue que vous masserez en premier lieu. On distingue trois zones principales : les épaules, la région lombaire et la colonne vertébrale. Le dos vous donne une excellente occasion de vous entraîner au massage, d'essayer les différentes techniques et de pratiquer les longs mouvements de balayage. La plupart des gens trouvent agréable de se faire masser le dos et se relaxent sans difficulté. Faire un massage du dos est gratifiant pour le masseur car les muscles sont larges et il peut vraiment constater les résultats. Étant donné le grand nombre de nerfs et de terminaisons nerveuses dans cette partie du corps, tout massage du dos a des répercussions immédiates et en profondeur sur le corps de la personne massée.

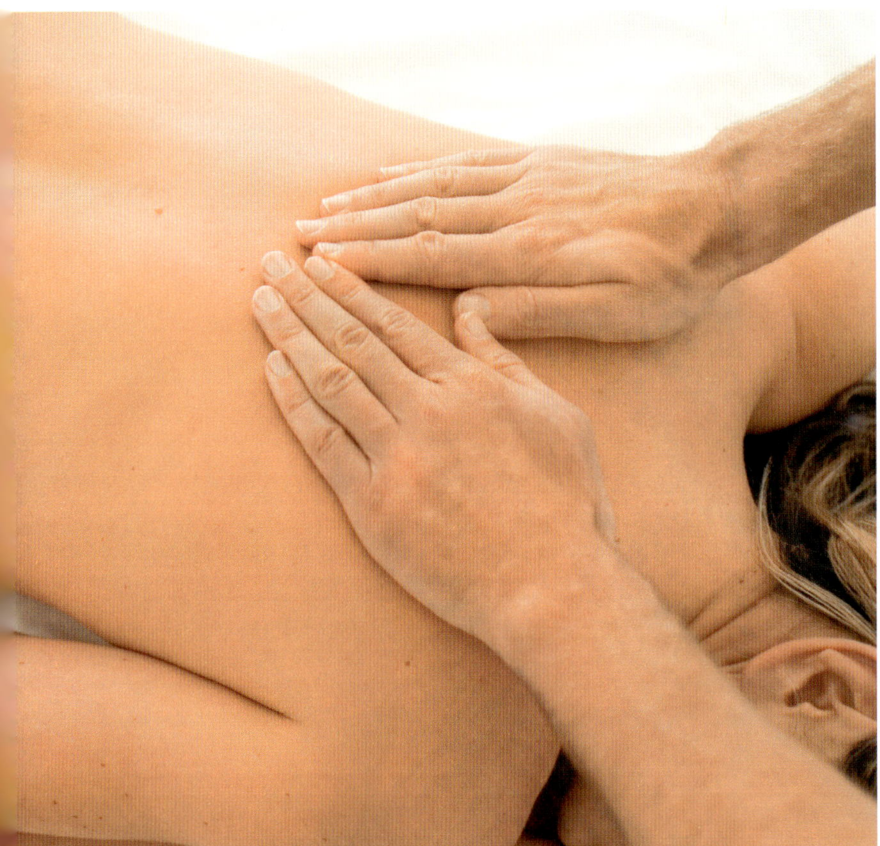

1 **Effleurage.** Commencez le massage en vous plaçant derrière la personne que vous massez. Frottez-vous les mains après y avoir versé un peu d'huile tiède. Placez-les côte à côte en haut du dos de la personne que vous massez et commencez par faire glisser vos mains vers le bas du dos. Effectuez les mouvements en ayant toujours les mains détendues et bien à plat. Ainsi vous étalez l'huile en effleurant les muscles et vous sentez leur relief sous vos mains.

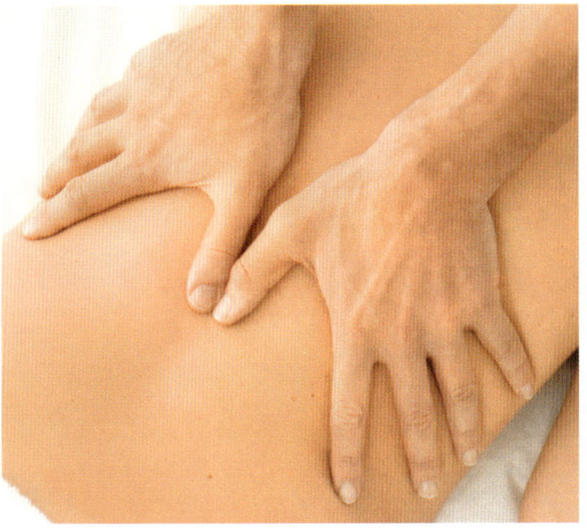

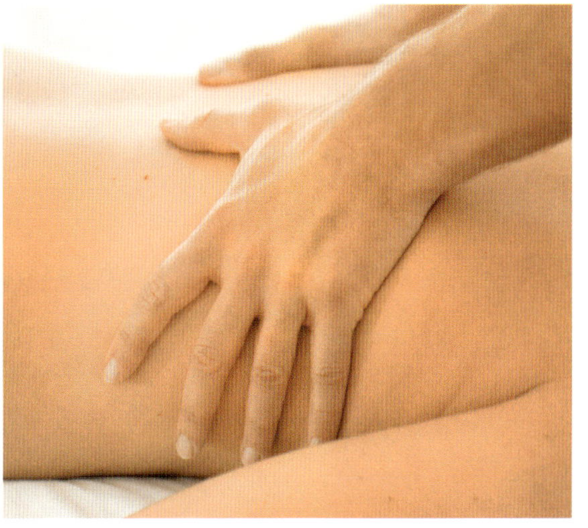

2 Effleurage (suite). Faites glisser vos mains jusqu'aux lombaires, séparez-les et massez les hanches en un ample mouvement. Puis remontez vos mains le long du corps, sur les côtés. Relevez vos poignets pour accroître la pression de vos doigts. Relâchez-la légèrement avant de revenir au point de départ.

3 Effleurage (fin). Remontez tout en haut du dos, puis passez vos mains sur l'arrondi des épaules de la personne que vous massez, en rapprochant à nouveau vos mains l'une de l'autre au niveau du cou. Cessez le contact en douceur. Répétez le mouvement au moins deux fois, en lissant les muscles de la personne en vue de la prochaine séquence.

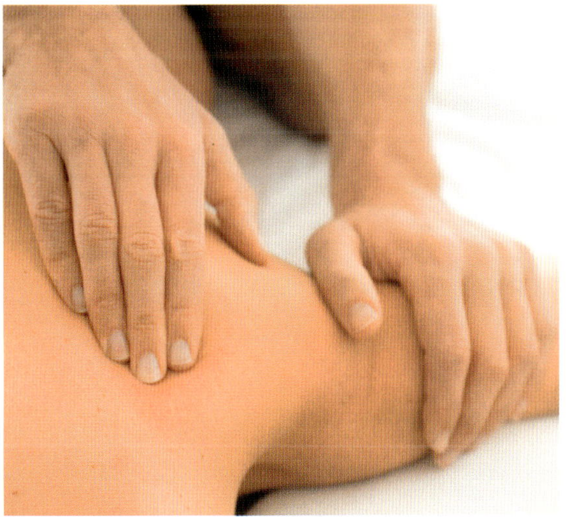

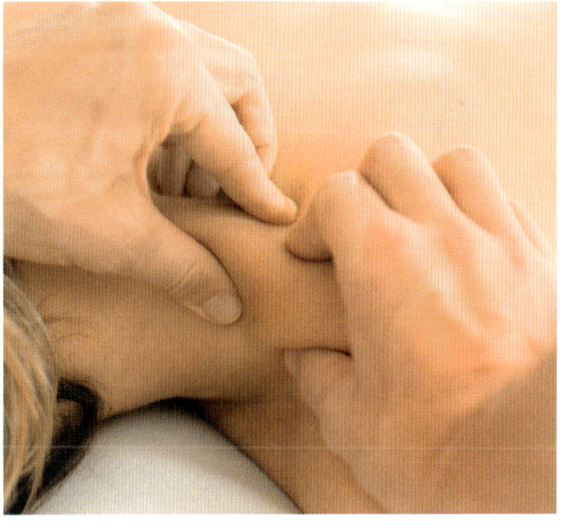

4 Détente de l'épaule. Placez-vous à côté de la personne que vous massez. Soutenez légèrement une de ses épaules d'une main et avec l'autre effectuez des pressions, des mouvements circulaires et des pincements autour de l'omoplate, soit avec l'extrémité de vos doigts, soit avec la paume de votre main. Ce mouvement a un effet relaxant, décontractant. Il détend et assouplit la musculature.

5 Pétrissage de l'épaule. Placez-vous à nouveau derrière la personne que vous massez. Pétrissez les muscles du haut de l'épaule, en appuyant avec vos pouces et en ramenant les muscles vers vous avec vos autres doigts. Continuez à masser en suivant l'épaule jusqu'au cou. Comme c'est une zone assez compacte, vos mouvements seront naturellement de faible amplitude.

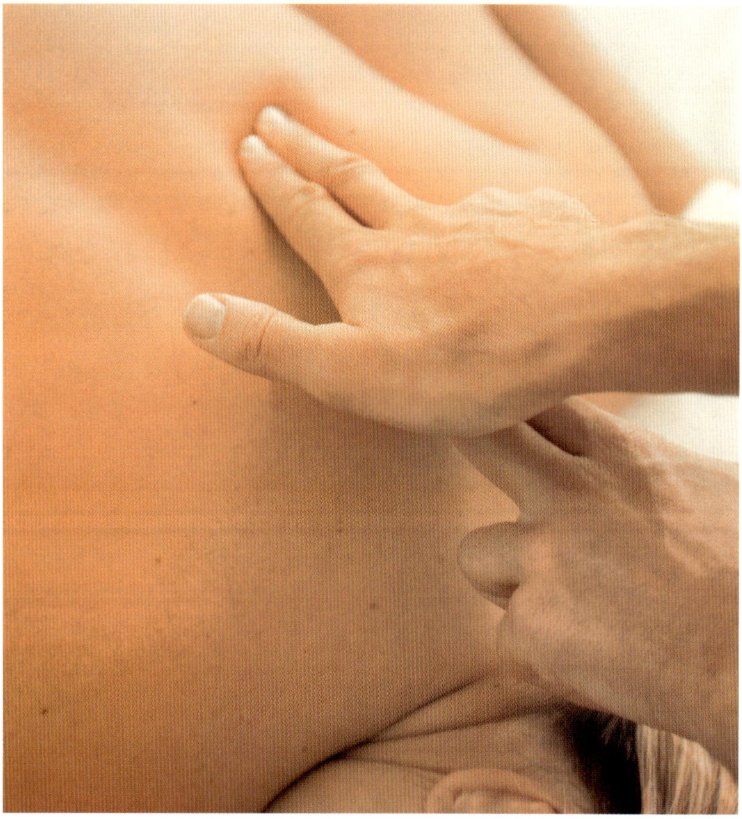

6 Poussée sur l'épaule. Restez dans la même position et placez l'extrémité des doigts de vos deux mains posées l'une derrière l'autre sur le bord interne de l'omoplate. Puis effectuez lentement une poussée des deux mains vers le bas du dos, en exerçant une pression ferme sur le contour de l'omoplate. Suivez toujours le contour de l'omoplate, relâchez en même temps les tensions.

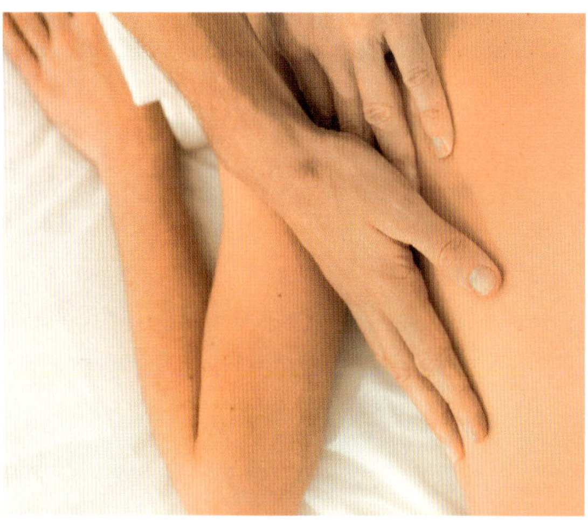

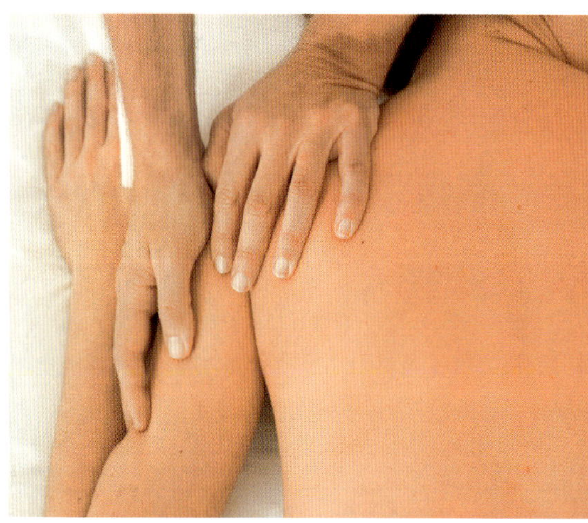

7 Traction de l'épaule vers le haut. Poursuivez le mouvement en contournant le bas de l'omoplate, puis séparez vos mains et remontez-les en exerçant une traction sur le rebord externe de l'omoplate, sans vous éloigner de l'aisselle. L'épaule doit accompagner le mouvement de traction. Recommencez. Ces mouvements sont excellents pour détendre les épaules.

8 Poussée sur l'épaule vers le bas. Après avoir refait le mouvement précédent, terminez la séquence en plaçant vos deux mains sur l'épaule de la personne que vous massez et en poussant l'épaule vers le bas. L'épaule accompagnera le mouvement de façon significative, mais restez dans les limites de ce qui est supportable. La personne sentira alors que la tension s'est considérablement relâchée. Mouvement à faire une seule fois.

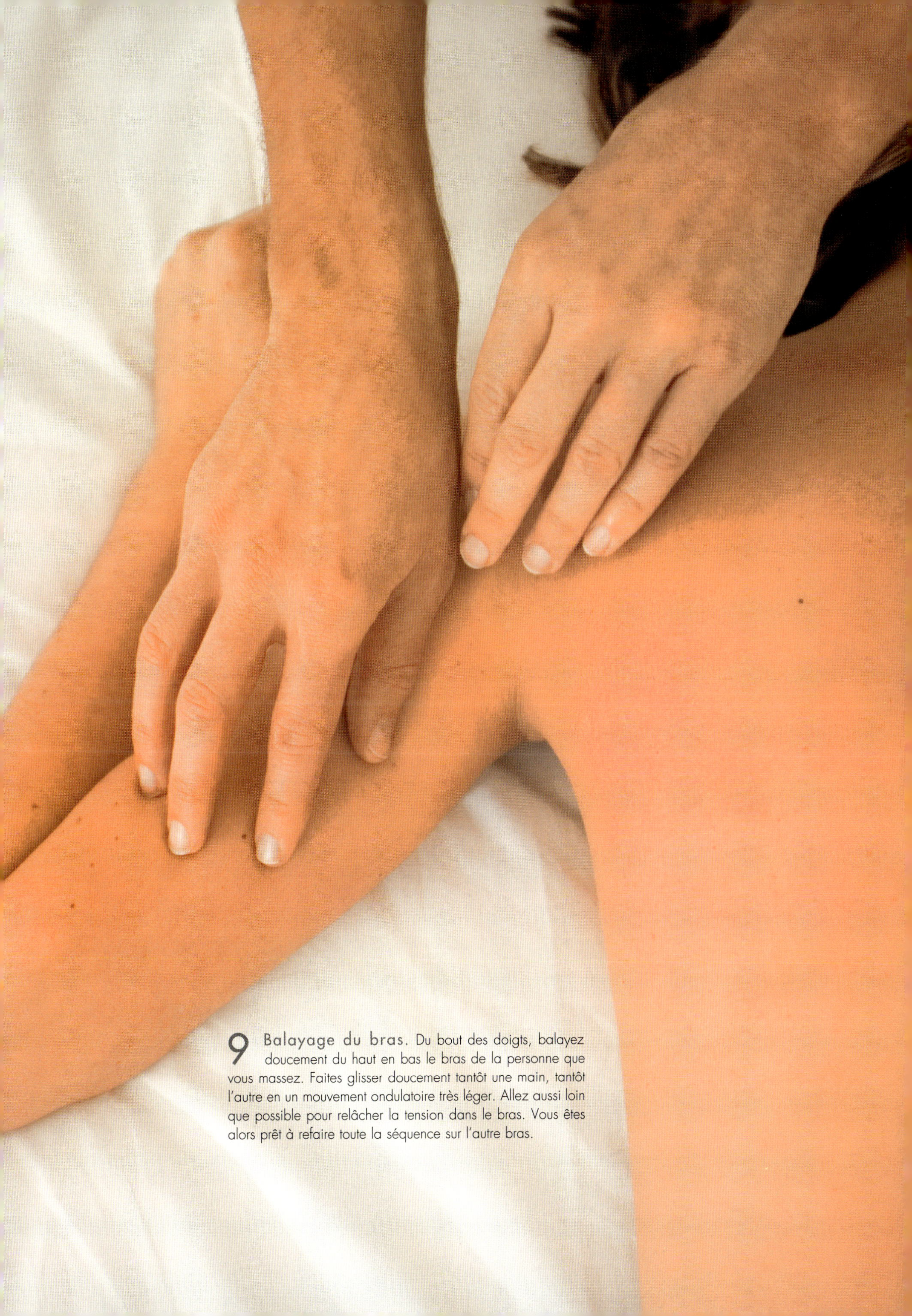

9 **Balayage du bras.** Du bout des doigts, balayez doucement du haut en bas le bras de la personne que vous massez. Faites glisser doucement tantôt une main, tantôt l'autre en un mouvement ondulatoire très léger. Allez aussi loin que possible pour relâcher la tension dans le bras. Vous êtes alors prêt à refaire toute la séquence sur l'autre bras.

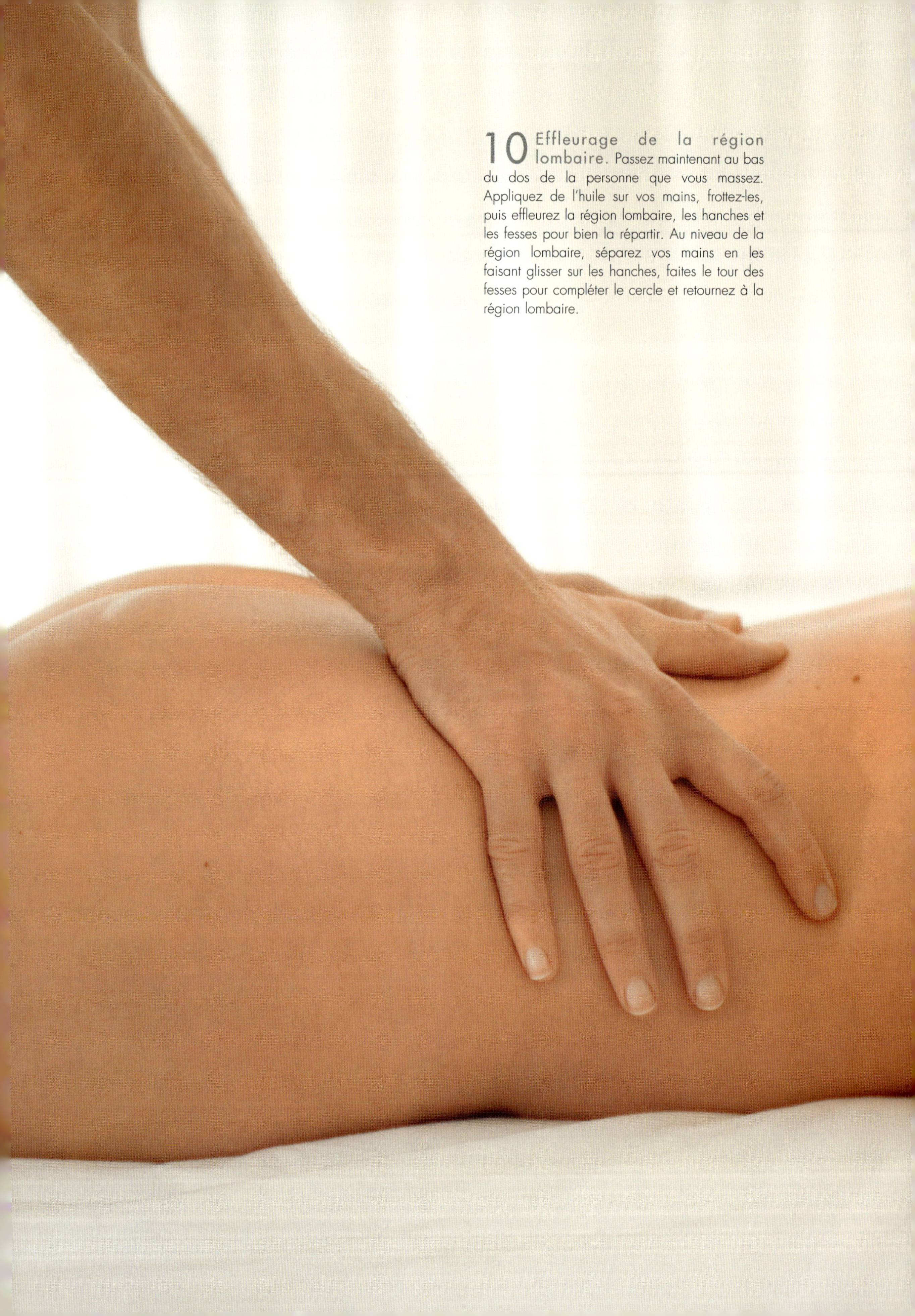

10 Effleurage de la région lombaire. Passez maintenant au bas du dos de la personne que vous massez. Appliquez de l'huile sur vos mains, frottez-les, puis effleurez la région lombaire, les hanches et les fesses pour bien la répartir. Au niveau de la région lombaire, séparez vos mains en les faisant glisser sur les hanches, faites le tour des fesses pour compléter le cercle et retournez à la région lombaire.

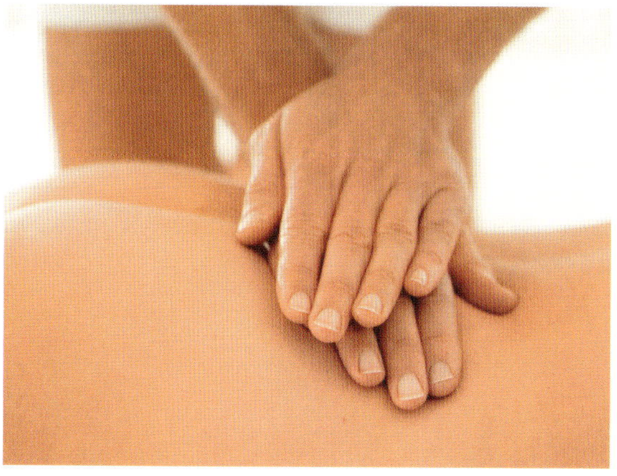

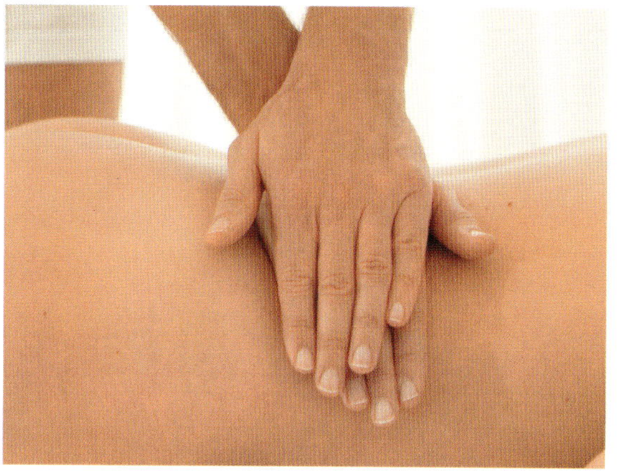

11 Mouvements circulaires sur le sacrum. Placez une main par-dessus l'autre, les doigts bien à plat, sur le sacrum de la personne que vous massez. Faites lentement plusieurs cercles dans le sens contraire des aiguilles d'une montre, en appuyant avec la main qui se trouve dessus. C'est une merveilleuse façon de relâcher la tension, mais n'oubliez pas de vérifier si la personne massée éprouve le moindre désagrément.

12 Poussée sur la hanche. Placez vos deux mains, l'une sur l'autre, au milieu du dos de la personne que vous massez. Commencez le mouvement sur le côté du corps le plus éloigné de vous, juste au-dessus du niveau de la hanche. Exercez une poussée vers l'extérieur, en faisant glisser vos mains sur le dos vers le bas, mais restez toujours au-dessus des hanches de la personne que vous massez.

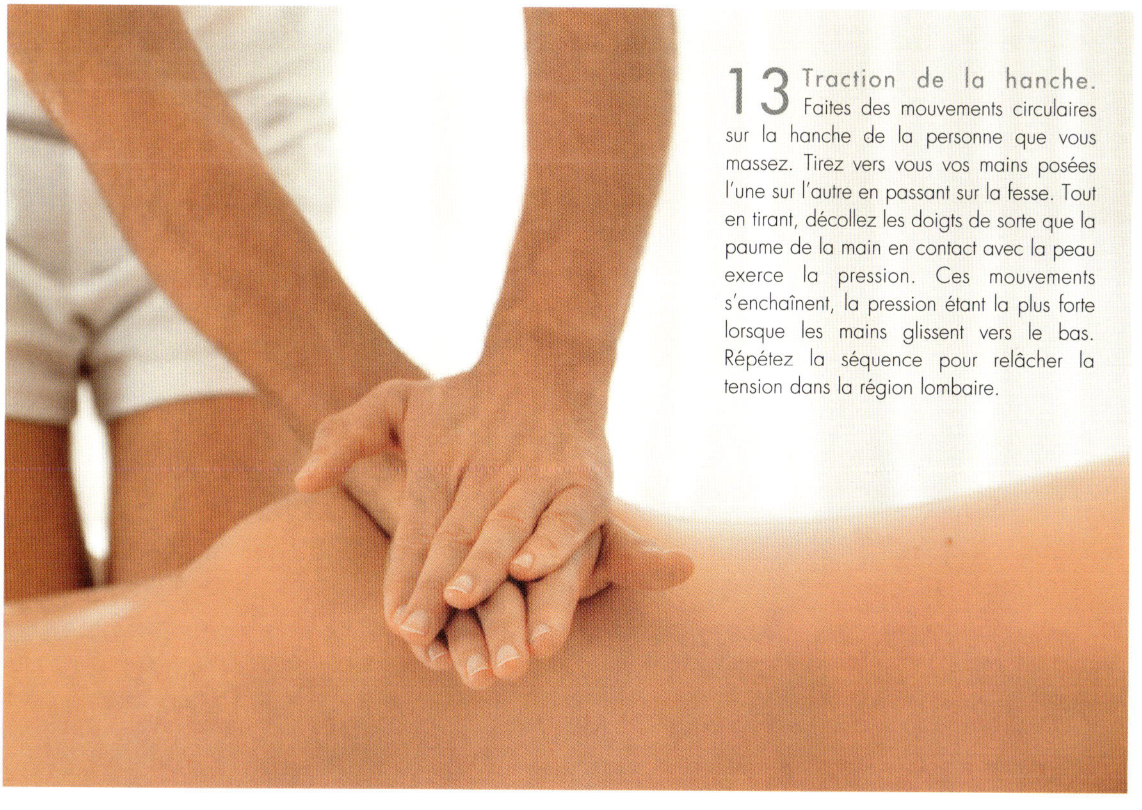

13 Traction de la hanche. Faites des mouvements circulaires sur la hanche de la personne que vous massez. Tirez vers vous vos mains posées l'une sur l'autre en passant sur la fesse. Tout en tirant, décollez les doigts de sorte que la paume de la main en contact avec la peau exerce la pression. Ces mouvements s'enchaînent, la pression étant la plus forte lorsque les mains glissent vers le bas. Répétez la séquence pour relâcher la tension dans la région lombaire.

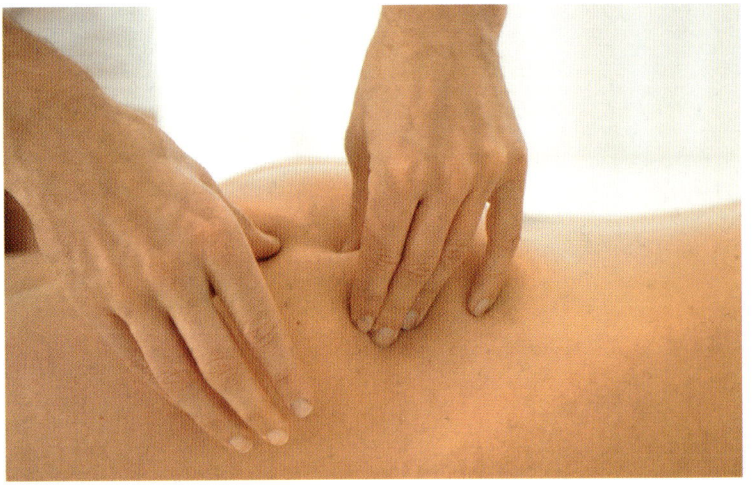

14 Pétrissage de la fesse. Penchez-vous sur la personne que vous massez et commencez à lui pétrir la fesse en exerçant une forte pression sur la chair et en la repoussant vers l'extérieur avec votre pouce, puis faites rouler les muscles en sens inverse vers vous avec vos autres doigts. Utilisez vos mains en alternance et travaillez seulement sur les muscles souples, en évitant les os.

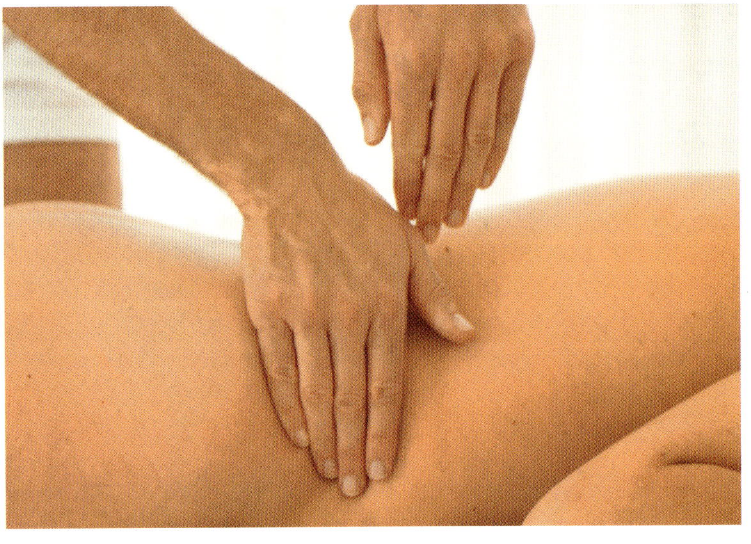

15 Traction. Enchaînez le mouvement avec le précédent. Amenez vos mains juste au-dessus de la hanche de la personne que vous massez. Faites glisser une main sous son corps, puis ramenez-la vers vous en appuyant et en exerçant une traction. Faites le même mouvement de traction en changeant de main, tout en remontant le long du corps jusqu'au niveau de la poitrine.

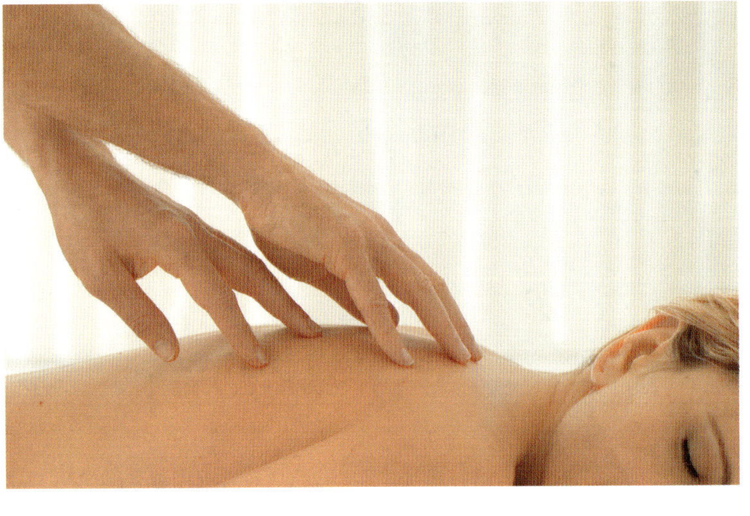

16 Effleurage. Quand vous atteignez l'épaule, effleurez les muscles du dos sur toute leur longueur avec l'extrémité des doigts d'une main puis de l'autre. Travaillez la partie du corps la plus éloignée de vous, de l'autre côté de la colonne vertébrale. Décollez doucement vos mains du corps à la fin de chaque mouvement. Répétez la séquence plusieurs fois sur toute la longueur de la colonne vertébrale, en finissant au niveau des lombaires.

17 **Étirement avec les avant-bras.** Mettez-vous à côté de la personne que vous massez et penchez-vous sur elle assez loin en avant. Appuyez avec vos avant-bras joints et face à face juste au milieu de son dos. Détendez vos poignets et serrez à peine vos poings. En transférant le poids de votre corps sur vos avant-bras, exercez une pression verticale sur la partie du dos qui se trouve de l'autre côté de la colonne vertébrale.

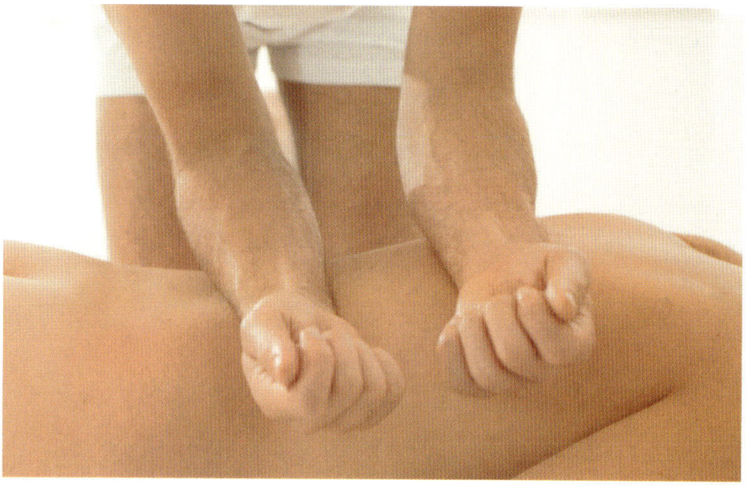

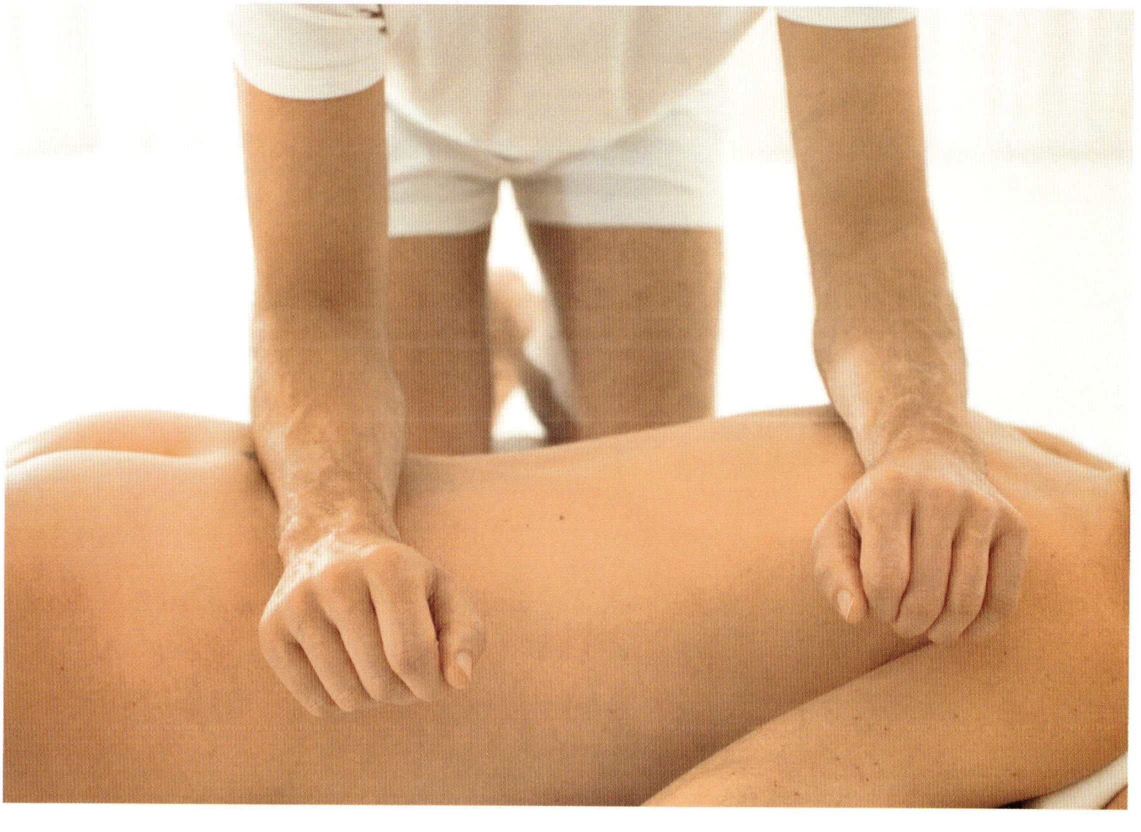

18 **Étirement avec les avant-bras (suite).** Retournez vos avant-bras et, en exerçant toujours une pression verticale, écartez-les lentement en les faisant glisser d'un côté et de l'autre le long du dos de la personne que vous massez. Amenez tout le poids de votre corps dans vos bras et poursuivez le mouvement jusqu'à ce que vous atteigniez d'un côté la hanche et de l'autre l'épaule. La sensation éprouvée est très agréable et le mouvement étire à la perfection les muscles à droite et à gauche de la colonne vertébrale. Répétez la séquence deux fois. Changez de position et faites la même chose de l'autre côté du dos.

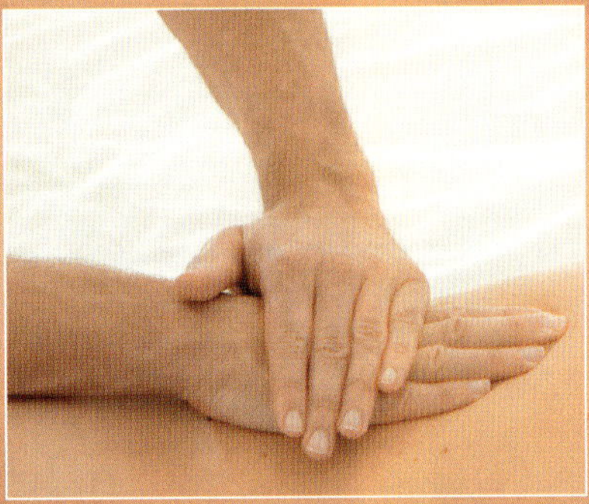

19 **Lissage à plat de la colonne vertébrale.** Placez vos mains l'une sur l'autre au bas de la colonne vertébrale de la personne que vous massez. Puis, en mettant bien à plat la main qui est en contact avec la peau et en exerçant une pression avec l'autre main, remontez le long de la colonne vertébrale en direction du cou. (C'est l'une des rares fois où vous travaillerez directement sur la colonne vertébrale.)

20 **Ratissage de la colonne vertébrale.** Relevez vos poignets et vos doigts pour former une sorte de râteau et mettez vos mains l'une derrière l'autre au niveau du cou. Avec l'extrémité des doigts, ratissez le dos de la personne que vous massez en gardant les doigts de chaque côté de la colonne vertébrale. Associé au lissage à plat, ce mouvement est excellent pour détendre la colonne vertébrale et relâcher la tension.

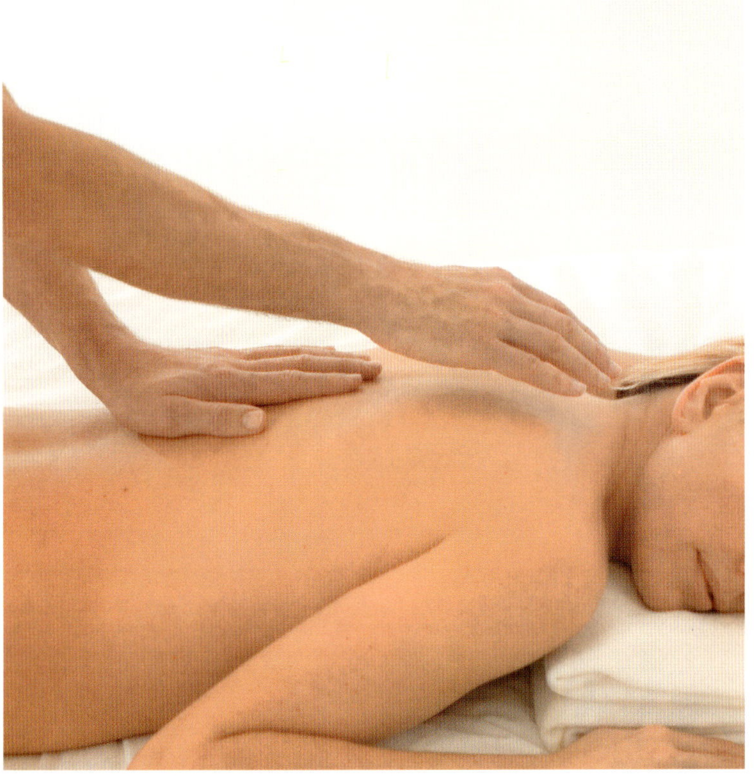

21 Effleurage de la colonne vertébrale. Replacez vos mains en haut du dos de la personne que vous massez et effleurez plusieurs fois la colonne vertébrale. Ce mouvement relaxe et apaise en profondeur. Il donne l'impression de reconnecter les différentes parties du dos. Il contribue également à relâcher les muscles. On peut y avoir recours pour mettre fin au massage du dos.

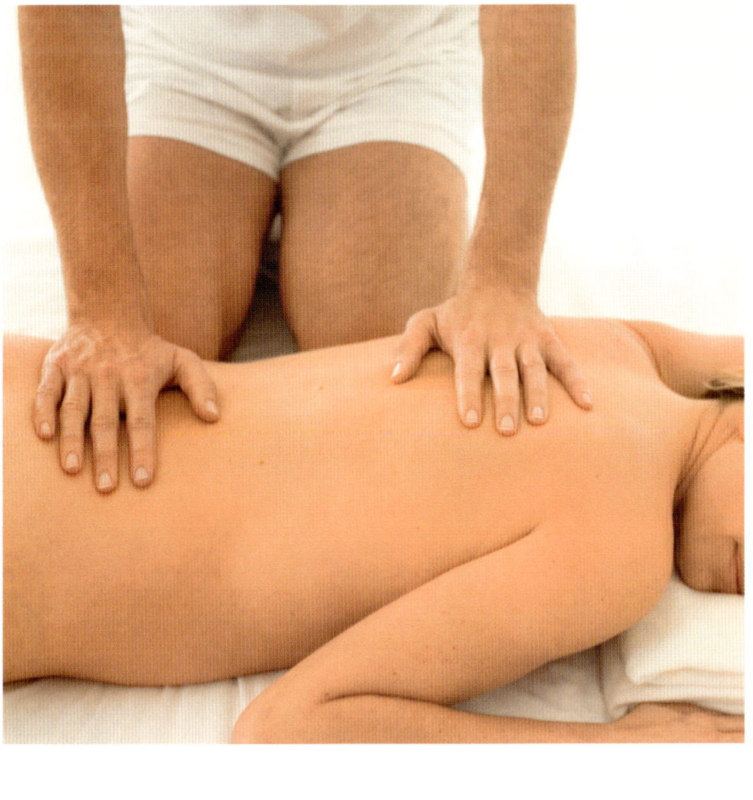

22 Repos. Ce mouvement fait illusion, car il n'est pas aussi passif qu'on pourrait le croire. Pour compléter le massage du dos, mettez vos deux mains sur le dos de la personne que vous massez. Sentez l'énergie qui émane de la paume de vos mains, et sentez en même temps comment le dos de la personne retrouve son équilibre. Après tout le travail que vous avez accompli, il importe de faire une pause pendant quelques instants pour que tout le corps s'apaise avant de poursuivre le massage.

L'arrière des jambes

Quand vous vous apprêtez à masser les jambes, vous commencez à avoir vraiment l'impression de faire un massage complet. Les jambes vous donnent l'occasion de travailler sur certains des muscles les plus puissants du corps et vous pouvez vraiment vous initier à des mouvements de base. Même si vous devez considérer les jambes comme un tout, en fait vos mouvements concernent les cuisses, les jambes à proprement parler et les pieds. Pour effectuer un massage idéal, il faut adapter ses mouvements à la longueur des muscles et ne pas le terminer trop tôt. L'étirement des jambes exige que le masseur et la personne massée soient installés confortablement et aient une confiance absolue l'un en l'autre. À chaque nouvelle séance le massage devient plus efficace. Une fois qu'il vous sera familier, il prendra de nouvelles dimensions.

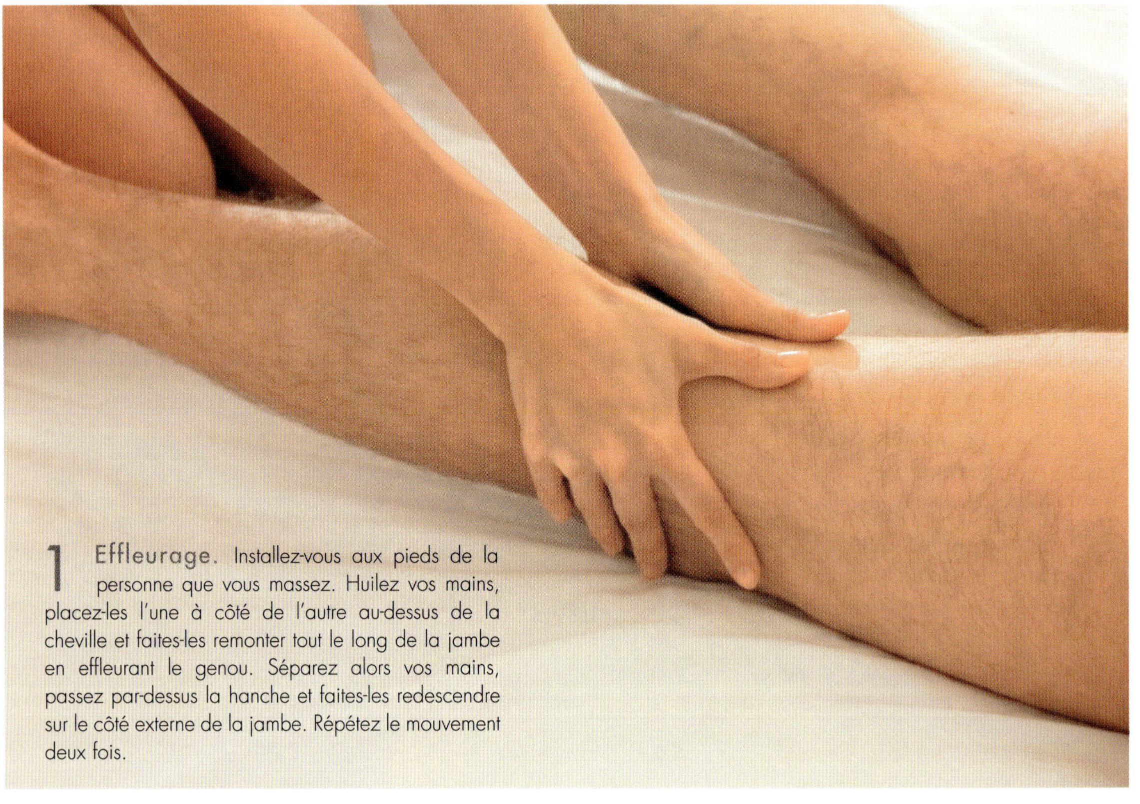

1 **Effleurage.** Installez-vous aux pieds de la personne que vous massez. Huilez vos mains, placez-les l'une à côté de l'autre au-dessus de la cheville et faites-les remonter tout le long de la jambe en effleurant le genou. Séparez alors vos mains, passez par-dessus la hanche et faites-les redescendre sur le côté externe de la jambe. Répétez le mouvement deux fois.

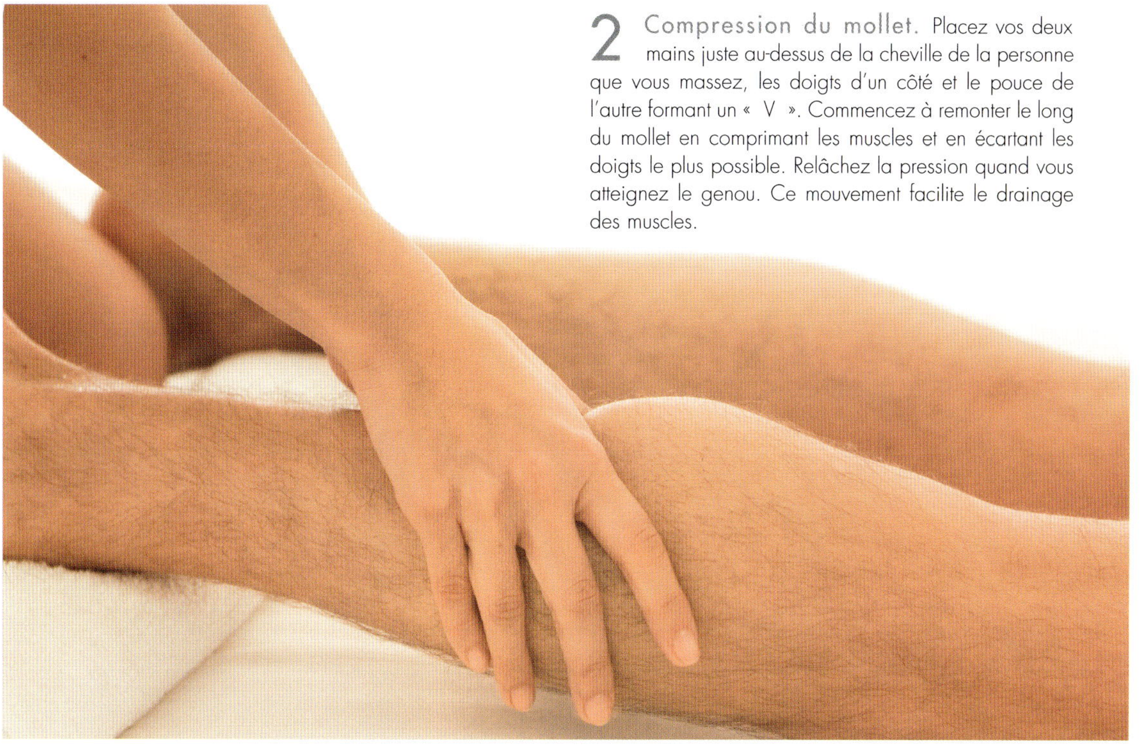

2 Compression du mollet. Placez vos deux mains juste au-dessus de la cheville de la personne que vous massez, les doigts d'un côté et le pouce de l'autre formant un « V ». Commencez à remonter le long du mollet en comprimant les muscles et en écartant les doigts le plus possible. Relâchez la pression quand vous atteignez le genou. Ce mouvement facilite le drainage des muscles.

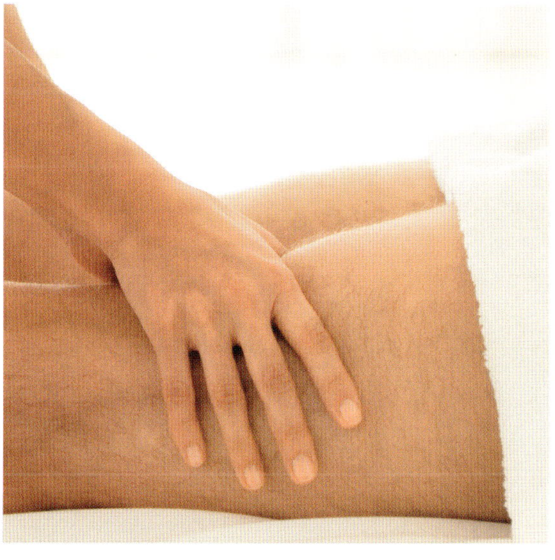

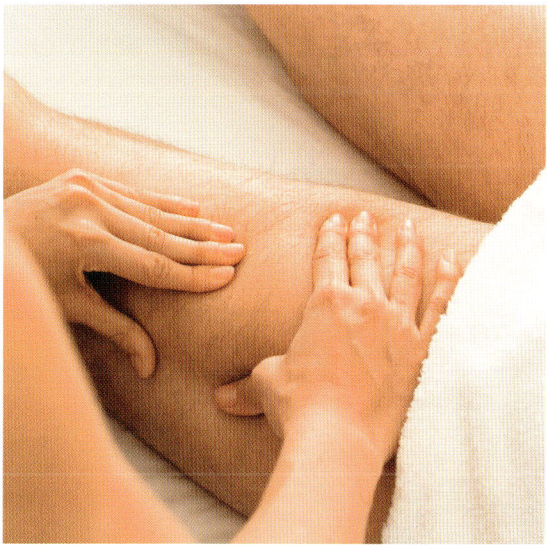

3 Compression de la cuisse. Effleurez le dessous du genou, puis reprenez le mouvement de compression en remontant sur la face postérieure et externe de la cuisse, en évitant la face interne. Continuez de remonter jusqu'à la hanche, en transférant le poids de votre corps sur vos mains afin d'exercer une pression ferme.

4 Pétrissage de la cuisse. Changez de position de façon à vous trouver juste au-dessus de la personne que vous massez. Commencez à pétrir lentement les muscles à l'arrière de la cuisse. Vous pouvez vous permettre d'exercer une pression ferme à cet endroit, mais veillez à ne pas exagérer. Vous vous apercevrez que les muscles glissent très facilement sous vos doigts quand vous massez.

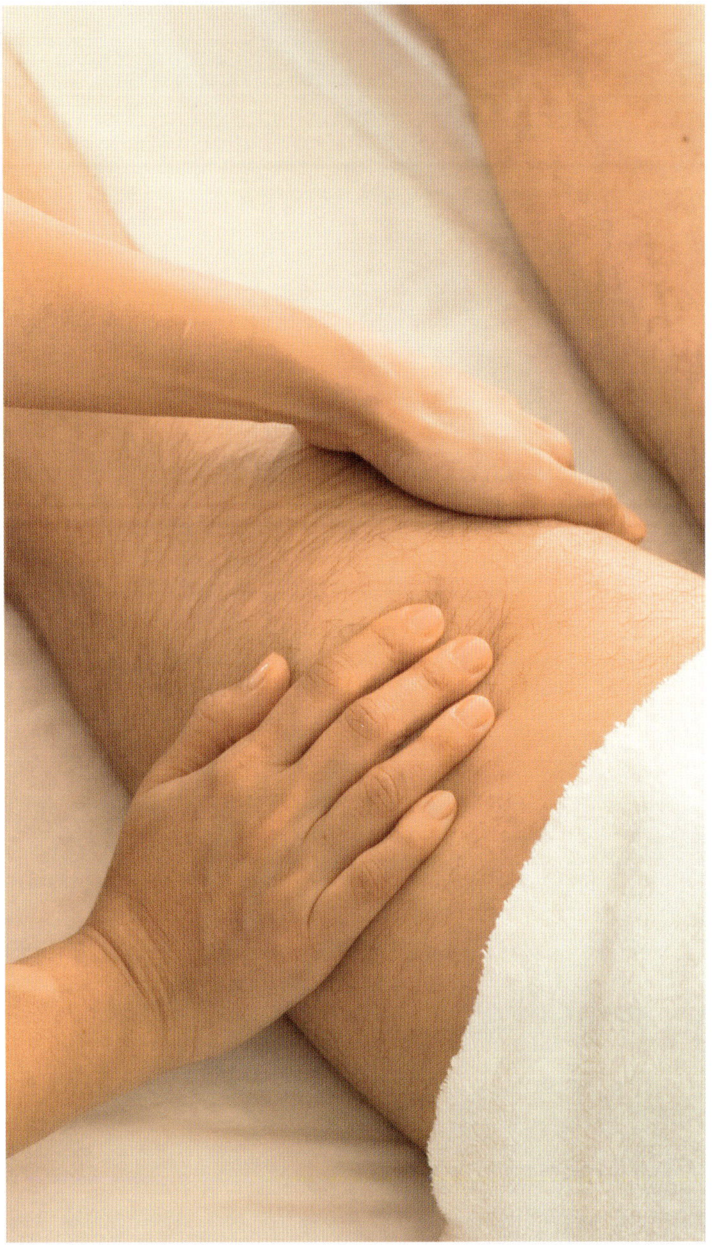

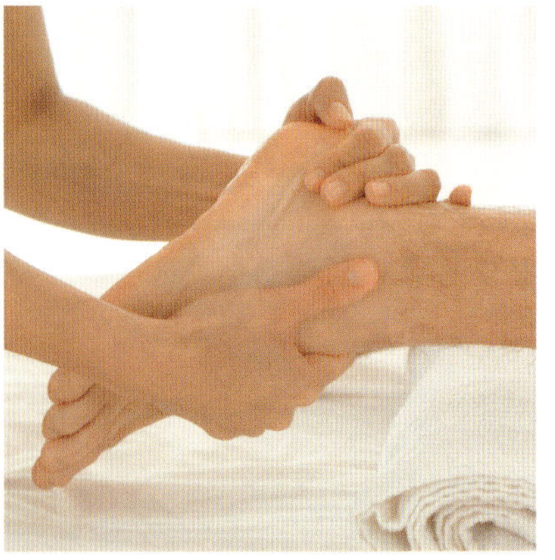

6 **Étirement de la jambe.** Installez-vous aux pieds de la personne que vous massez. Placez une main sous la cheville pour la soutenir et l'autre main autour du talon. Penchez-vous en arrière en vous aidant de tout le poids de votre corps et tirez sur la jambe de la personne dans toute sa longueur. Ce mouvement a des répercussions au niveau de la hanche. La traction doit s'exercer en arrière à l'horizontale plutôt que vers le haut. La personne sentira une merveilleuse sensation d'étirement dans la jambe.

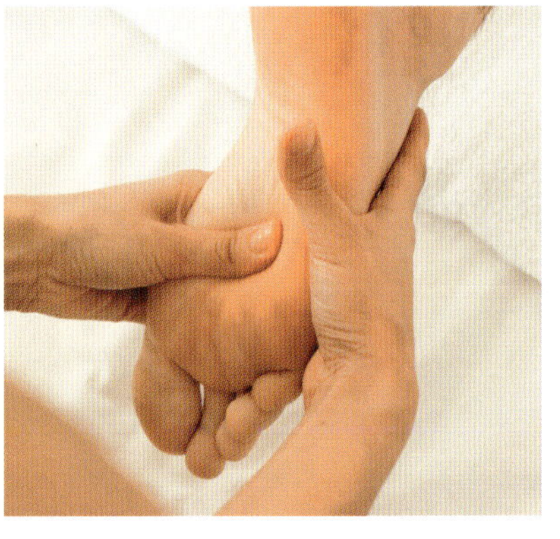

5 **Torsion de la cuisse.** Mettez une main sur la face externe de la cuisse de la personne que vous massez, l'autre main sur la face interne. Commencez à faire glisser vos mains l'une vers l'autre, en exerçant sur les muscles une pression ferme de façon à effectuer une torsion lorsque vos mains se croisent. Faites glisser vos mains de chaque côté de la cuisse jusqu'à l'endroit opposé à celui où elles se trouvaient au départ. Répétez ce mouvement en sens inverse, en descendant jusqu'au genou.

7 **Pression sur le pied.** Abaissez doucement la jambe de la personne que vous massez et mettez vos mains autour de son pied. Avec le coussinet de vos pouces, exercez une pression sur la plante du pied et répétez-la plusieurs fois sur toute la surface en revenant aux mêmes endroits. La pression peut être assez ferme surtout si la personne est chatouilleuse, mais évitez d'appuyer sur le cou-de-pied.

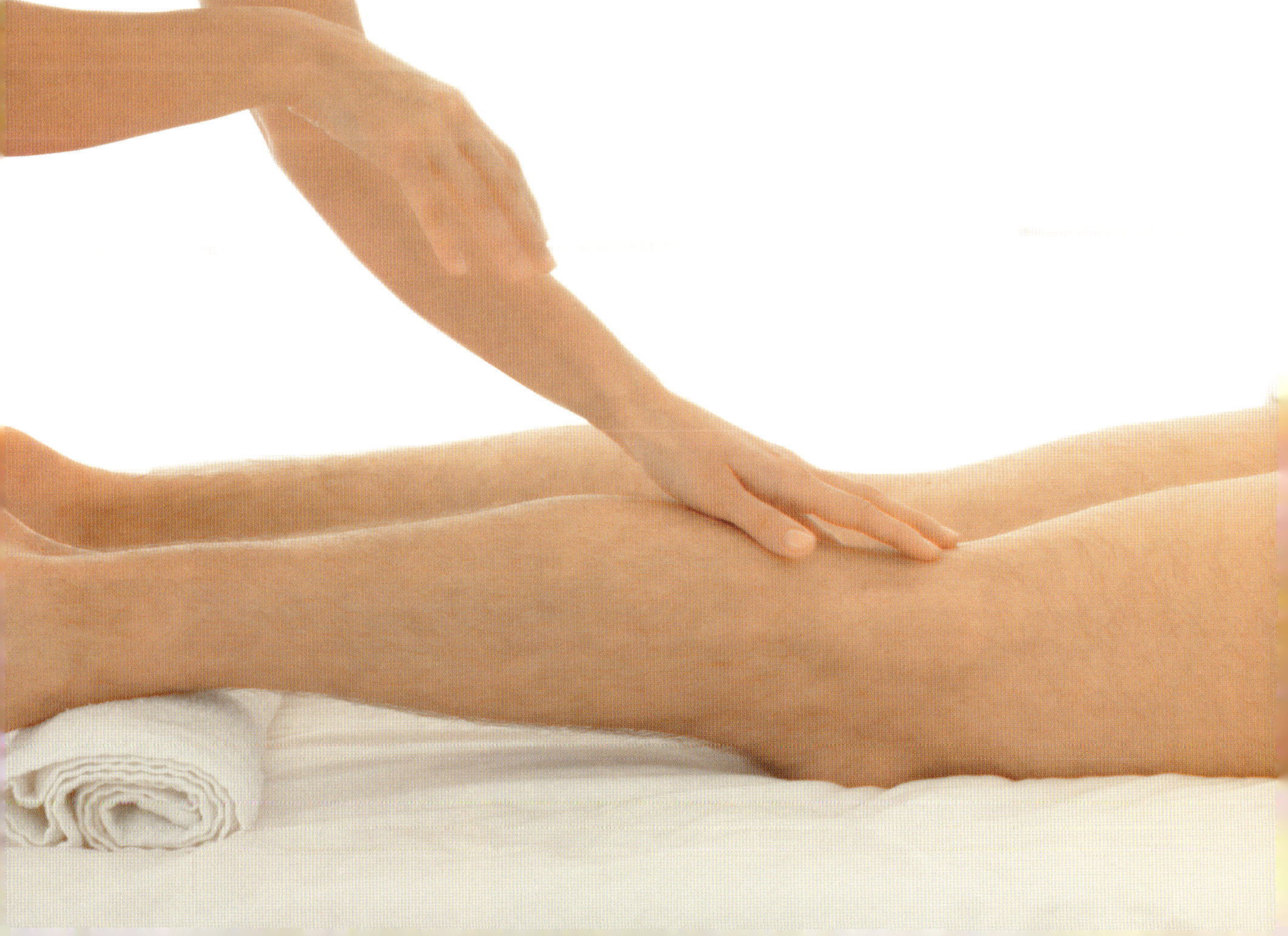

8 **Effleurage de la jambe.** Faites des mouvements d'effleurage sans interruption depuis les hanches jusqu'aux pieds de la personne que vous massez. Travaillez avec vos mains en alternance en faisant d'amples mouvements sur toute la longueur de la jambe. Cela donne l'impression que toutes les parties de la jambe se reconnectent entre elles et, du même coup, l'attention est concentrée sur les pieds. C'est aussi une façon de mettre fin au massage des jambes.

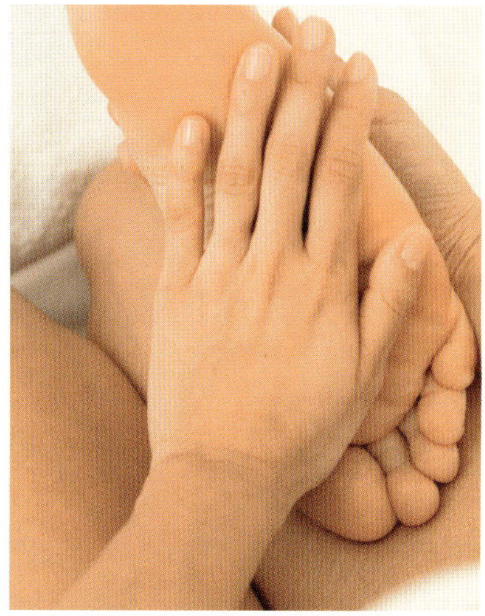

9 **Repos du pied.** Soutenez le pied de la personne que vous massez avec une main dans la longueur de son cou-de-pied et posez simplement l'autre main sur sa plante de pied. Faites une pause de quelques instants. Concentrez-vous sur l'énergie qui se dégage de vos mains, ce qui aura un effet bénéfique sur le massage. Faites la même séquence sur l'autre pied.

Le cou

Le massage du devant du corps commence par le cou. En réalité il fait suite au massage du dos. Il faut considérer le dos et le devant du corps comme formant un tout, mais il est plus facile et plus efficace de masser le cou quand la personne est sur le dos. Comme le cou peut être extrêmement sensible au toucher, vous devrez procéder avec prudence. Vous trouverez ci-dessous quelques mouvements simples mais efficaces. L'étirement du cou donne des sensations fort plaisantes et la personne que vous massez aura l'impression qu'elle mesure plusieurs centimètres de plus. Il faut l'encourager à se détendre et à vous laisser faire sans se contracter ni tenter de vous aider d'une façon ou d'une autre. Essayez de travailler avec souplesse et dans une atmosphère de confiance de façon que la personne lâche prise et s'abandonne totalement dans vos mains.

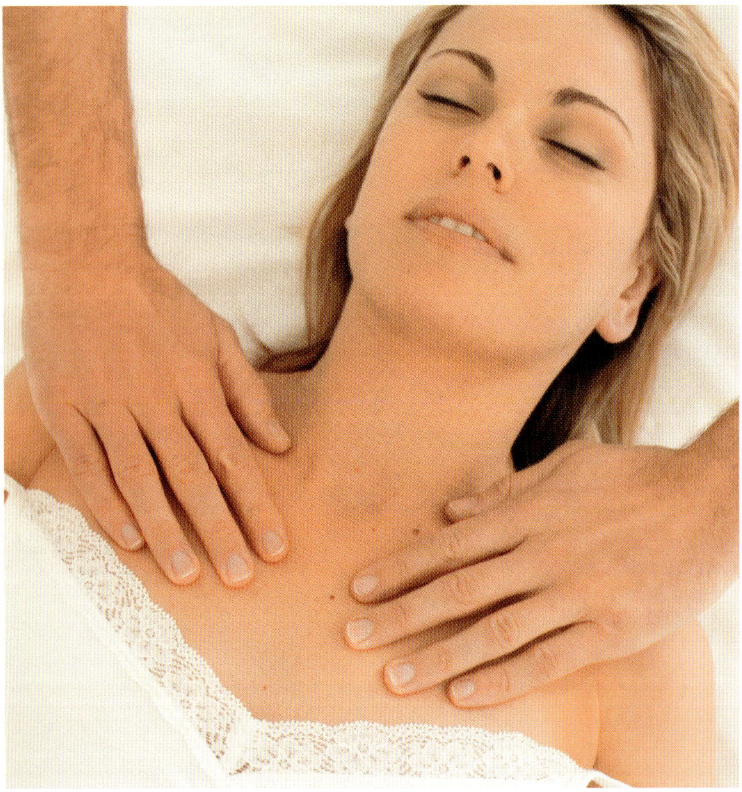

1 **Étirement du cou.** Asseyez-vous derrière la tête de la personne que vous massez et frottez-vous les mains avec un peu d'huile. Placez-les en haut de sa poitrine, les doigts pointés vers les pieds. En gardant les mains bien en contact avec le corps de la personne, faites-les glisser vers l'extérieur sur les épaules et ramenez-les sous le cou.

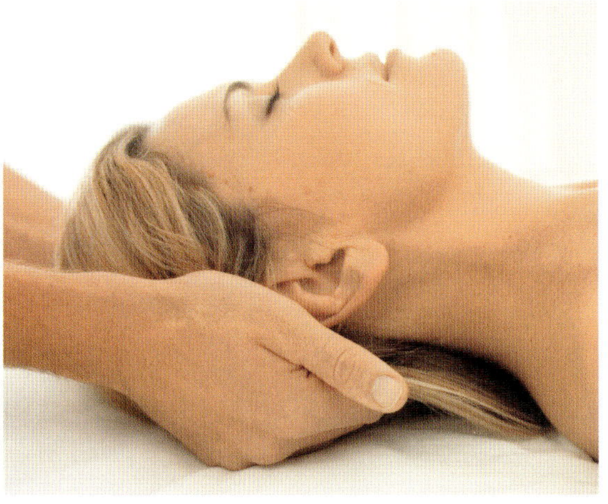

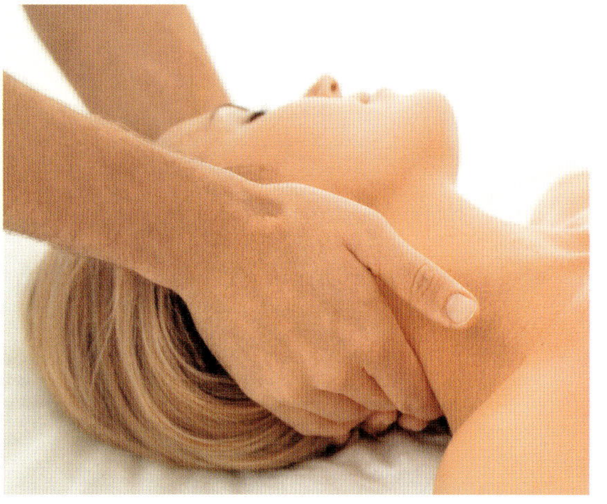

2 **Étirement du cou (suite).** Glissez vos mains, les doigts pointés vers le haut, sous le cou de la personne que vous massez. Ramenez vos mains en arrière vers vous de sorte qu'elles entourent la base du crâne et tirez doucement. La traction doit se faire en arrière vers vous plutôt que vers le haut. N'effectuez cette traction qu'une seule fois. Les deux séquences doivent s'enchaîner pour donner l'impression qu'il n'y en a qu'une seule.

3 **Balancement du cou.** Placez vos deux mains sous le cou de la personne que vous massez. Étirez les muscles d'un côté du cou vers le haut avec une main, en faisant rouler la tête dans la direction opposée. Puis faites rouler le cou dans l'autre direction avec votre autre main pour que la tête reprenne sa position initiale. Ensuite faites osciller le cou plusieurs fois d'avant en arrière et d'arrière en avant. Encouragez la personne à se relaxer afin qu'elle sente vraiment tout le bien que lui font ces mouvements.

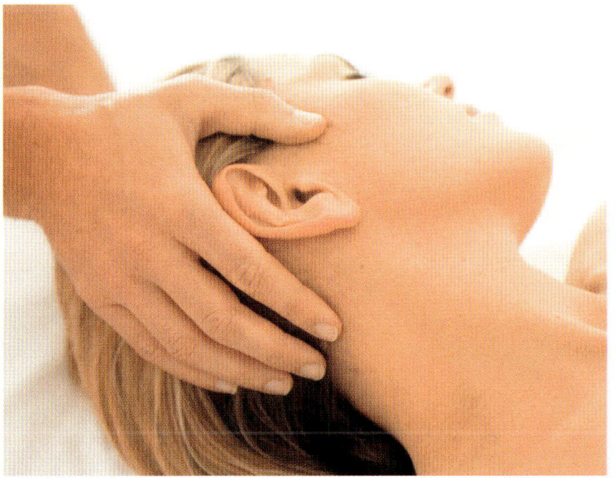

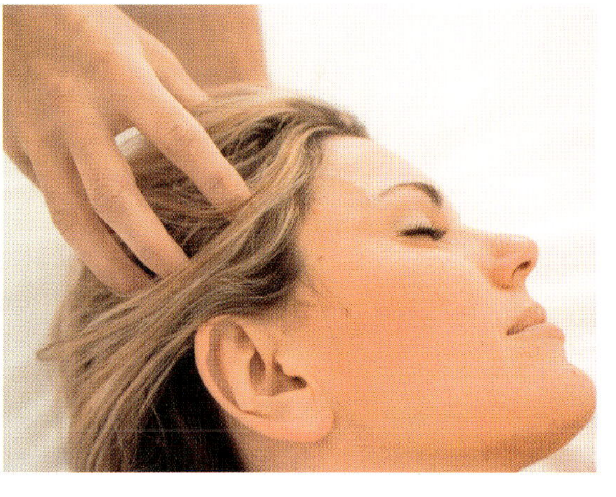

4 **Rotation de la tête.** Afin d'effectuer le mouvement suivant, il faudra faire tourner la tête de la personne que vous massez. Pour y parvenir sans à-coups, placez vos mains de chaque côté de la tête, les pouces à l'avant des oreilles, les mains entourant le crâne. Faites tourner la tête de telle sorte qu'elle repose sur une de vos mains, laissant votre autre main libre pour masser.

5 **Friction du cuir chevelu.** Tandis que la tête de la personne que vous massez repose sur votre main placée en dessous, avec votre main libre frictionnez son cuir chevelu comme si vous lui faisiez un shampoing. En général la sensation est d'autant plus agréable que la pression est forte. Travaillez d'abord sur le côté de la tête le plus proche avec la pulpe de vos doigts, puis continuez les frictions de l'autre côté.

Le visage

Se faire masser le visage est un plaisir inoubliable. Ce massage effectué en douceur a un effet positif sur tout le corps et peut vraiment aider à se relaxer en profondeur. Les hommes, tout comme les femmes, sont heureux de sentir les muscles de leur visage se détendre, en particulier autour du front et de la mâchoire. Faites en sorte que vos mouvements soient aussi délicats et précis que possible, veillez à ce que vos mains ne pèsent pas au cours du massage et évitez d'effleurer accidentellement les yeux, les cils ou les narines. Faites toujours preuve d'une grande sensibilité. Vous pouvez utiliser très peu d'huile ou ne pas en utiliser du tout, mais surtout ne tendez pas la peau, ne l'étirez pas. Assurez-vous que vos mouvements se terminent toujours en allant vers le haut du visage afin que la personne que vous massez reste sur une impression positive.

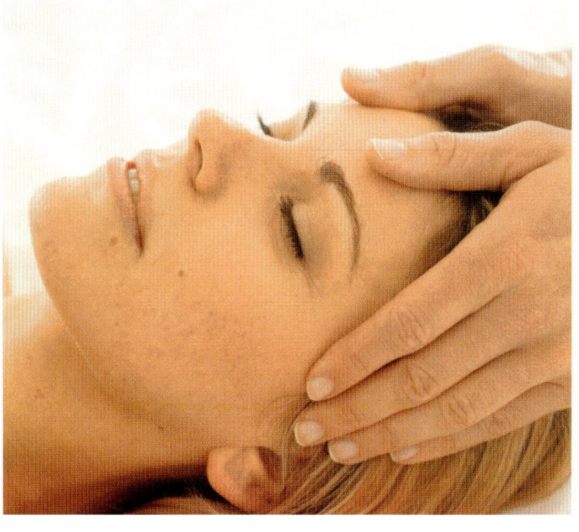

1 **Lissage du front.** Entourez délicatement de vos mains la tête de la personne que vous massez sans effectuer la moindre pression. Placez vos pouces côte à côte dans le sens de la longueur au milieu du front, juste au-dessus des sourcils. En gardant vos pouces bien à plat, écartez-les lentement jusqu'à la naissance des cheveux. Pensez à évacuer la tension. Refaites plusieurs fois ce mouvement.

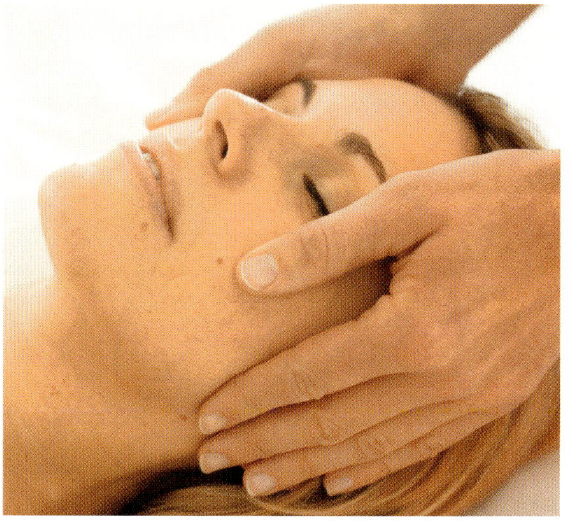

2 **Lissage sous les joues.** Posez les doigts de chaque côté du visage de la personne que vous massez, placez l'extrémité de vos pouces à droite et à gauche des narines, juste au-dessous des pommettes. Encore une fois écartez vos pouces en suivant par en bas le contour des pommettes. Continuez en direction des oreilles et terminez par un mouvement ascendant. Ne faites cette manœuvre qu'une seule fois.

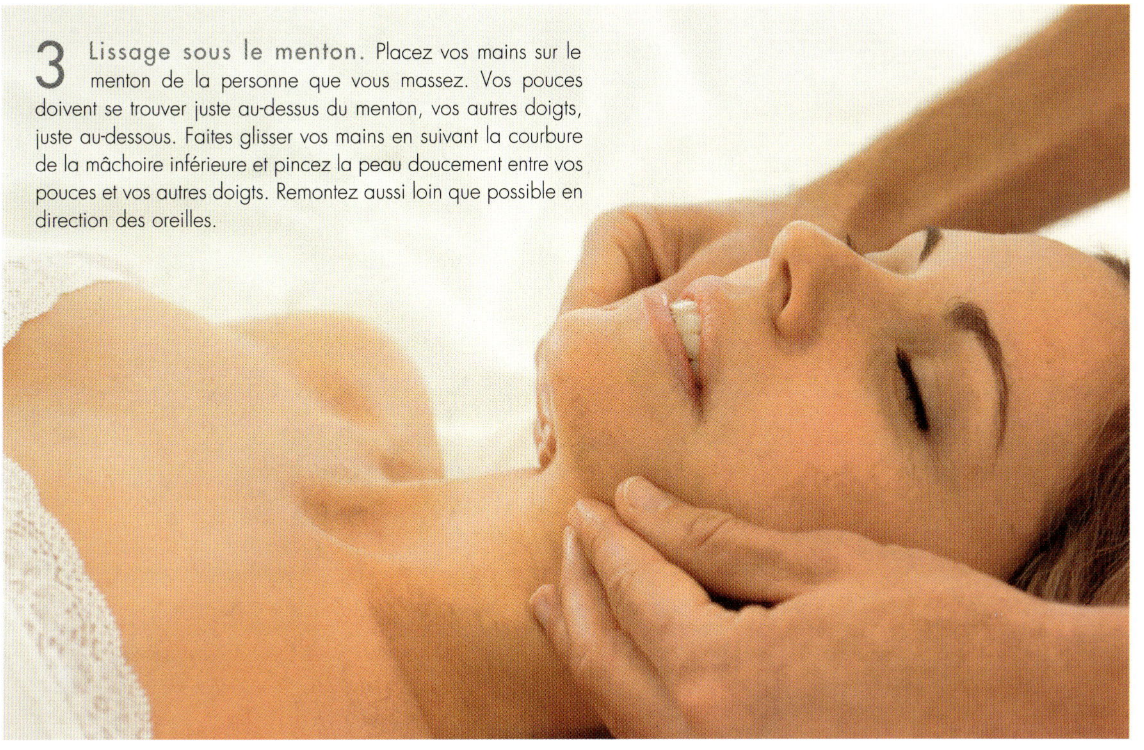

3 **Lissage sous le menton.** Placez vos mains sur le menton de la personne que vous massez. Vos pouces doivent se trouver juste au-dessus du menton, vos autres doigts, juste au-dessous. Faites glisser vos mains en suivant la courbure de la mâchoire inférieure et pincez la peau doucement entre vos pouces et vos autres doigts. Remontez aussi loin que possible en direction des oreilles.

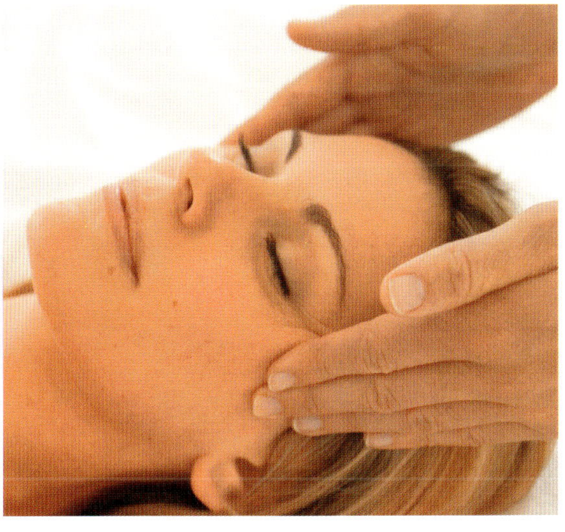

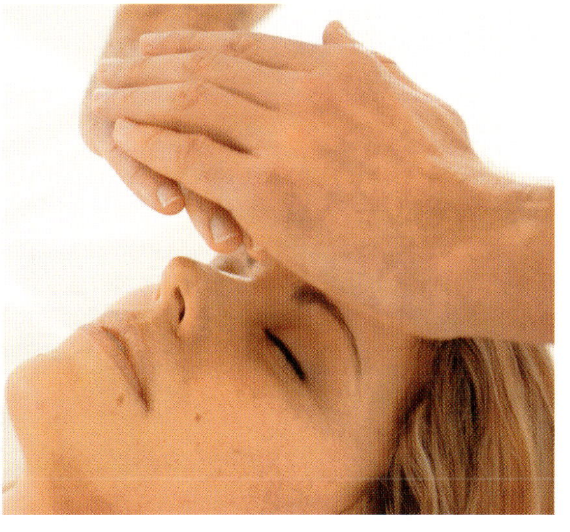

4 **Mouvements circulaires sur la mâchoire.** Placez l'extrémité de vos doigts de chaque côté de la mâchoire de la personne que vous massez, juste au-dessous des pommettes. (Si vous ouvrez et fermez la bouche, vous sentirez les endroits où les muscles travaillent.) Commencez par effectuer très lentement des mouvements circulaires sur les muscles pour relâcher efficacement la tension. Faites des cercles assez larges, en gardant vos doigts serrés.

5 **Repos.** Pour terminer le massage du visage, mettez doucement vos mains au-dessus des yeux de la personne que vous massez, mais sans les toucher. Encore une fois, pensez à l'énergie qui se dégage de vos mains. Maintenez les mains dans cette position pendant quelques instants. Tout en relaxant la personne, ce mouvement repose et revitalise ses yeux.

Les bras

On aborde de la même façon le massage du bras et le massage de la jambe. Alors qu'il faut considérer le bras comme un tout, il est logique de prendre en compte trois parties : le haut du bras, l'avant-bras et la main. L'étirement du bras donne l'occasion de travailler l'épaule et le dos. Comme pour le massage de la jambe, il convient de masser tous les muscles du haut en bas pour réussir un massage du bras. Encouragez la personne que vous massez à se détendre complètement et à ne pas essayer de résister ni de vous aider. Comme certains muscles sont plus difficiles à atteindre lorsque le bras est posé à plat, soutenez le bras pour effectuer la plupart des mouvements. Les muscles peuvent paraître délicats, mais vous vous apercevrez que vous pouvez exercer une pression assez ferme.

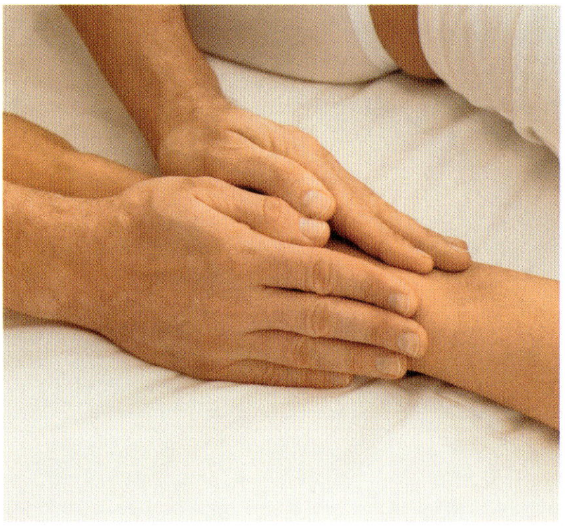

1 Effleurage. Placez-vous à côté de la personne que vous massez. Mettez-vous un peu d'huile sur les mains puis, en commençant au poignet, faites des mouvements d'effleurage pour étaler l'huile. Appuyez plus fort lorsque vous remontez le long du bras, faites un mouvement de balayage sur l'épaule et revenez au poignet. Refaites la séquence encore deux fois.

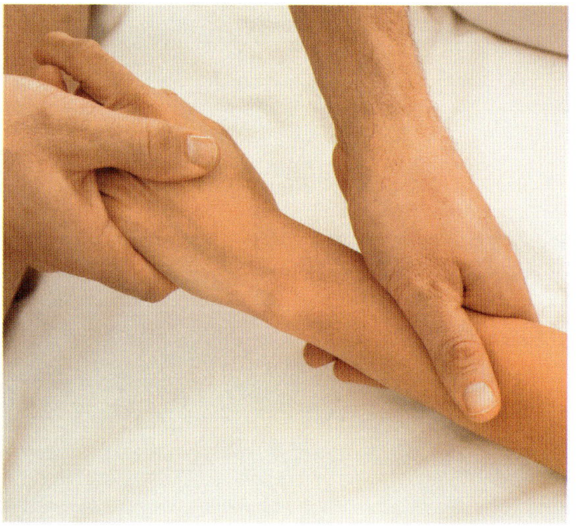

2 Compression de l'avant-bras. D'une main soutenez le bras de la personne que vous massez, placez l'autre main sur l'avant-bras, votre pouce par-dessus et vos autres doigts par-dessous. À partir du poignet, comprimez les muscles en remontant ; allégez la pression à proximité du coude. Ce mouvement stimule les muscles et relâche la tension. Refaites-le plusieurs fois.

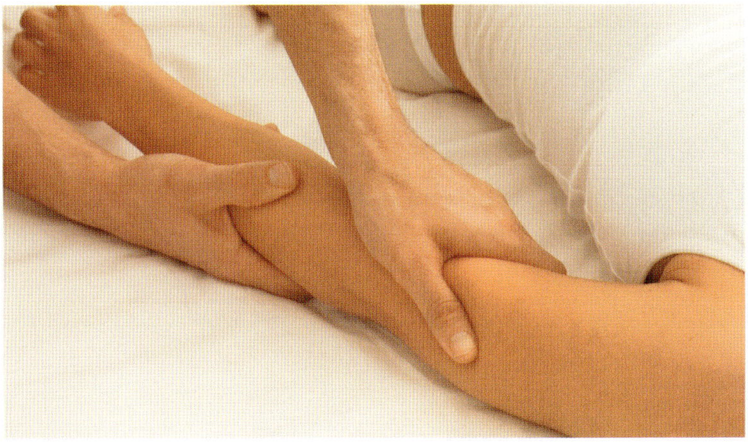

3 .Compression du haut du bras. En soutenant le haut du bras de la personne que vous massez, continuez des mouvements de compression entre le pouce et les autres doigts. Commencez juste au-dessus du coude et comprimez les muscles en remontant jusqu'en haut du bras aussi loin que possible. Appliquez les pressions surtout sur le devant du bras et refaites la séquence à plusieurs reprises.

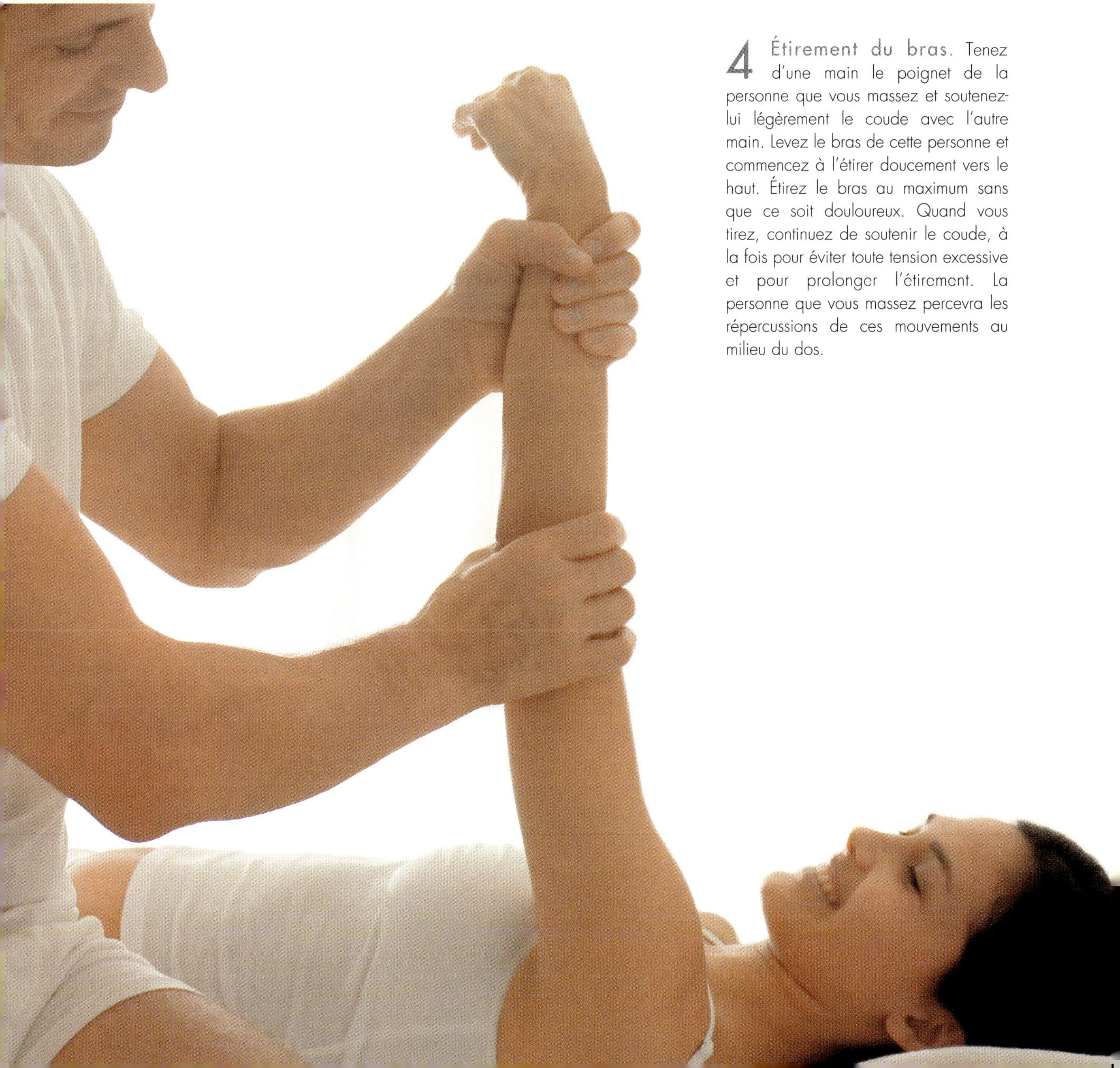

4 Étirement du bras. Tenez d'une main le poignet de la personne que vous massez et soutenez-lui légèrement le coude avec l'autre main. Levez le bras de cette personne et commencez à l'étirer doucement vers le haut. Étirez le bras au maximum sans que ce soit douloureux. Quand vous tirez, continuez de soutenir le coude, à la fois pour éviter toute tension excessive et pour prolonger l'étirement. La personne que vous massez percevra les répercussions de ces mouvements au milieu du dos.

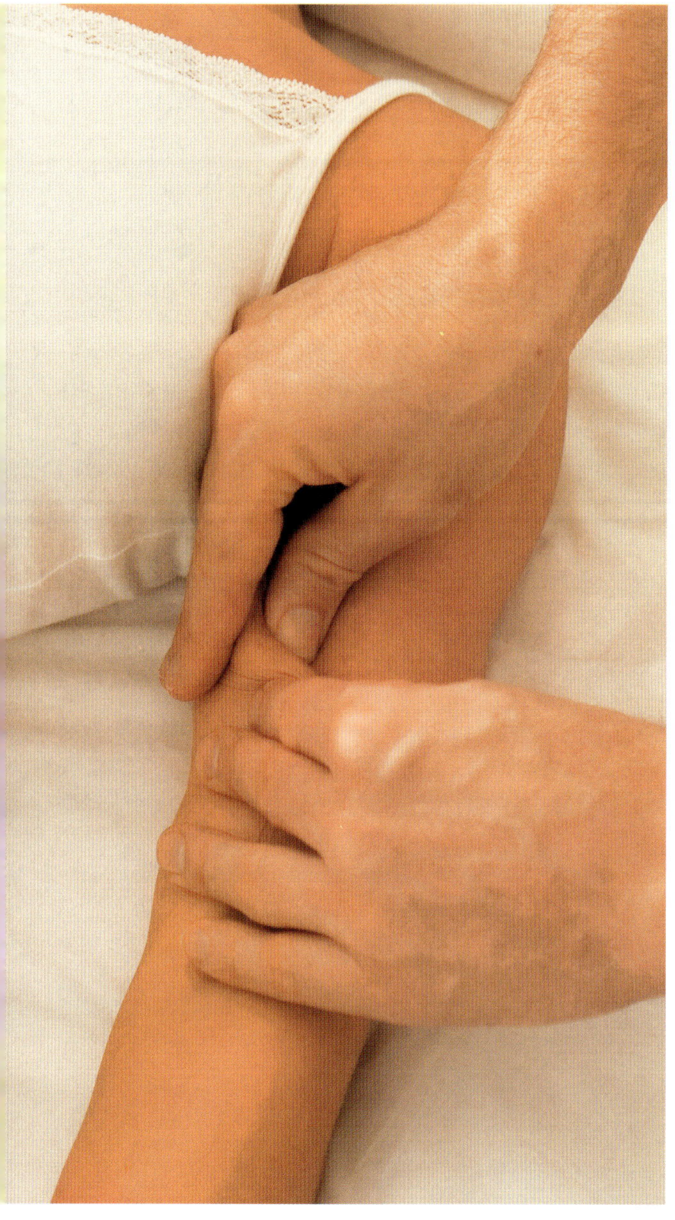

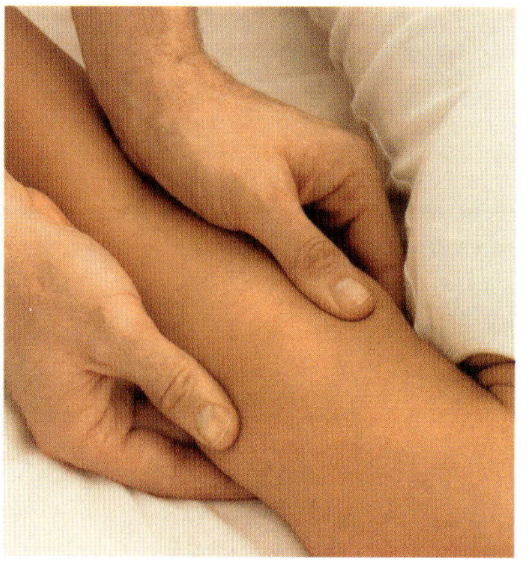

6 **Étirement du bras dans le sens de la largeur.** Entourez des deux mains le haut du bras de la personne que vous massez, les pouces côte à côte sur le devant, les autres doigts repliés par-derrière. Séparez lentement les deux pouces en effectuant une pression avec leur base. Refaites le mouvement légèrement plus bas sur le bras et continuez à descendre le long de l'avant-bras jusqu'au poignet.

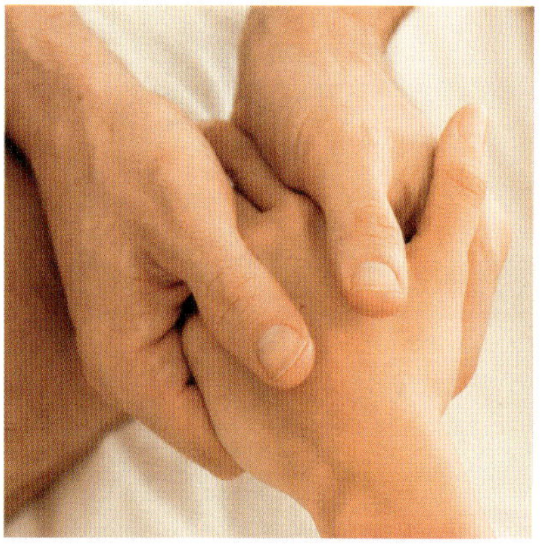

5 **Pétrissage du haut du bras.** Posez le bras de la personne que vous massez bien à plat et pétrissez les muscles sur le devant du bras. Appuyez avec vos pouces dans la masse musculaire et ramenez-la en la faisant rouler avec vos autres doigts. Vos mouvements ne seront pas très amples. Pétrissez plusieurs fois le bras de bas en haut et de haut en bas.

7 **Étirement de la main dans le sens de la largeur.** Placez vos mains dans la même position sur la main de la personne que vous massez et écartez à nouveau vos pouces sur toute leur longueur. Faites ce mouvement sur le revers de la main, en effectuant la pression assez loin des doigts de la personne. La main s'arrondira quand vous effectuerez cette manœuvre qui relaxe à merveille.

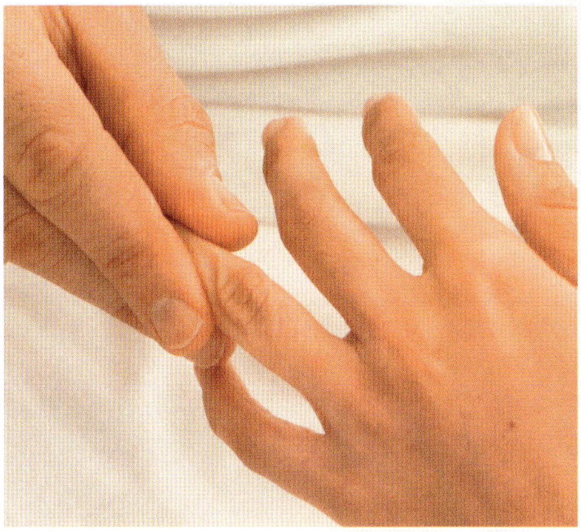

8 **Torsion des doigts.** Prenez entre votre pouce et votre index la base du doigt de la personne que vous massez. Faites des torsions sur le doigt jusqu'à son extrémité. Vous pouvez effectuer cette manœuvre énergiquement. Tordez tous les doigts de la main, chacun à son tour, y compris le pouce. C'est un moyen pour détendre les doigts.

9 **Étirement des doigts.** Tenez l'un des doigts de la personne que vous massez à la base en plaçant votre index par-dessus, votre pouce par-dessous. Tirez lentement sur toute la longueur du doigt et lâchez-le quand vous parvenez à l'extrémité. Comprimez doucement le doigt tout en tirant pour dissiper toute tension. Refaites le mouvement sur tous les doigts, chacun à son tour, puis procédez de même sur l'autre main.

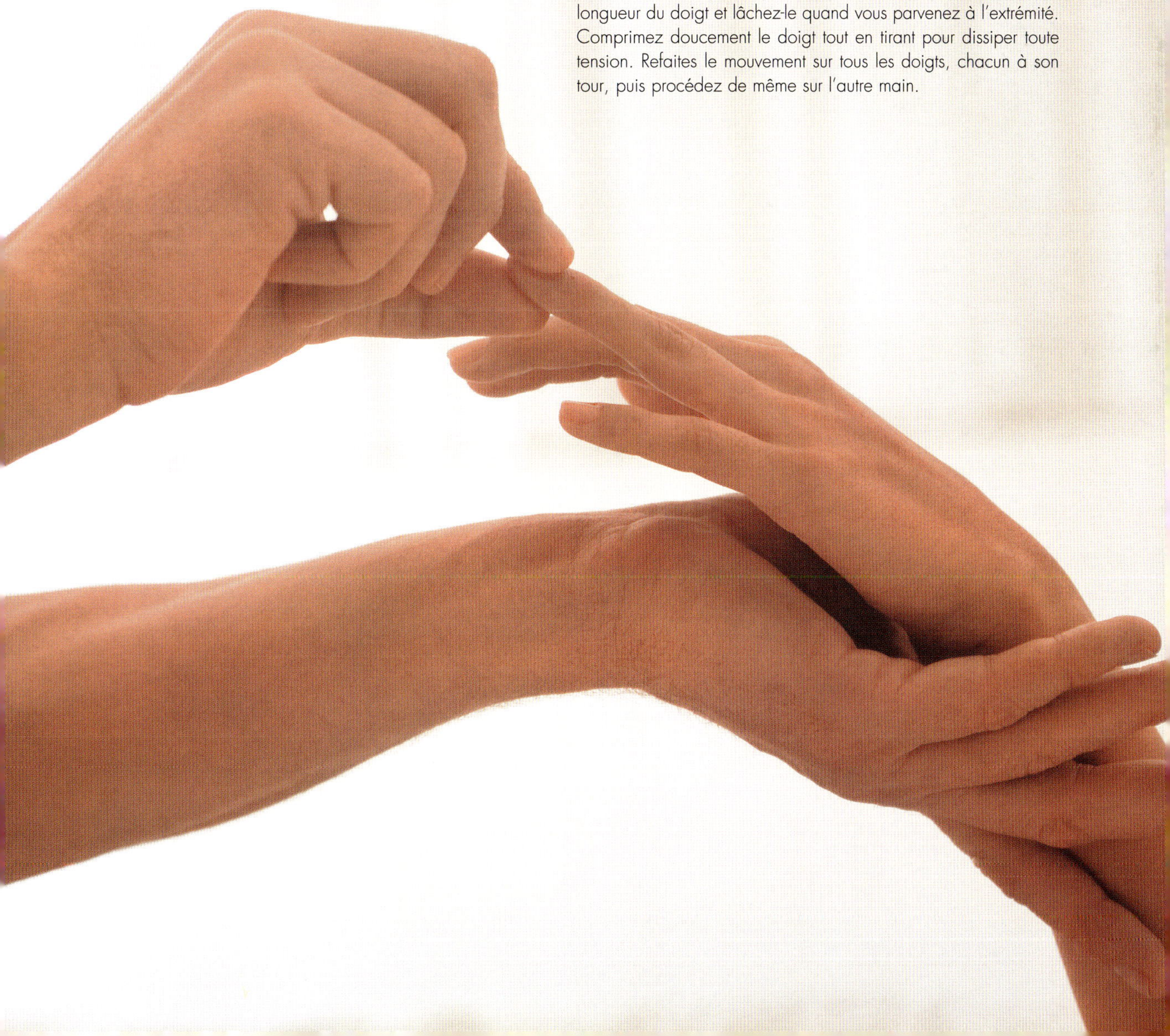

La poitrine

Ce massage vous permet de libérer le haut du corps de la tension qui résulte du stress. Si vous massez une femme, massez-la soit au milieu de la poitrine entre les seins, soit sur le pourtour des côtes, mais ne massez jamais directement les seins. Si vous éprouvez une certaine appréhension, effectuez les mouvements avec précision. Ayez toujours confiance en vous et soyez sûr de la finalité de tel ou tel mouvement. Alors la personne que vous massez pourra se détendre. Les mouvements faits avec toute la main épousent parfaitement les contours de la cage thoracique. Une pression sur les épaules renforce la sensation d'étirement et favorise une relaxation totale.

1 **Effleurage.** Mettez-vous derrière la personne que vous massez. Frottez-vous les mains avec un peu d'huile et placez-les côte à côte en haut de la poitrine. Les doigts pointés vers le bas, faites glisser vos mains au milieu de la poitrine et allez jusqu'au bas de la cage thoracique, en aplatissant bien vos doigts.

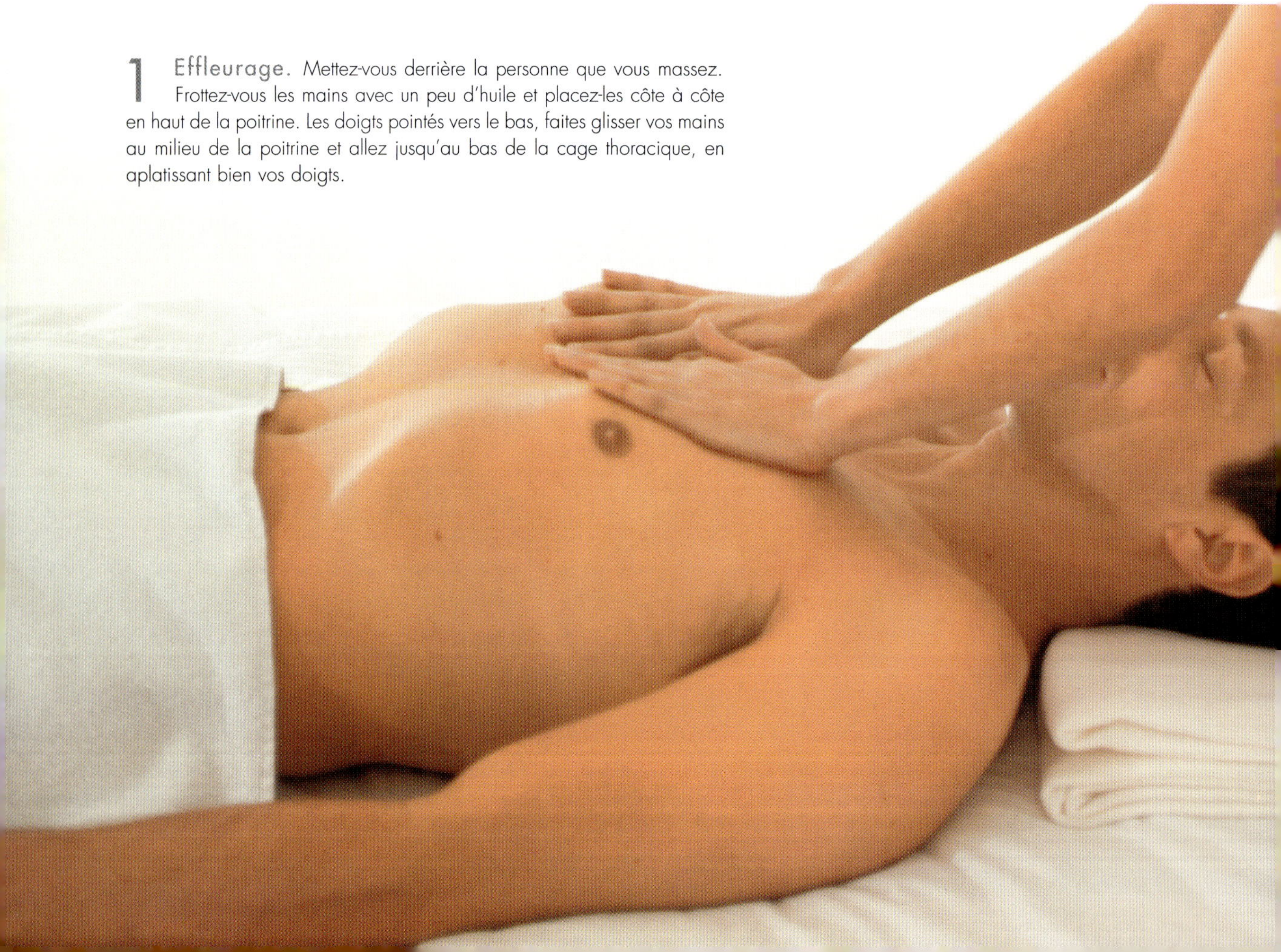

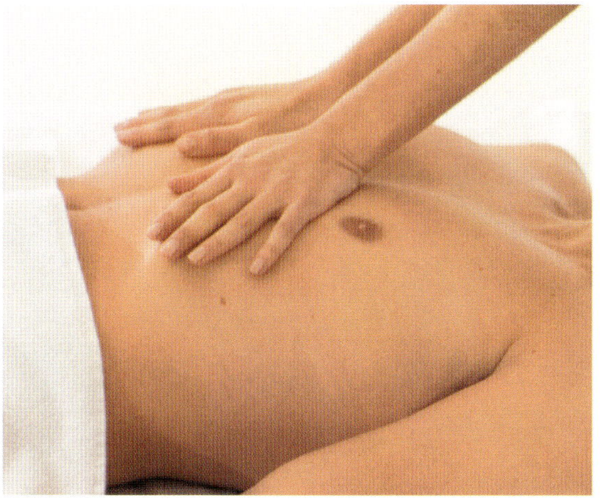

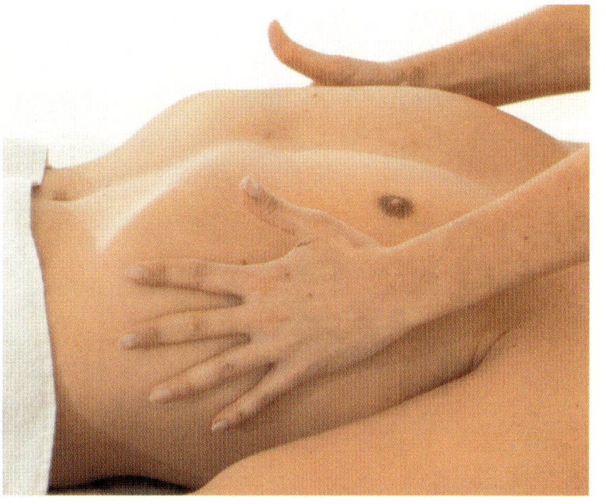

2 **Étirement vers le haut.** Au bas de la cage thoracique, étalez vos mains en éventail, doigts pointés vers l'extérieur le long des côtes, puis rapprochez-les et remontez à votre position de départ au milieu de la poitrine. Effectuez une pression moins forte au retour et terminez en vous servant de l'extrémité de vos doigts.

3 **Étirement vers le haut (suite).** Répétez le mouvement d'effleurage au milieu de la poitrine de la personne que vous massez, mais cette fois étendez vos mains autour des côtes et remontez sur les flancs. Maintenez les mains bien à plat sur les côtes, doigts écartés, en étirant très légèrement les muscles quand vous revenez à votre point de départ en haut de la poitrine.

4 **Pression sur l'épaule.** Quand vous avez terminé votre mouvement vers le haut, amenez vos mains sur les épaules de la personne que vous massez. Maintenez-les, y fermement et effectuez une pression vers le bas avec la paume de vos mains. Appuyez doucement sur les épaules en veillant à ce que la personne n'ait pas mal – vous serez surpris de constater comme les épaules s'abaissent. La personne que vous massez éprouvera une sensation agréable d'étirement.

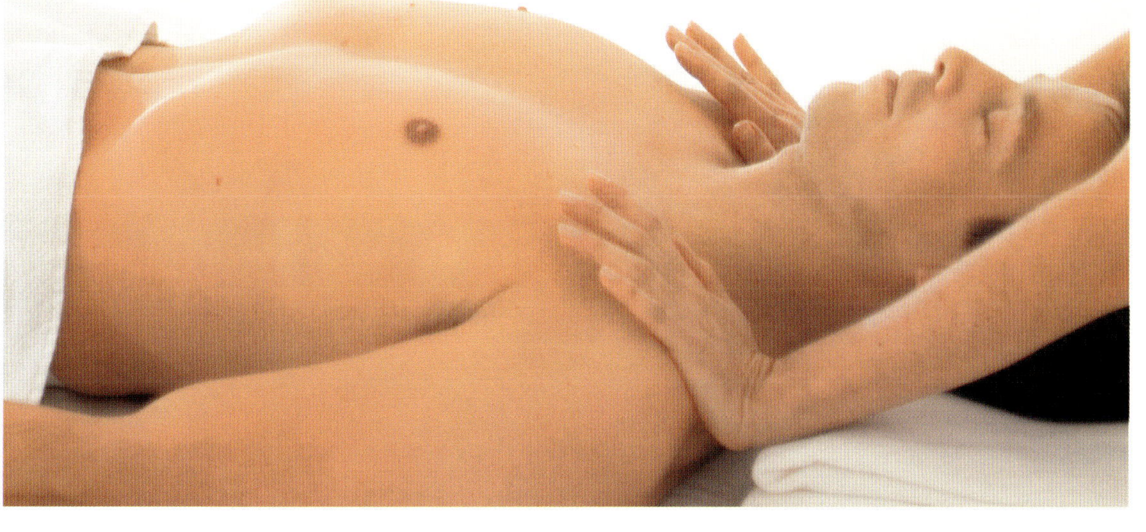

L'abdomen

Le massage de l'abdomen tient une place à part. Nous sommes tous fragiles et vulnérables à cet endroit. Aussi le corps réagit-il en profondeur à tous les mouvements que vous effectuerez dans cette zone. En règle générale, quand vous massez, il faut agir avec beaucoup de douceur et de sensibilité, et avoir toujours des pensées positives. Le massage relaxant de l'abdomen a un effet direct sur tous les muscles. Sur l'abdomen vous pouvez effectuer des mouvements circulaires sans appuyer, avec votre main bien à plat. Massez dans le sens des aiguilles d'une montre pour suivre la courbure du gros intestin. L'abdomen est facilement contracté. Aussi tout mouvement apaisant sera-t-il utile. Prenez en compte le cycle menstruel si c'est une femme que vous massez. Le massage pendant les règles est bénéfique, mais commencez par vérifier si l'abdomen n'est pas trop sensible.

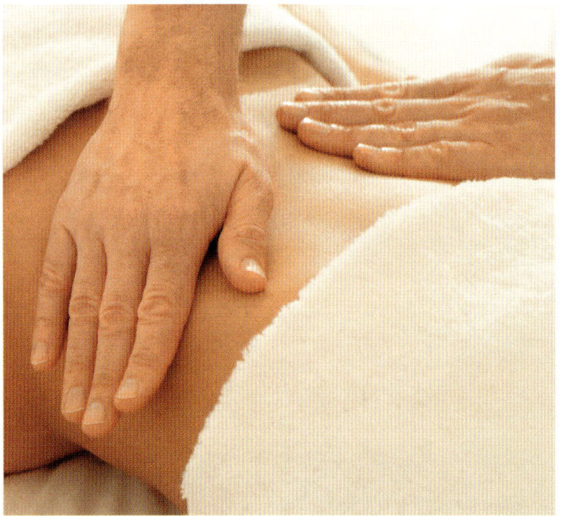

1 **Effleurage.** Asseyez-vous à côté de la personne que vous massez. Mettez un peu d'huile sur vos mains, étalez-la sur l'abdomen en l'effleurant doucement, lentement. Veillez toujours à ce que vos mains se déplacent dans le sens des aiguilles d'une montre, en les maintenant bien à plat, et soyez sûr d'effectuer vos mouvements avec délicatesse pour faciliter la détente.

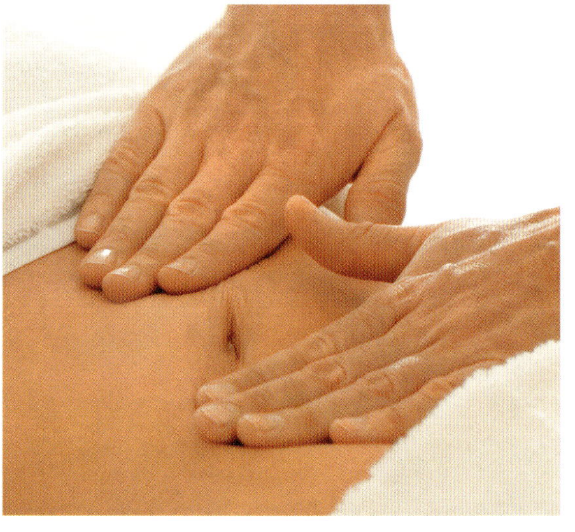

2 **Mouvements circulaires.** Avec une main, commencez à effectuer des mouvements circulaires sur l'abdomen en accentuant légèrement la pression. Déplacez toujours vos mains dans le sens des aiguilles d'une montre. Décrivez un cercle aussi large que possible dans la limite des hanches et de la cage thoracique. Tandis qu'une main tourne, l'autre la suit à courte distance.

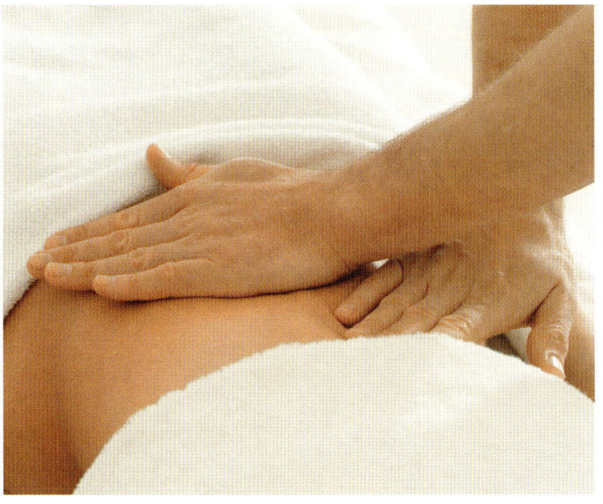

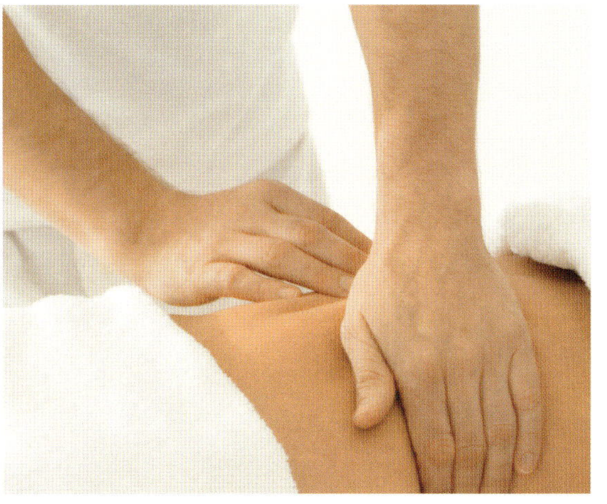

3 Mouvements circulaires (suite). Alors que vos mains continuent de faire des cercles, à un moment donné elles se croisent. Pensez à toujours garder une main en contact avec l'abdomen et décollez l'autre quand elle passe par-dessus la première. Cette manœuvre donne une sensation de continuité à la personne que vous massez. Effectuez plusieurs fois des cercles avec douceur, les mains posées bien à plat.

4 Traction. En vous penchant sur la personne que vous massez, passez une main en dessous de son corps, juste au-dessus de la hanche. Ramenez votre main vers vous en exerçant une traction sur le flanc de la personne. Faites une traction avec chaque main alternativement, en exerçant une pression modérée afin que, ce faisant, le corps bouge. Répétez l'enchaînement plusieurs fois sur les deux côtés, en changeant de position si nécessaire.

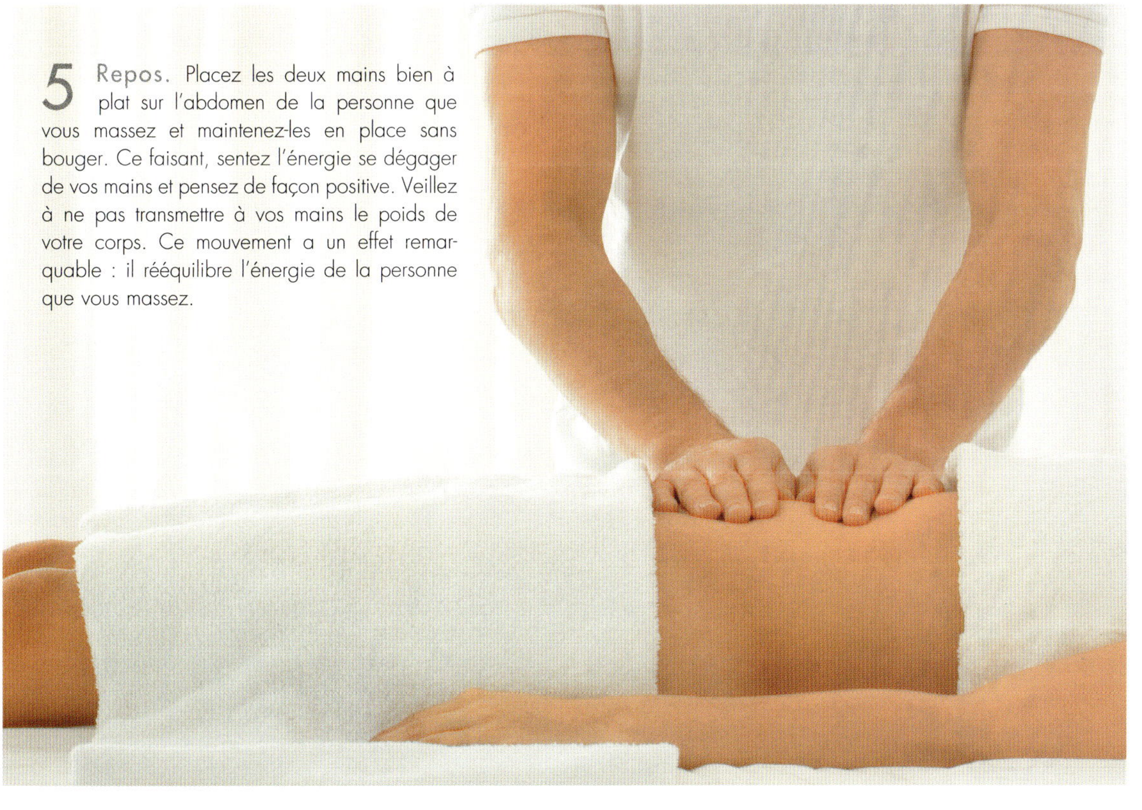

5 Repos. Placez les deux mains bien à plat sur l'abdomen de la personne que vous massez et maintenez-les en place sans bouger. Ce faisant, sentez l'énergie se dégager de vos mains et pensez de façon positive. Veillez à ne pas transmettre à vos mains le poids de votre corps. Ce mouvement a un effet remarquable : il rééquilibre l'énergie de la personne que vous massez.

Le devant des jambes

Au cours de la dernière partie de ce massage de base, vous travaillerez à nouveau sur les jambes et sur les pieds. Vous aurez alors traité toutes les parties accessibles du corps de la personne que vous massez, de la tête aux pieds. Le devant des cuisses comporte des muscles puissants. Si vous mettez fin au massage et si vous êtes pressé, la personne que vous massez éprouvera une sensation de manque. Il importe de veiller à ce que vos mouvements couvrent toute la longueur des jambes et, en particulier la région des hanches. La personne appréciera chaque seconde que vous aurez passée à travailler à fond les muscles, tout en regrettant que le massage se termine ! Veillez à ne pas bâcler la fin du massage. Elle a autant d'importance que le début.

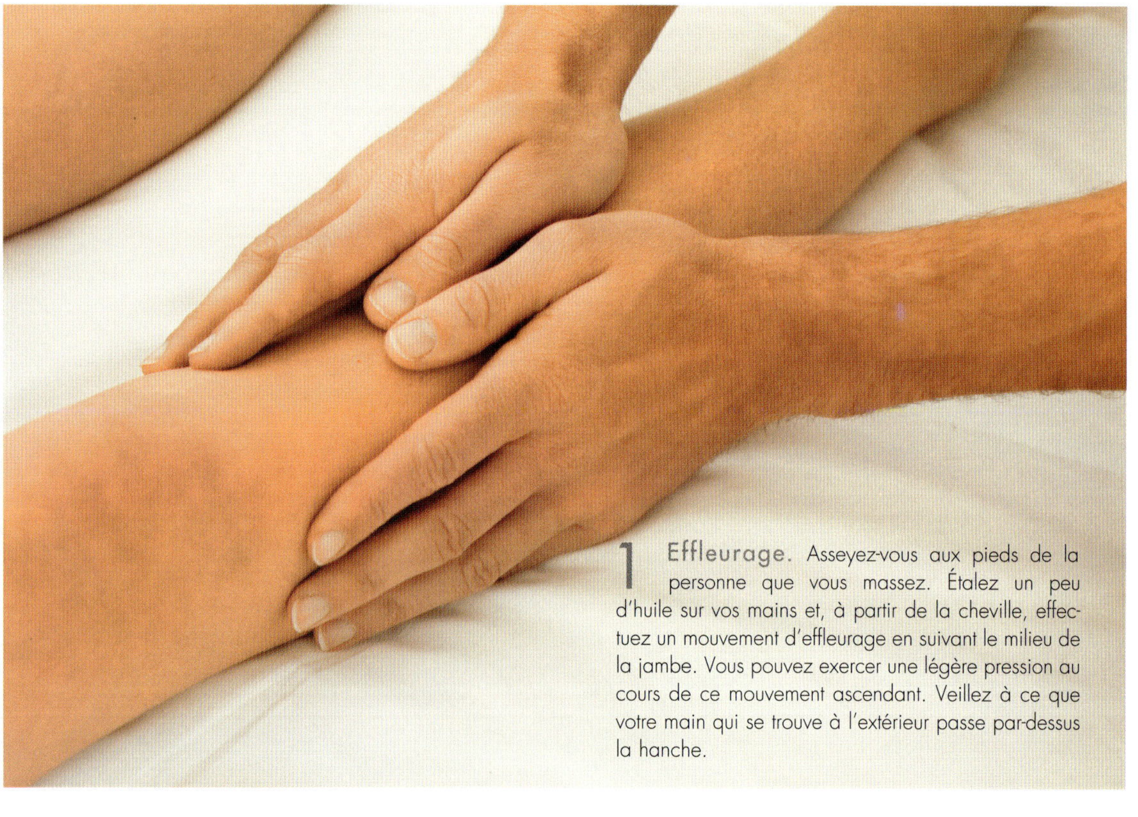

1 **Effleurage.** Asseyez-vous aux pieds de la personne que vous massez. Étalez un peu d'huile sur vos mains et, à partir de la cheville, effectuez un mouvement d'effleurage en suivant le milieu de la jambe. Vous pouvez exercer une légère pression au cours de ce mouvement ascendant. Veillez à ce que votre main qui se trouve à l'extérieur passe par-dessus la hanche.

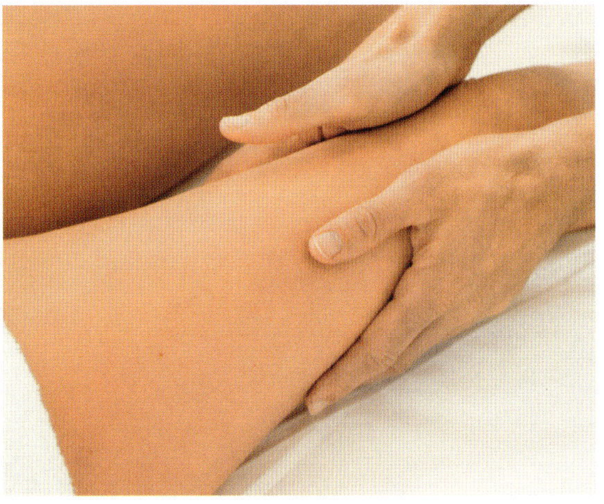

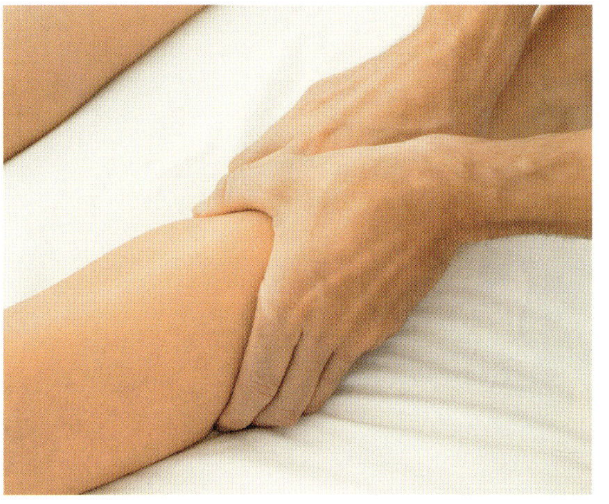

2 Effleurage (suite). Maintenant, faites redescendre vos mains sur la face extérieure de la jambe de la personne que vous massez pour compléter l'effleurage. Maintenez une pression légère tout en descendant le long de la jambe et soulevez vos poignets afin de vous servir de l'extrémité de vos doigts. Quand vous atteignez le pied, répétez encore deux fois la séquence.

3 Compression du mollet. Placez vos mains sur le devant de la jambe de la personne que vous massez, juste au-dessus de la cheville. Mettez vos pouces d'un côté, vos autres doigts de l'autre. Commencez à comprimer les muscles du mollet entre vos doigts et vos pouces. Ne pressez pas directement sur le tibia et faites le mouvement en souplesse quand vous vous approchez du genou.

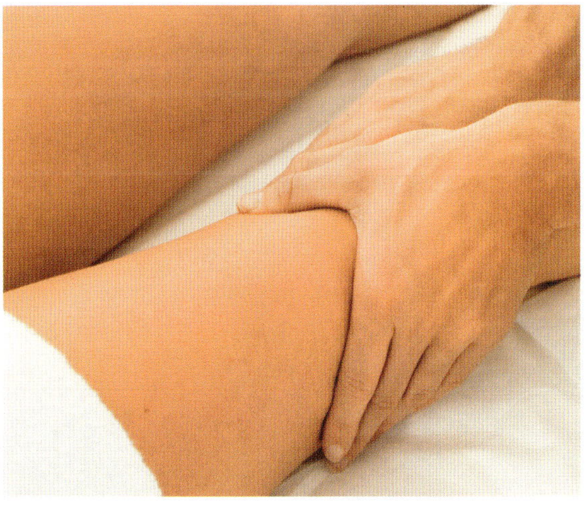

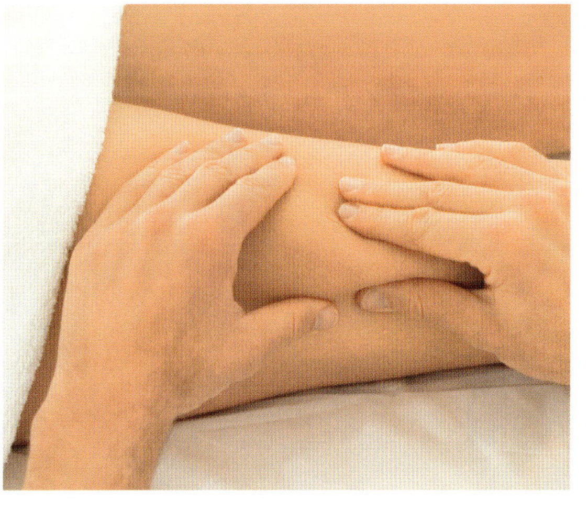

4 Compression de la cuisse. Changez de position afin de pouvoir atteindre la cuisse de la personne que vous massez et continuez les mouvements en comprimant les muscles entre vos pouces d'un côté de la cuisse et vos autres doigts de l'autre côté. Exercez des pressions en allant aussi loin que possible en haut de la cuisse, puis terminez sur la hanche. Répétez la séquence aussi souvent que nécessaire.

5 Pétrissage de la cuisse. Commencez à pétrir la cuisse de la personne que vous massez, en cherchant les tensions musculaires et en redescendant jusqu'au genou. Faites glisser vos mains par-devant sur la face externe de la cuisse, en évitant la moindre pression sur la face interne. Asseyez-vous perpendiculairement à la personne que vous massez et faites rouler les muscles avec vos pouces et vos autres doigts, en les comprimant, puis en les faisant rouler dans le sens opposé pour les ramener vers vous.

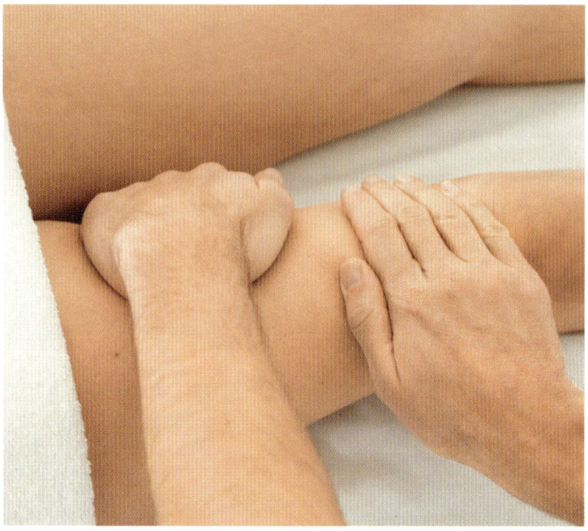

6 Torsion de la cuisse. Commencez la torsion à partir du haut de la cuisse de la personne que vous massez. En plaçant une main sur un côté de la cuisse et l'autre main sur le côté opposé, exercez une pression assez ferme et ramenez vers vous la main la plus éloignée, tandis que votre main la plus proche repousse les muscles dans le sens opposé. Il en résulte une torsion.

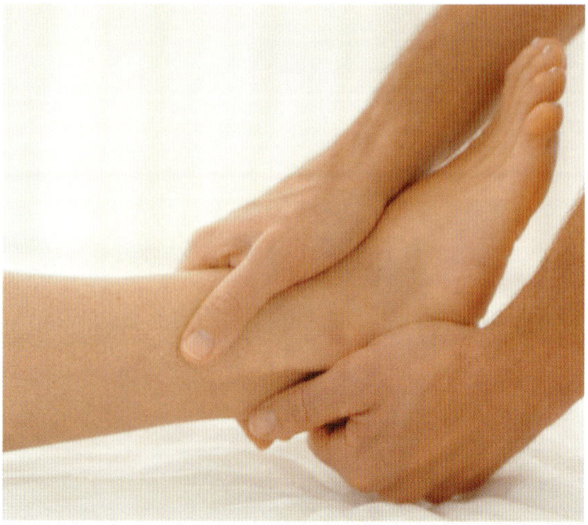

7 Étirement de la jambe. Installez-vous aux pieds de la personne que vous massez. Placez une main sous le talon et l'autre sur le dessus du pied. Levez légèrement la jambe et tirez-la lentement vers vous. Ce doit être un étirement agréable pour la personne que vous massez. La traction provient de votre main placée en dessous, celle du dessus sert surtout de soutien.

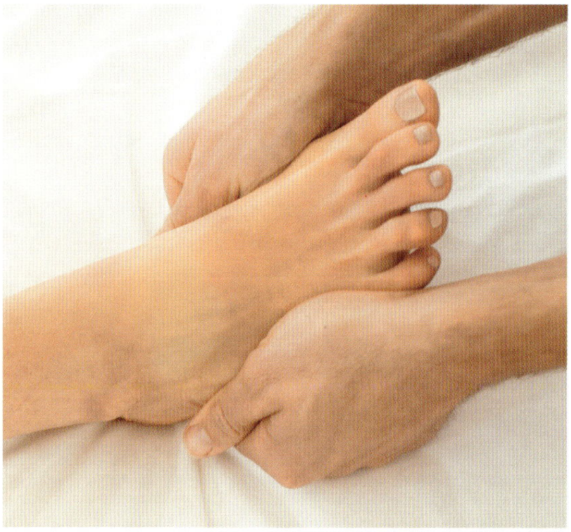

8 Étirement transversal du pied. Entourez de vos mains le pied de la personne que vous massez, en plaçant vos pouces côte à côte sur le dessus. Séparez vos mains en les amenant sur les côtés du pied et en exerçant une pression surtout avec la base de vos pouces. Vous pouvez répéter ce mouvement plusieurs fois, en maintenant la pression sur les orteils.

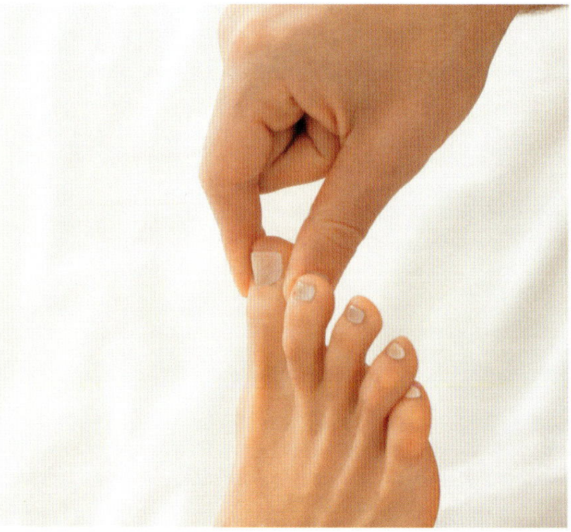

9 Traction des orteils. Prenez l'orteil de la personne que vous massez entre votre pouce et votre index. En effectuant des torsions de droite et de gauche tout au long de l'orteil, tirez-le vers vous, puis décollez votre main. Ensuite tirez lentement sur chaque orteil à tour de rôle, en maintenant une pression ferme si la personne que vous massez est chatouilleuse. Ce mouvement donne une sensation exquise.

10 **Repos.** Entourez de vos mains le pied de la personne que vous massez et restez quelques instants sans bouger. Sentez l'énergie qui se dégage de vos mains. Faites en sorte que le massage se termine en douceur mais sans équivoque. Répétez la même séquence sur l'autre pied.

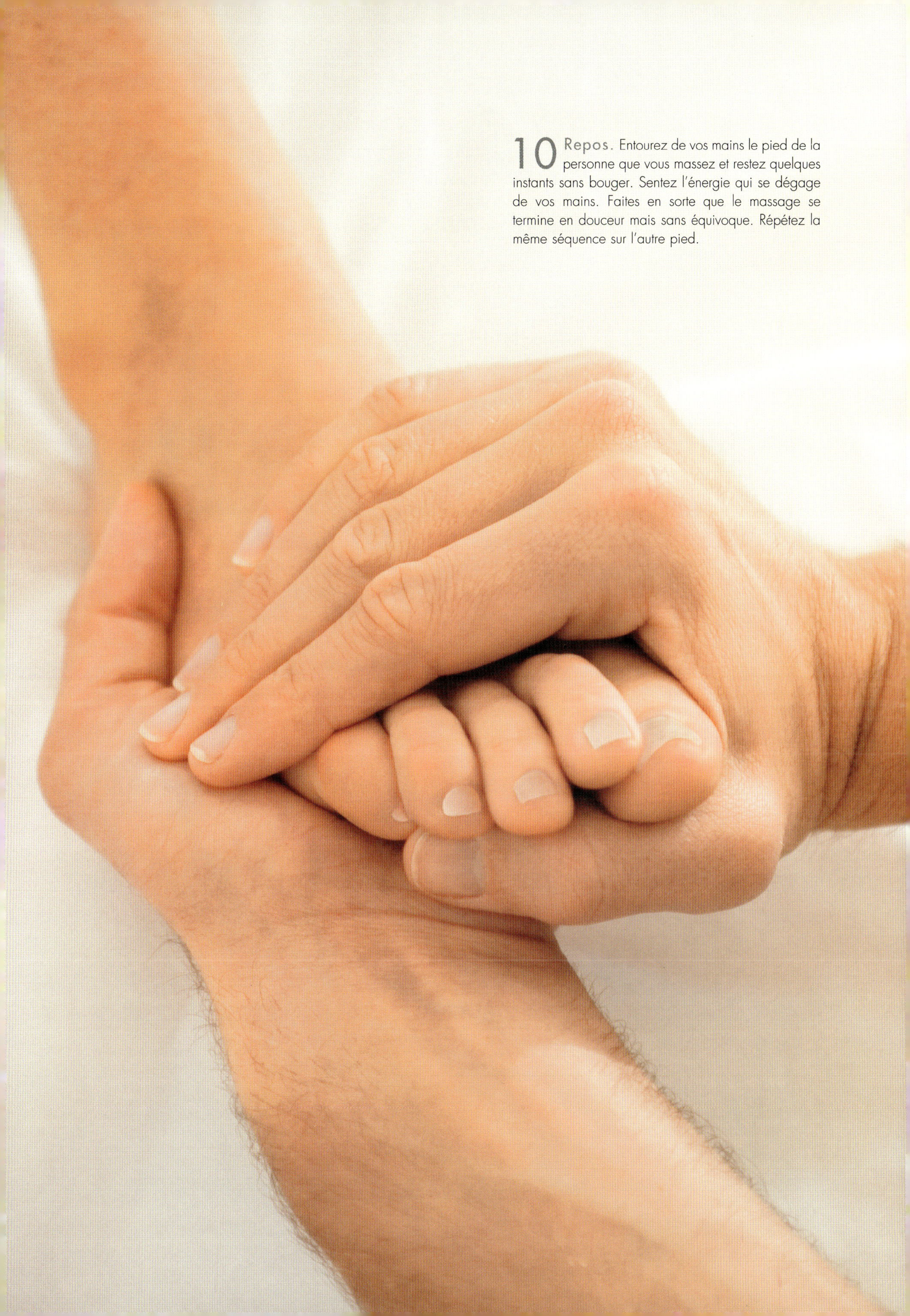

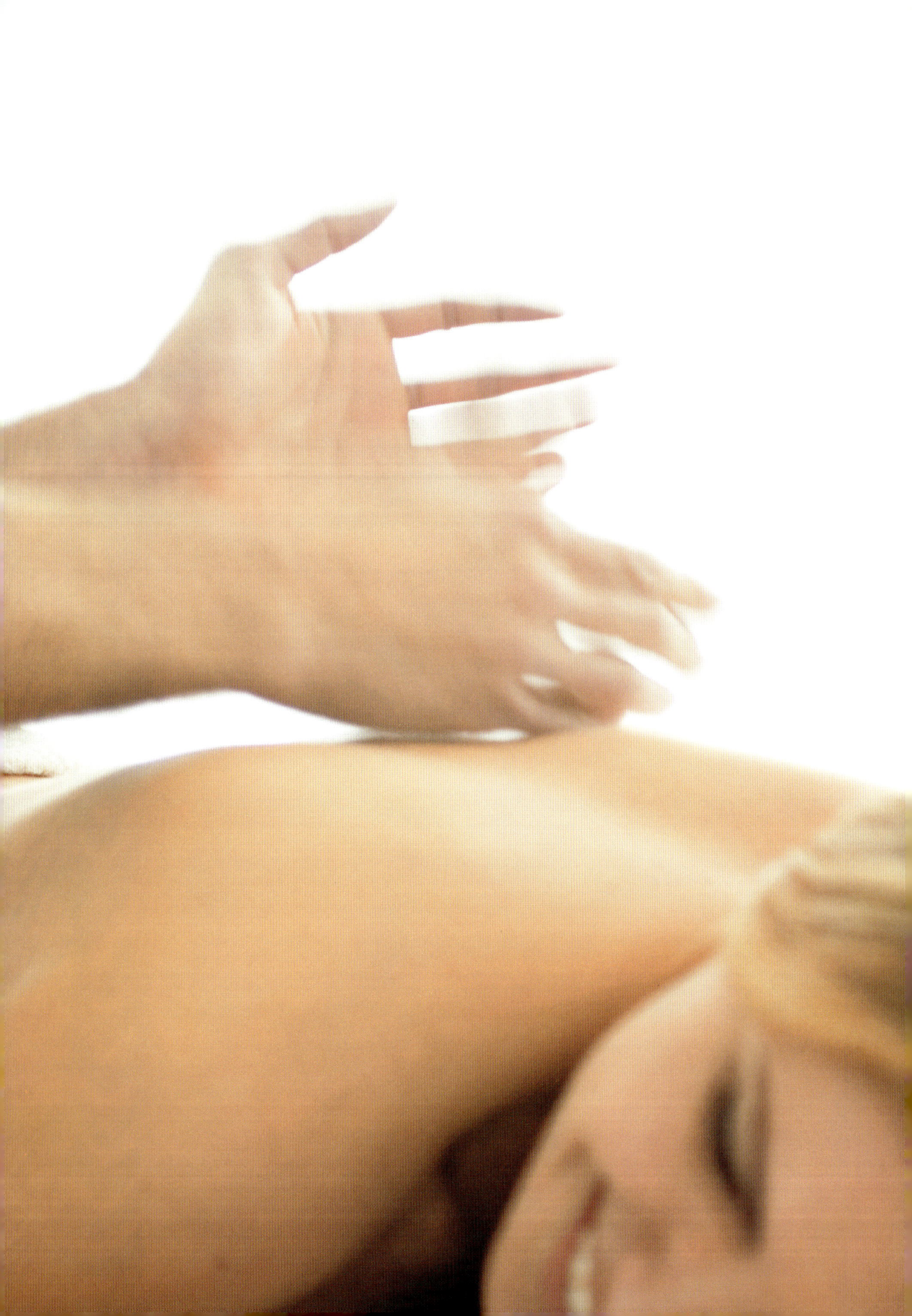

Techniques complémentaires

Les techniques décrites dans cette section font suite à celles que vous avez déjà étudiées et élargissent votre champ d'action. Elles exigent une connaissance plus approfondie du corps et de la pratique du massage ainsi qu'une plus grande précision dans leur exécution. Il faut également faire preuve d'une sensibilité plus vive. Encore une fois, la meilleure façon de maîtriser les mouvements, c'est d'en faire l'essai, de les expérimenter sur différentes parties du corps et, à la suite des réactions, de tirer les conclusions. Demandez à la personne que vous massez de les effectuer sur vous, ce qui est en fait la meilleure façon d'apprendre. Ces techniques viennent alors en complément des mouvements que vous connaissez. Elles vous permettent de travailler sur des zones spécifiques ou de régler certains problèmes. Comme toujours, prenez soin de votre propre corps quand vous massez, veillez notamment à bien tenir votre dos droit.

Rouler-glisser des pouces

Pour le rouler-glisser des pouces, il faut se servir des pouces sur toute leur longueur, en faisant pression avec leur coussinet aussi bien qu'avec leurs côtés. En posant les doigts légèrement sur le corps ou en décollant à peine les mains, faites rouler les pouces l'un après l'autre afin que les mouvements s'enchaînent, en créant un mouvement de vague. On se sert du rouler-glisser pour couvrir une zone spécifique, comme les pieds, ou pour masser un faisceau de muscles (par exemple le long de la colonne vertébrale). On y a recours après des mouvements fermes qui détendent, pour relâcher et disperser la tension ou pour relier une zone du corps à une autre (par exemple le haut et le bas du dos). Le rouler-glisser se pratique en général en direction de l'extérieur du corps, ou depuis la base jusqu'à l'extrémité d'un membre ou d'un organe (le nez par exemple). On termine par des mouvements doux, apaisants.

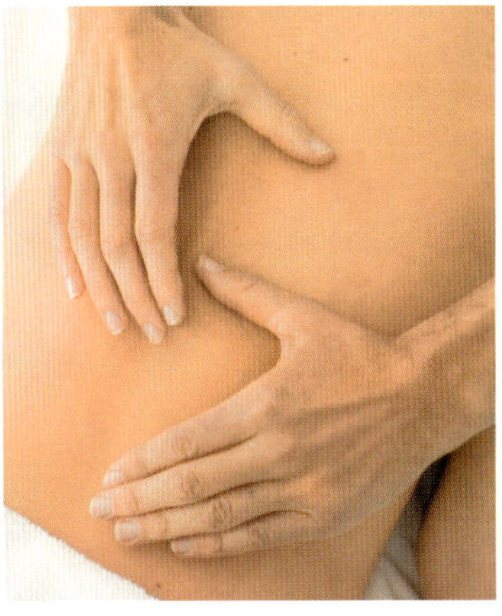

La colonne vertébrale. En commençant en haut du dos, placez le pouce dans toute sa longueur sur la masse de muscles situés le long de la colonne vertébrale. Puis faites rouler les muscles vers le bas. Décollez le pouce légèrement et continuez le rouler-glisser avec l'autre pouce, en recommençant un peu plus bas chaque fois. Continuez jusqu'à la région lombaire.

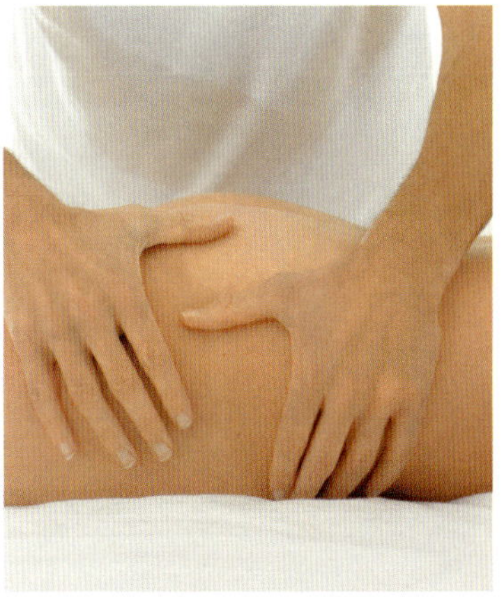

Les fesses. Mettez-vous à côté de la personne que vous massez. Penchez-vous sur elle et, avec un pouce, effectuez des roulers-glissers en diagonale sur les fesses. Commencez de chaque côté du sacrum et travaillez en direction de la hanche. Faites des roulers-glissers assez courts, en changeant de pouce. Répétez la séquence plusieurs fois.

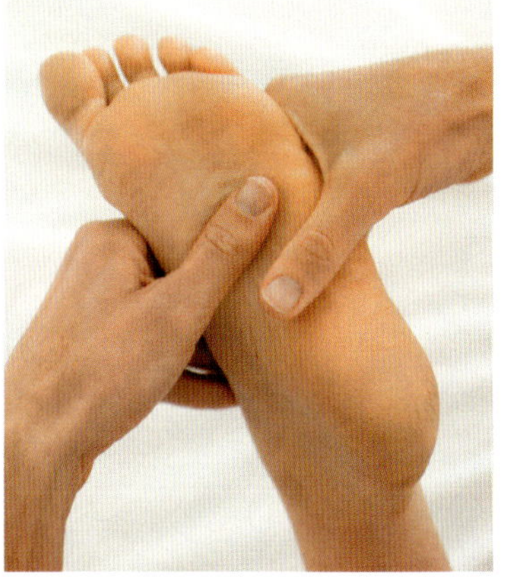

La plante des pieds. Mettez-vous aux pieds de la personne que vous massez. Soutenez le pied par-dessous avec les doigts de vos deux mains et placez vos pouces sur la plante. Faites des roulers-glissers avec le pouce dans toute sa longueur depuis le talon jusqu'aux orteils, puis faites des roulers-glissers dans la même direction avec l'autre pouce. Couvrez la surface du pied la plus grande possible. Traitez le cou-de-pied avec douceur et continuez le mouvement jusqu'aux orteils.

Mouvements circulaires avec le pouce

Pour effectuer les mouvements circulaires avec le pouce, utilisez le coussinet. On peut faire les mouvements circulaires en un même endroit, les pouces travaillant à tour de rôle. On peut aussi aller d'un endroit à un autre, les pouces effectuant des cercles sur une zone précise ou autour de cette zone. Dans les deux cas, effectuez une pression en décrivant lentement des cercles avec le coussinet du pouce. Ces mouvements sont pratiqués sur des zones souples plutôt que sur des zones épaisses bien musclées, en des endroits où vous pouvez appuyer sur l'os (par exemple les mains et les pieds), le long de la colonne vertébrale ou autour des articulations (par exemple les poignets). Ils servent à relâcher la tension dans des régions spécifiques musclées de dimension réduite, ou plus généralement à dissiper la tension quand le travail d'assouplissement est achevé. Les mouvements circulaires peuvent être très efficaces pour libérer les articulations.

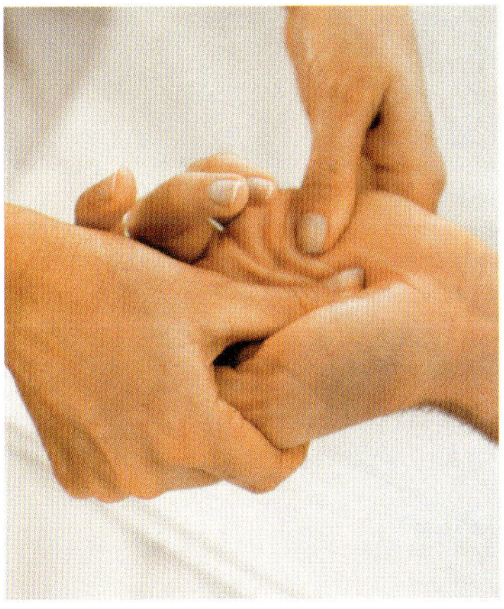

Les paumes. Soutenez la main avec vos doigts. Placez votre pouce sur la paume. En effectuant une pression, faites des cercles vers l'extérieur. Procédez de même avec l'autre pouce. Travaillez sur toute la paume en vous servant des deux pouces à tour de rôle et en décrivant des cercles assez larges. N'oubliez pas la zone à la base des doigts et le bas de la paume.

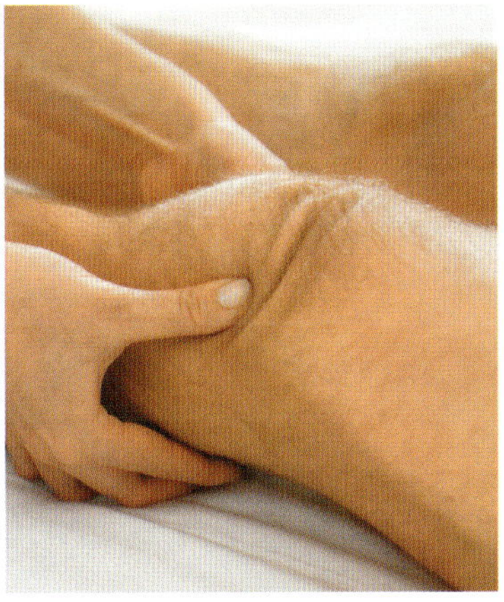

Les genoux. Mettez-vous aux pieds de la personne que vous massez. Soutenez le genou par-dessous. Placez les deux pouces à la base de la rotule et effectuez en même temps des cercles vers l'extérieur. En effectuant les cercles, restez près de la rotule et remontez jusqu'à ce que les pouces se rejoignent. Quand vous faites les mouvements circulaires, appuyez en direction du genou.

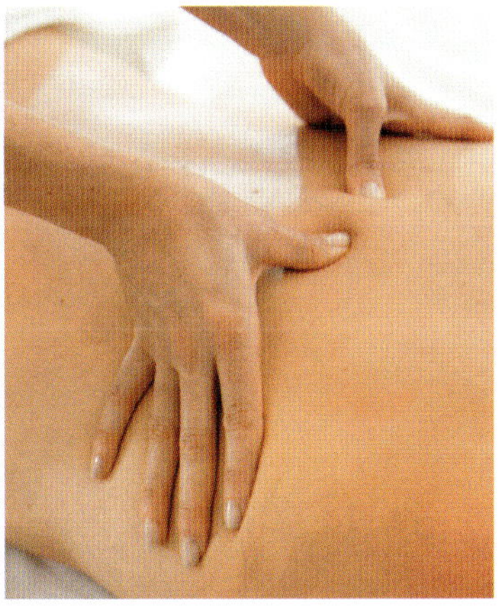

La colonne vertébrale. Placez-vous de façon à pouvoir travailler sur toute la longueur de la colonne vertébrale. Commencez au niveau de la région lombaire, en plaçant les deux pouces sur les muscles de chaque côté de la colonne vertébrale. Effectuez des cercles vers l'extérieur avec vos pouces en remontant jusqu'en haut de la colonne vertébrale. Continuez de faire des cercles jusqu'au cou, en exerçant une pression sur les muscles vers le haut et vers l'extérieur. Traitez en particulier les zones où vous percevez une tension.

Friction

La friction est une autre sorte de mouvement circulaire, effectué cette fois-ci avec le coussinet des pouces ou la pulpe des doigts. Pour la friction, il faut exercer une pression en profondeur en un endroit spécifique. Comme on reste au même endroit, la pression est plus forte. Le mouvement est effectué avec précision sur une zone musculaire particulièrement étroite, par exemple sur le côté de la colonne vertébrale, ou bien sur une articulation ou autour. Il faut adapter la pression à la zone sur laquelle on travaille. Ainsi elle peut être très légère si cela s'impose. La friction est une méthode efficace de relaxation, mais il faut l'appliquer avec modération dans des zones où une relaxation en profondeur peut être bénéfique. En plus des mouvements circulaires, on peut procéder par vibrations légères.

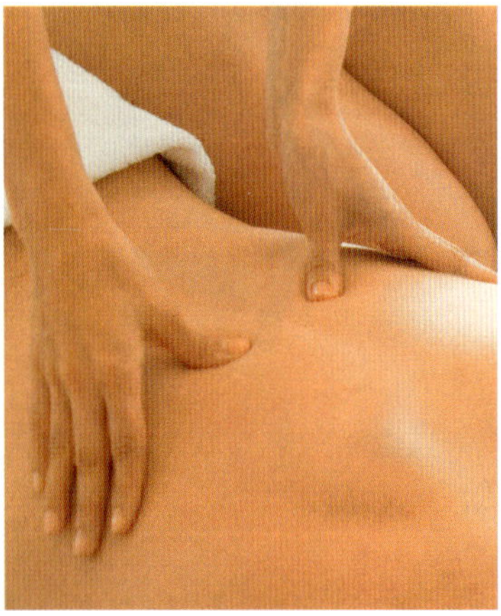

La colonne vertébrale. Placez les deux pouces sur les muscles de chaque côté de la colonne vertébrale, là où vous sentez qu'ils sont particulièrement tendus. Exercez une pression verticale et, ce faisant, faites un léger mouvement circulaire à cet endroit sans relâcher la pression. Continuez pendant quelques instants, en demandant si la pression convient, puis relâchez-la. Ainsi les muscles qui se trouvent sous vos pouces pourront se détendre.

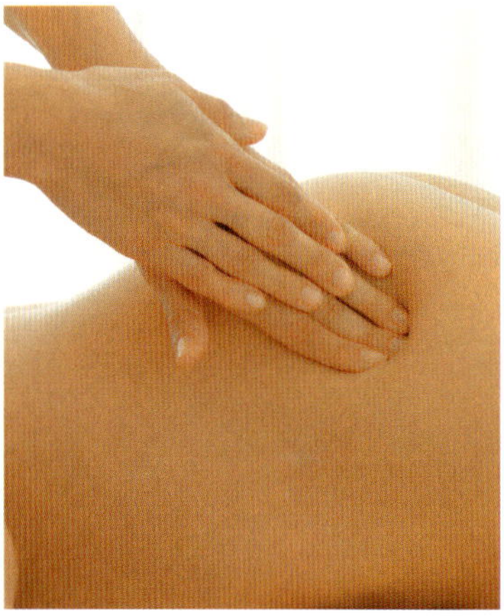

Les hanches. Placez l'extrémité de vos doigts sur l'articulation de la hanche, puis exercez une pression en diagonale vers l'articulation elle-même. Pour travailler en profondeur, faites avec vos doigts des mouvements circulaires à cet endroit tout en appuyant. (Comme l'articulation est située en profondeur, vous ne pourrez pas l'atteindre.) Ces mouvements contribuent à diminuer les tensions éventuelles dans les tissus voisins.

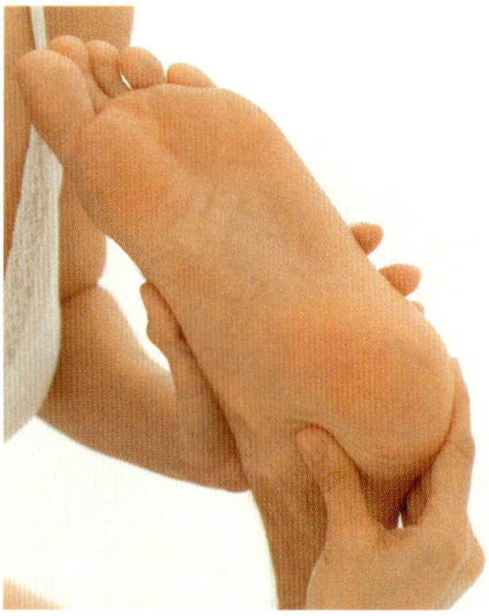

Les chevilles. Mettez-vous aux pieds de la personne que vous massez. Soutenez le pied avec une main. Avec le pouce de l'autre main, appuyez sur le pourtour de l'articulation de la cheville. Avec le coussinet de votre pouce, appuyez en diagonale en direction de l'articulation, tout en effectuant à nouveau les mouvements circulaires. Demandez si la pression convient. Travaillez la partie interne et la partie externe de la cheville, sans relâcher la pression.

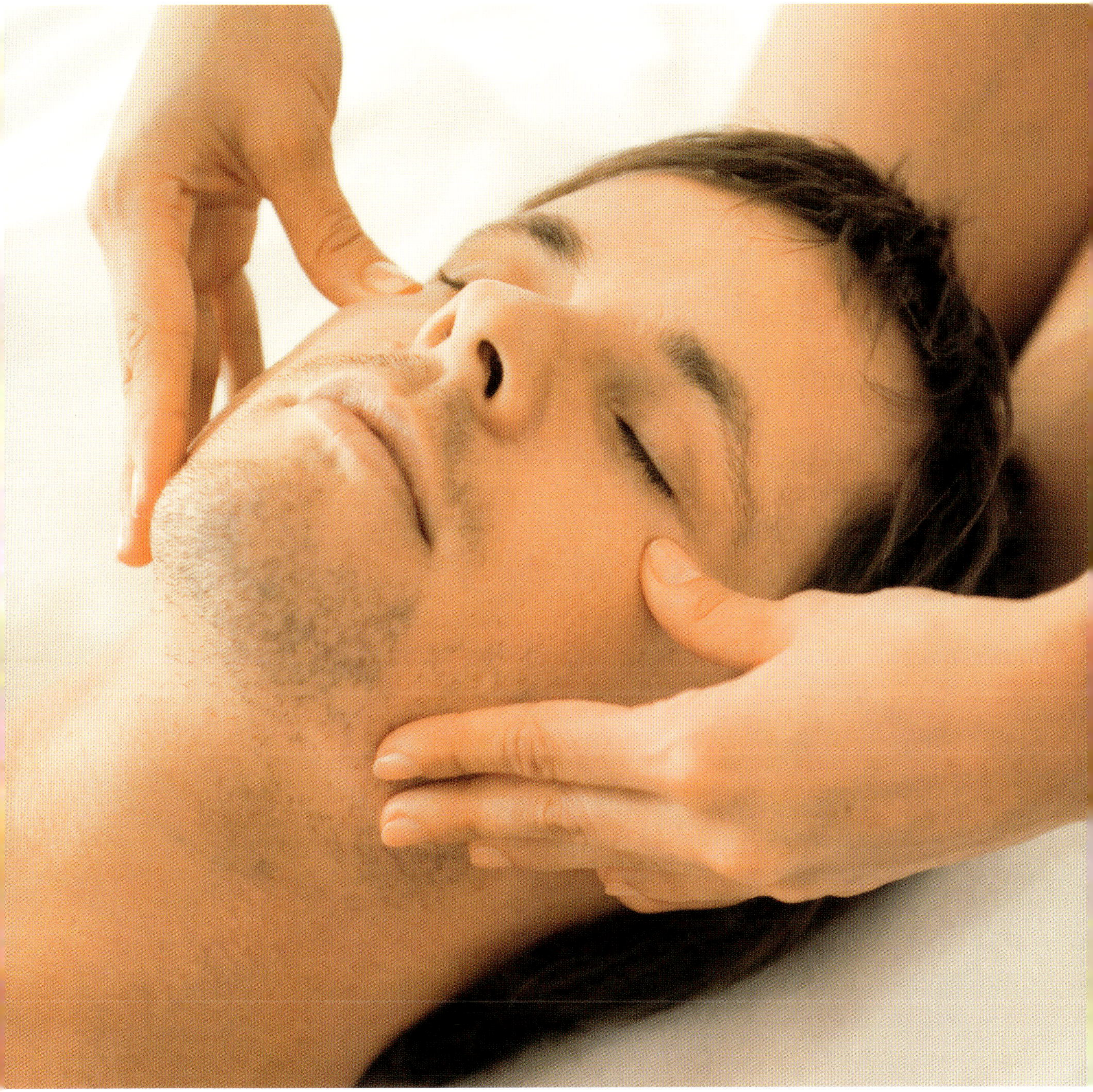

Les orbites. Posez vos pouces sur le tissu conjonctif sous les orbites. En exerçant une pression légère vers l'intérieur, décrivez des cercles minuscules. Vous pouvez accompagner ces mouvements de vibrations légères. Travaillez sous l'orbite en direction du nez, en effectuant toujours de petits mouvements précis. Évitez d'effectuer une pression sur le tissu délicat juste sous l'œil.

Pression avec le bas de la paume

En utilisant le bas de la paume de la main, on intensifie la pression sur des zones musculaires larges ou étroites. Au lieu d'utiliser les doigts, vous casser le poignet en arrière et vous exercez la pression avec le bas de la paume, ce qui vous permet de vous servir davantage du poids de votre corps. Le bas de la paume peut renforcer les mouvements de compression ou accentuer la pression sur une zone spécifique, par exemple les fesses. Ainsi vous pouvez agir plus profondément, notamment si vous travaillez sur les muscles. Sur les membres, il faut effectuer les mouvements toujours en remontant vers le centre du corps et jamais en s'en éloignant. Quand vous exercez une pression, comprimez les muscles et pensez à relâcher la pression aux abords des articulations.

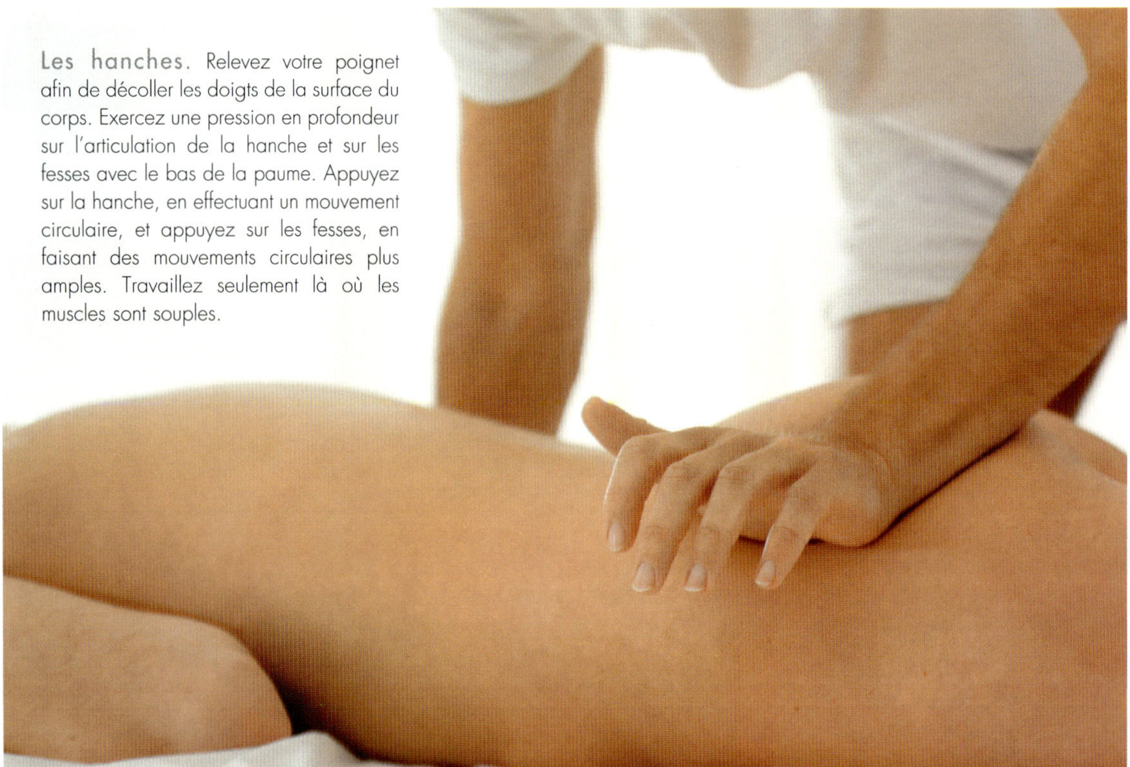

Les hanches. Relevez votre poignet afin de décoller les doigts de la surface du corps. Exercez une pression en profondeur sur l'articulation de la hanche et sur les fesses avec le bas de la paume. Appuyez sur la hanche, en effectuant un mouvement circulaire, et appuyez sur les fesses, en faisant des mouvements circulaires plus amples. Travaillez seulement là où les muscles sont souples.

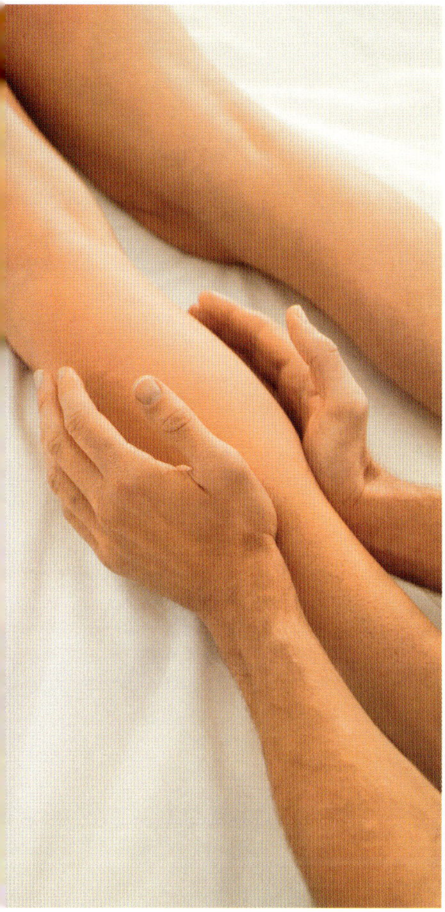

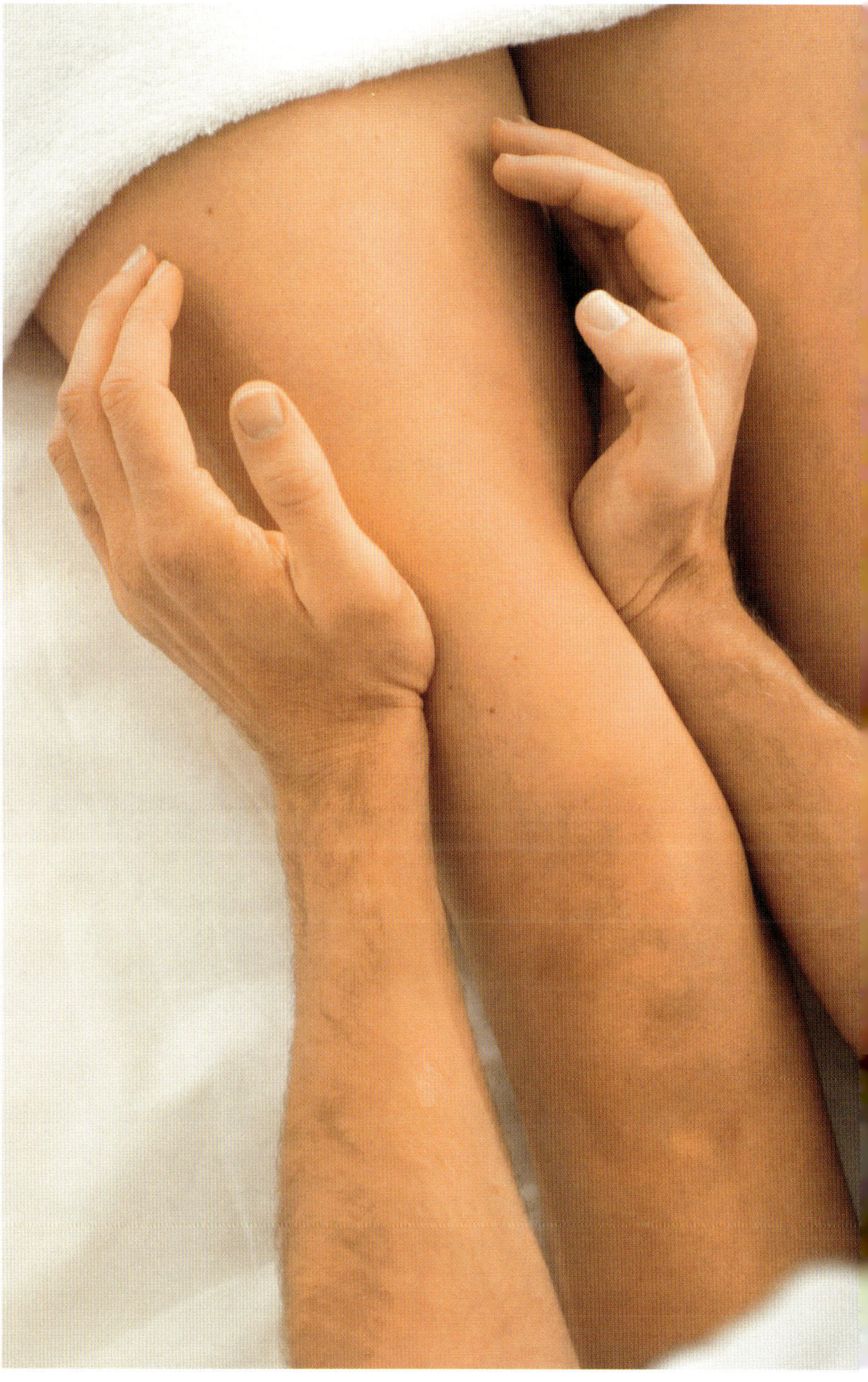

Les mollets. Placez les deux mains de chaque côté de la jambe, juste au-dessous du mollet. Relevez les poignets afin que le bas de la paume de chaque main se trouve en vis-à-vis et comprime les muscles du mollet par-dessus et par-dessous. Travaillez dans le sens de la longueur du mollet, en relâchant toujours la pression à proximité du genou.

Les cuisses. Mettez les deux mains sur les muscles de la cuisse, juste au-dessus du genou. En y mettant tout le poids de votre corps, remontez vers le haut de la cuisse en appuyant avec le bas de la paume. Évitez d'exercer une pression sur le haut et sur la face interne de la cuisse Terminez sur l'arrondi de la hanche. À nouveau, travaillez plusieurs fois sur les faisceaux de muscles dans le sens de la longueur.

Bercement

Le bercement est un mouvement doux que l'on peut exécuter après avoir fini de travailler sur une région spécifique du corps, pour compléter un massage ou, dans certains cas, pour assouplir une zone au préalable, si la personne à masser est particulièrement tendue. Mettez une main de chaque côté du corps de la personne. Donnez de petits coups avec une main puis avec l'autre, afin que vos mouvements bercent en quelque sorte la personne que vous massez. Tout en étant amusante, cette manœuvre procure une sensation de liberté et de mobilité, en même temps qu'elle relaxe les muscles et assouplit les articulations. Vous pouvez bercer chaque membre à tour de rôle, en plaçant vos mains à différentes hauteurs, et en alternant mouvements ascendants et mouvements descendants. La personne doit s'abandonner complètement au bercement qui, loin d'être tonique, apaise. Terminez toujours par un mouvement descendant.

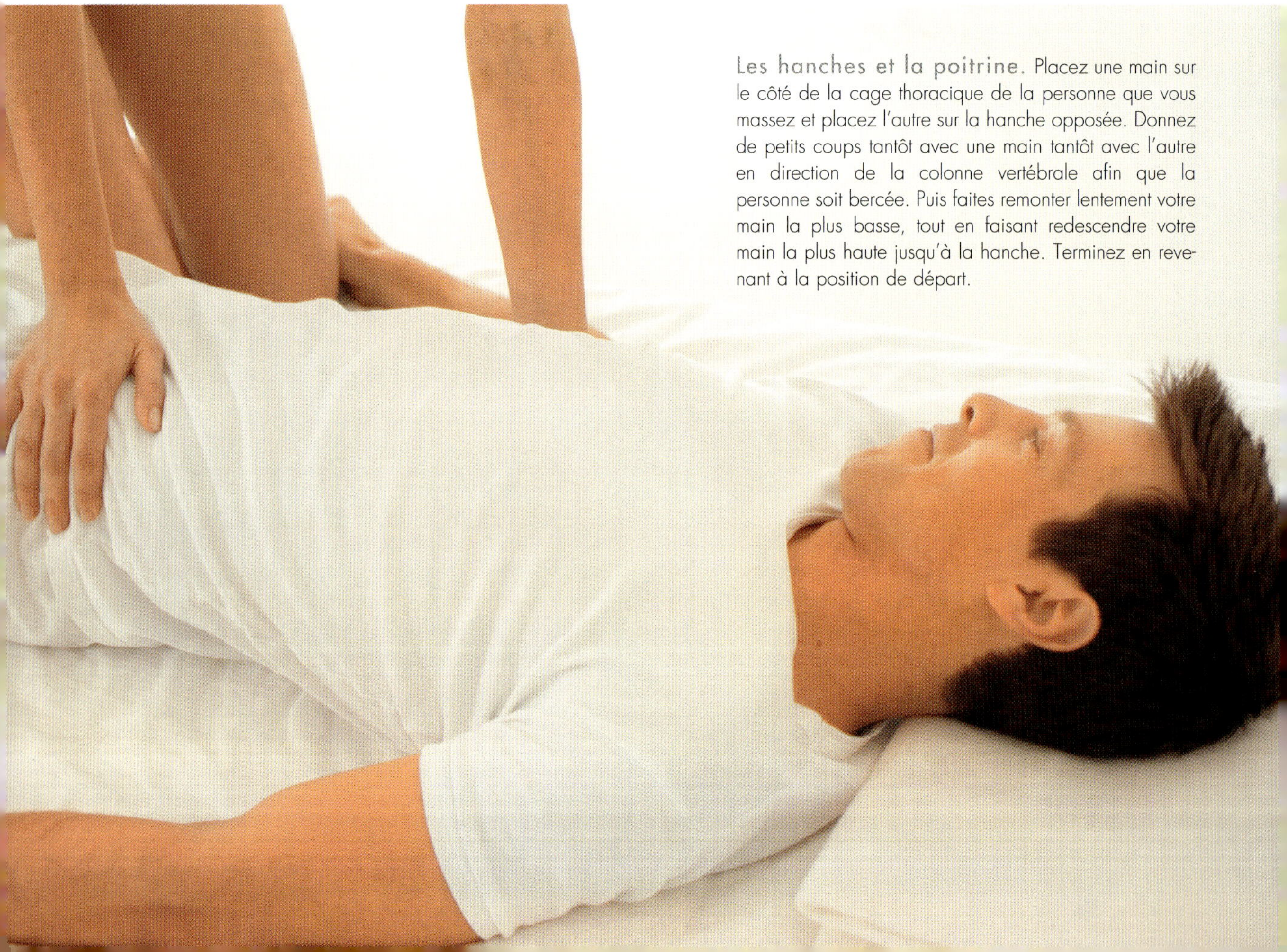

Les hanches et la poitrine. Placez une main sur le côté de la cage thoracique de la personne que vous massez et placez l'autre sur la hanche opposée. Donnez de petits coups tantôt avec une main tantôt avec l'autre en direction de la colonne vertébrale afin que la personne soit bercée. Puis faites remonter lentement votre main la plus basse, tout en faisant redescendre votre main la plus haute jusqu'à la hanche. Terminez en revenant à la position de départ.

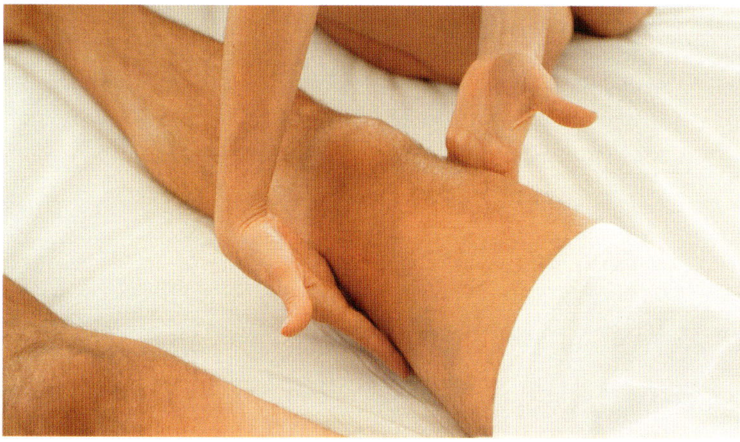

Les jambes. Placez les deux mains en haut d'une jambe, de chaque côté de la cuisse. Donnez de petits coups doucement en alternance avec vos mains qui sont l'une en face de l'autre, tout en les faisant glisser de la jambe jusqu'au pied. Les mouvements de la main doivent être d'une faible amplitude à ce stade. Remontez vos mains jusqu'en haut des jambes, puis répétez encore une fois la séquence.

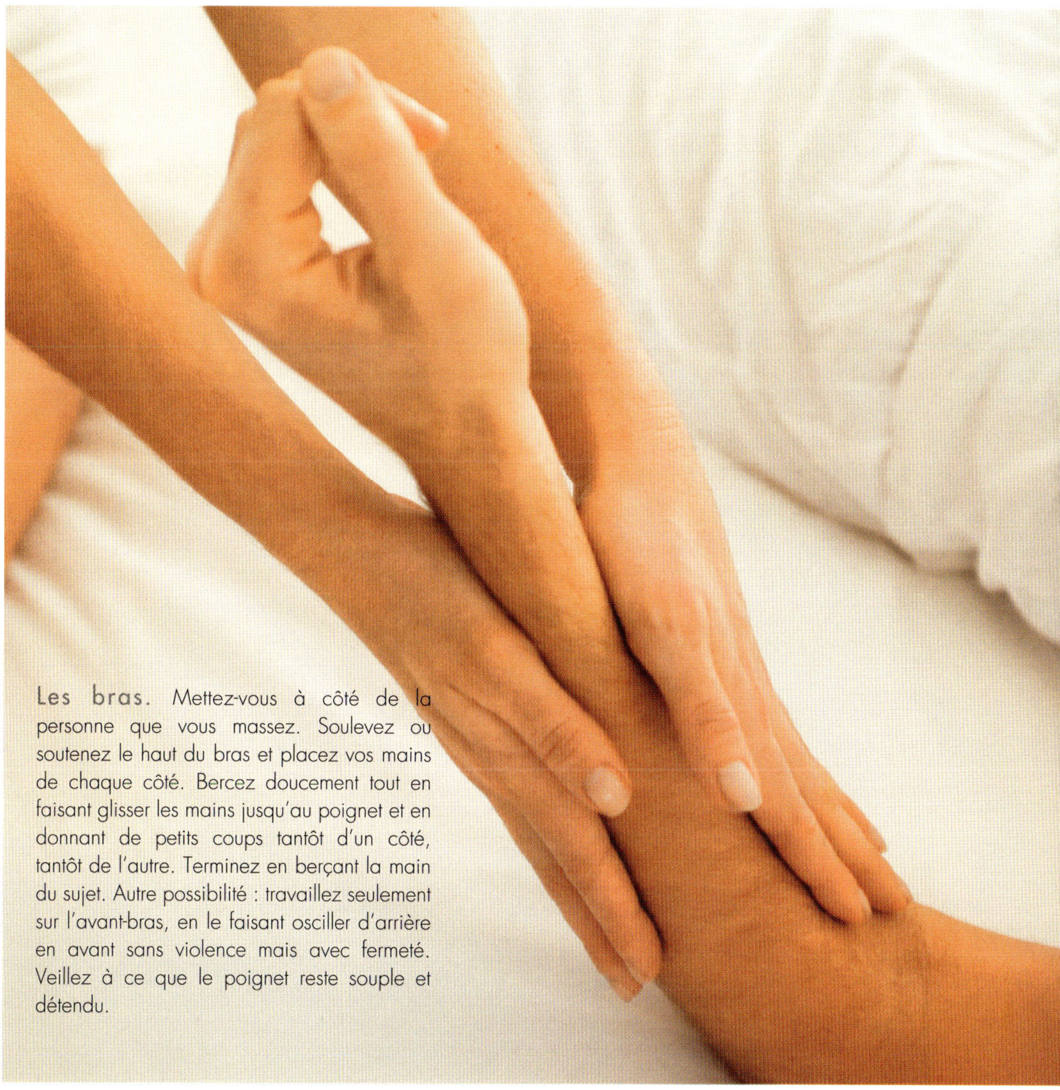

Les bras. Mettez-vous à côté de la personne que vous massez. Soulevez ou soutenez le haut du bras et placez vos mains de chaque côté. Bercez doucement tout en faisant glisser les mains jusqu'au poignet et en donnant de petits coups tantôt d'un côté, tantôt de l'autre. Terminez en berçant la main du sujet. Autre possibilité : travaillez seulement sur l'avant-bras, en le faisant osciller d'arrière en avant sans violence mais avec fermeté. Veillez à ce que le poignet reste souple et détendu.

Percussion

La percussion est un terme employé pour désigner certains mouvements, les plus connus étant le martèlement avec les poings, le hachage et la ventouse. Il faut effectuer ces mouvements rapidement. Ils ont tous un effet stimulant, car ils activent la circulation du sang à proximité de la zone massée. Pour ma part, je n'y ai pas très souvent recours, mais on peut les trouver agréables pour stimuler le corps lorsqu'on a travaillé une région particulière, pour modifier ou accélérer le rythme d'un massage ou même, à ce qu'on m'a dit, pour réveiller la personne massée afin qu'elle ne reste pas apathique pendant des heures après le massage ! Les mouvements de percussion doivent être exécutés avec légèreté et rapidité. S'ils sont faits correctement, ils produisent un son particulier sur les muscles. On peut effectuer ces mouvements sur le dos, les bras, les jambes et, avec prudence, sur la plante des pieds.

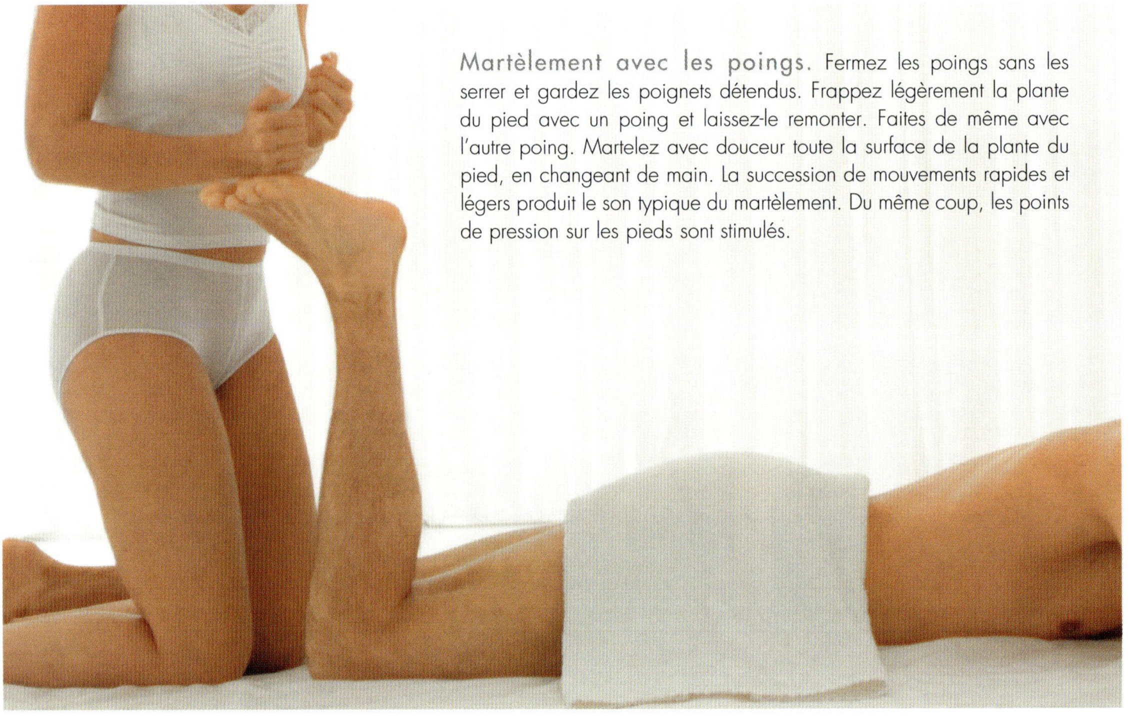

Martèlement avec les poings. Fermez les poings sans les serrer et gardez les poignets détendus. Frappez légèrement la plante du pied avec un poing et laissez-le remonter. Faites de même avec l'autre poing. Martelez avec douceur toute la surface de la plante du pied, en changeant de main. La succession de mouvements rapides et légers produit le son typique du martèlement. Du même coup, les points de pression sur les pieds sont stimulés.

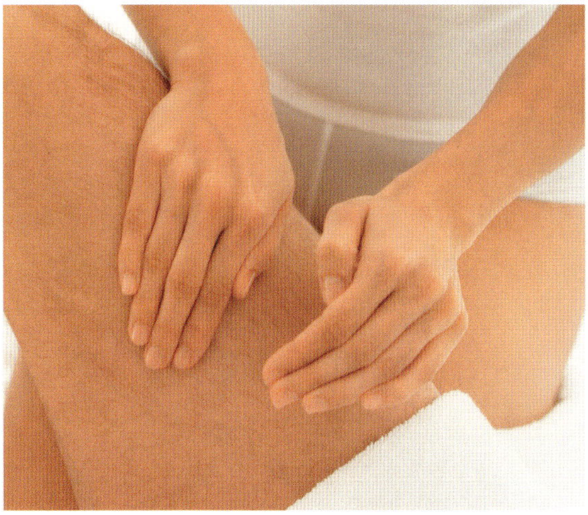

Ventouse. Arrondissez vos mains en forme de ventouse. Appliquez rapidement une main sur les muscles de la cuisse et décollez-la aussitôt. Faites de même avec l'autre main. La séquence consiste en une succession de mouvements verticaux rapides. Creusez la main qui emprisonne l'air par-dessous quand elle établit le contact avec la peau. Il en résulte le bruit mat que fait une ventouse.

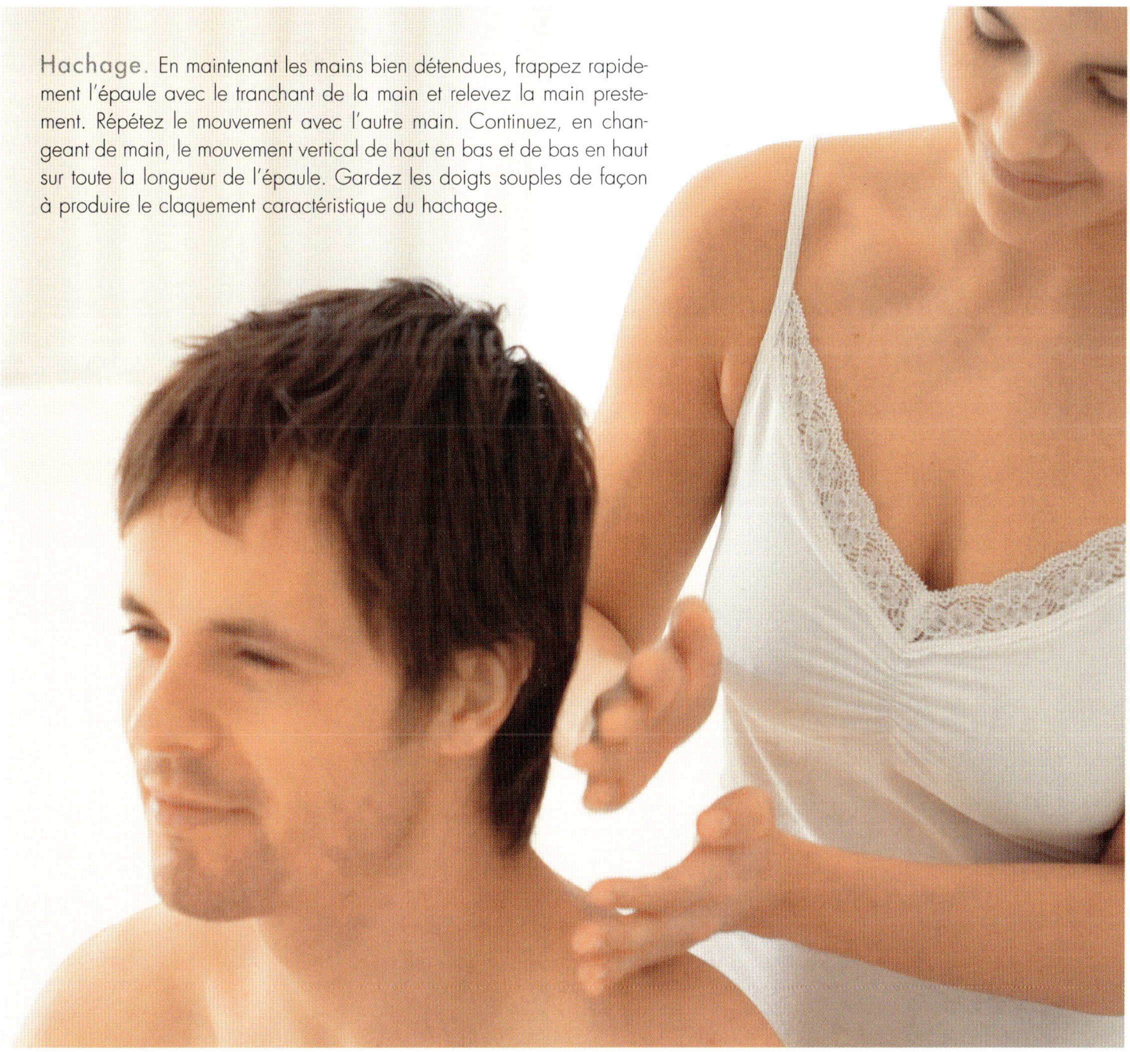

Hachage. En maintenant les mains bien détendues, frappez rapidement l'épaule avec le tranchant de la main et relevez la main prestement. Répétez le mouvement avec l'autre main. Continuez, en changeant de main, le mouvement vertical de haut en bas et de bas en haut sur toute la longueur de l'épaule. Gardez les doigts souples de façon à produire le claquement caractéristique du hachage.

Points de pression

L'acupression ou shiatsu est en soi une forme de massage très complexe. Cependant, on peut en inclure quelques éléments assez simples dans un massage traditionnel. Le shiatsu est fondé sur l'existence des lignes d'énergie ou méridiens qui traversent le corps et qui jouent un rôle de premier plan. Ces lignes comportent de nombreux points de pression. Si l'énergie du méridien est en excès ou si elle est insuffisante, une pression sur ces points rétablira l'équilibre, restaurera l'harmonie et préviendra la maladie. Je vous recommande d'essayer d'abord sur vous-même. On peut localiser les points là où on trouve un creux ou une dépression, un endroit plus sensible. Appuyez sur le point avec le pouce ou avec l'index, puis relâchez la pression graduellement. Vous pouvez sentir l'énergie qui se dégage.

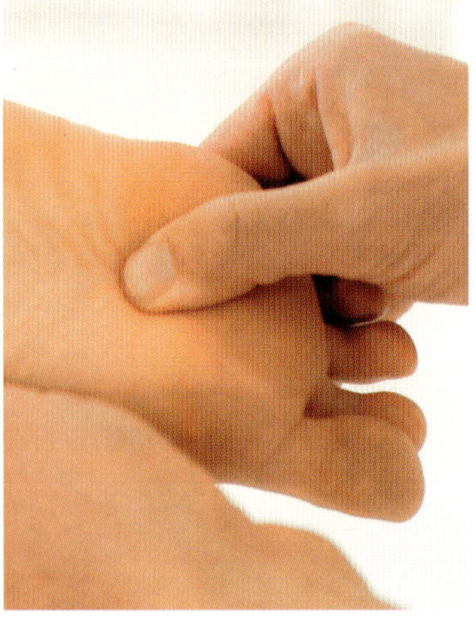

La partie antérieure de la plante des pieds. Placez votre pouce sur la partie antérieure de la plante du pied, juste au-dessous du deuxième orteil. Appuyez avec le pouce, maintenez la pression pendant 3 secondes et relâchez-la graduellement. Cette pression stimule l'énergie des reins et l'effet peut être aussi relaxant et apaisant.

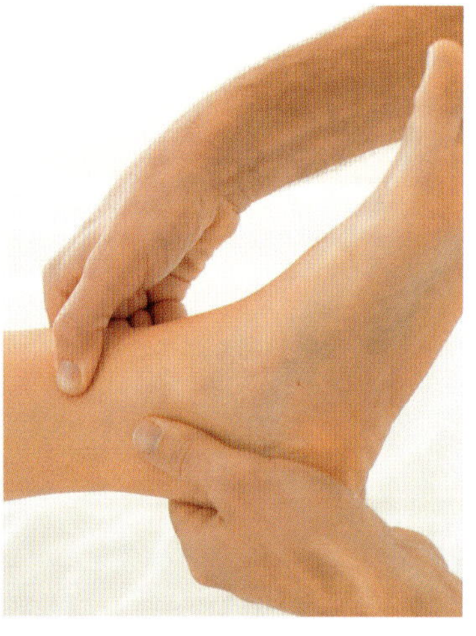

Les chevilles côté interne. Placez votre pouce à trois largeurs de doigt au-dessus de la cheville côté interne, juste entre les os. Appuyez, maintenez la pression 3 secondes puis relâchez. La pression sur ce point, qui peut être sensible, stimule l'énergie de la rate. Ce point peut avoir également un effet calmant. Il contribue à soulager les règles douloureuses et à faciliter le travail lors de l'accouchement. *Remarque : ne travaillez pas ce point pendant la grossesse.*

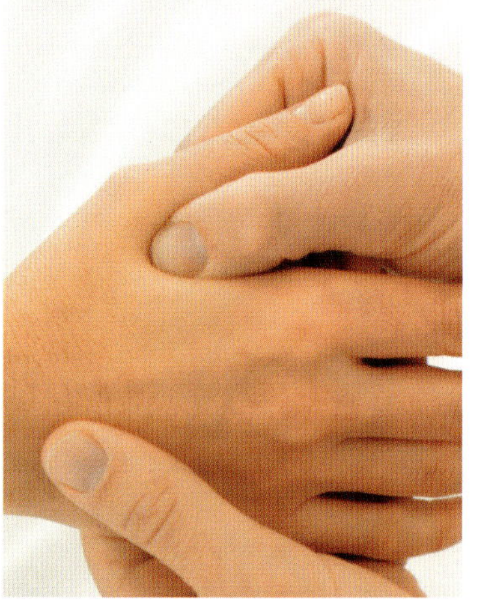

L'espace interdigital entre le pouce et l'index. Tenez la membrane interdigitale de la personne que vous massez entre votre pouce en-dessus et votre index en dessous. Exercez une légère pression pendant 3 à 5 secondes, puis relâchez. Ce point est connu sous le nom de Grand Éliminateur. Il se trouve sur le méridien du Gros Intestin. Il contribue à combattre les migraines, les rhumes, les maux de dents et la constipation. *Remarque : ne pressez pas ce point pendant la grossesse.*

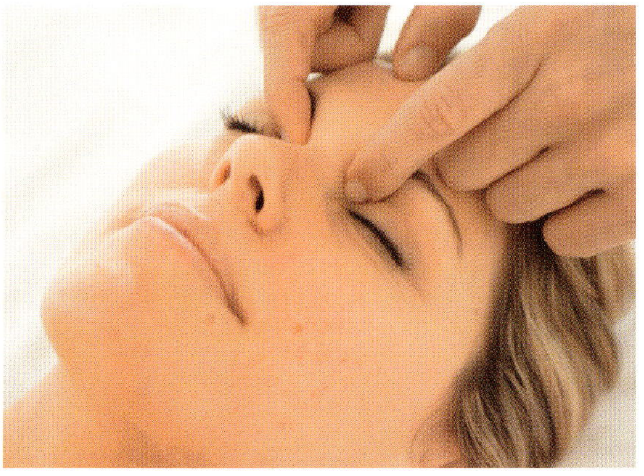

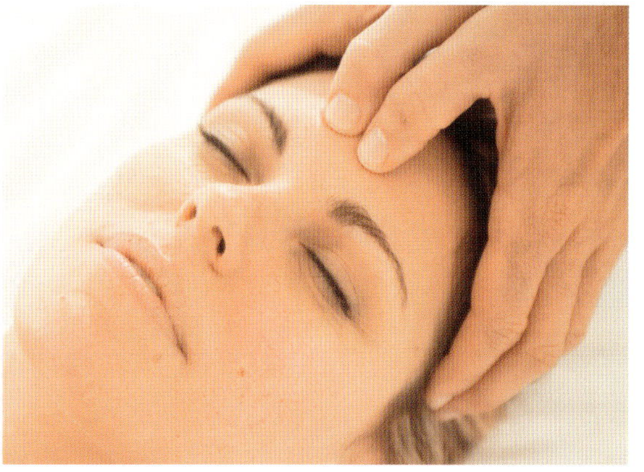

L'angle interne de l'œil. Placez vos doigts juste au-dessus de l'angle interne de l'œil. Cherchez une petite encoche sous les sourcils dans l'axe des yeux. Appuyez avec précaution avec vos index, maintenez la pression 3 secondes, puis relâchez. Ce point sur le méridien de la Vessie contribue à soulager les maux de tête. Il est très puissant, aussi n'appuyez pas trop fort.

Le milieu du front. Placez vos deux pouces au milieu du front, juste au-dessus des sourcils. Appuyez doucement et relâchez la pression. Appuyez à intervalles réguliers en remontant vers la naissance des cheveux. Ces points se trouvent sur le Vaisseau Gouverneur, qui passe par le milieu du corps ; ils soulagent la tension et redonnent du moral.

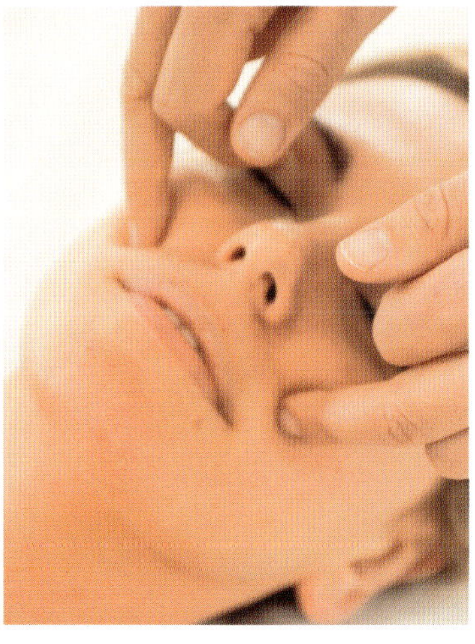

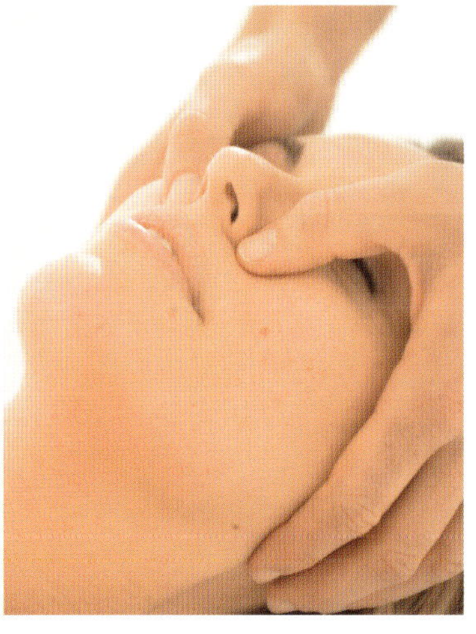

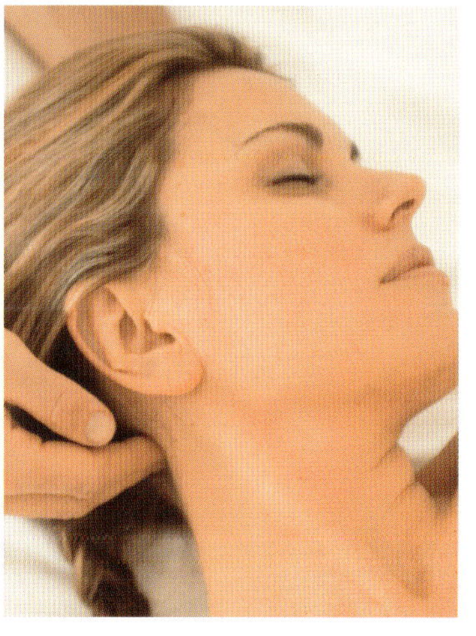

Les joues. Placez vos doigts sous les pommettes, près de l'aile du nez. Suivez le contour des joues en descendant jusqu'à ce que vous trouviez une encoche à environ un tiers du chemin. Appuyez vers le haut sous l'os et relâchez. Ces points se trouvent sur le méridien de l'Estomac et contribuent à soulager les sinus et la congestion en général.

Les narines. Placez vos pouces de chaque côté du nez, dans le sillon légèrement au-dessous de la base des narines. Appuyez vers le bas en direction du nez pendant 3 secondes puis relâchez. Ces points se trouvent le long du méridien du Gros Intestin et sont efficaces pour soulager l'obstruction des sinus et la congestion du nez.

L'arrière de la tête. Posez la tête sur une main et avec les doigts de l'autre main exercez une pression sous le crâne et vers le haut. Travaillez à partir de la colonne vertébrale et appuyez sur trois points situés à intervalles réguliers, en terminant juste derrière l'oreille. Ces points, situés sur les méridiens de la Vessie et de la Vésicule Biliaire, soulagent les maux de tête, la tension et les rhumes.

Articulations

Tout travail sur les articulations implique que la personne que vous massez reste passive et se relaxe totalement pendant que vous manipulez ses membres. Les sensations sont agréables et les tissus autour des articulations s'étirent et se détendent, alors qu'ils se contractent quand les muscles se crispent. C'est aussi, à mon avis, une partie fort plaisante de tout massage. Le secret, c'est de veiller à ce que la personne que vous massez s'abandonne complètement entre vos mains. De votre côté, vous la soutenez et vous effectuez les mouvements sans à-coups. N'allez pas trop vite. Si vous sentez de la résistance, relâchez la pression et, si la personne se crispe, ralentissez le mouvement ou cessez-le en attendant que les muscles soient de nouveau détendus. Sinon la personne que vous massez fera le mouvement à votre place ou bien se sentira mal à l'aise.

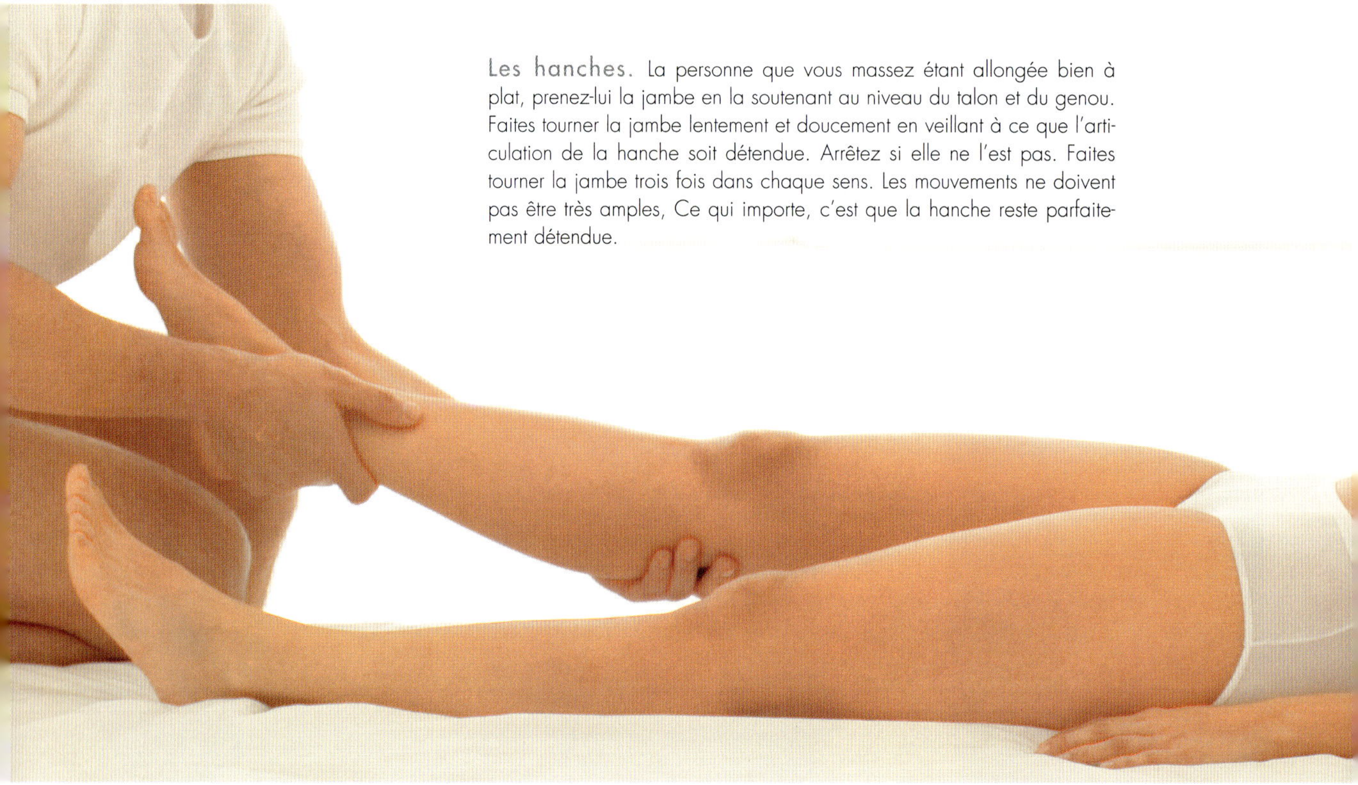

Les hanches. La personne que vous massez étant allongée bien à plat, prenez-lui la jambe en la soutenant au niveau du talon et du genou. Faites tourner la jambe lentement et doucement en veillant à ce que l'articulation de la hanche soit détendue. Arrêtez si elle ne l'est pas. Faites tourner la jambe trois fois dans chaque sens. Les mouvements ne doivent pas être très amples, Ce qui importe, c'est que la hanche reste parfaitement détendue.

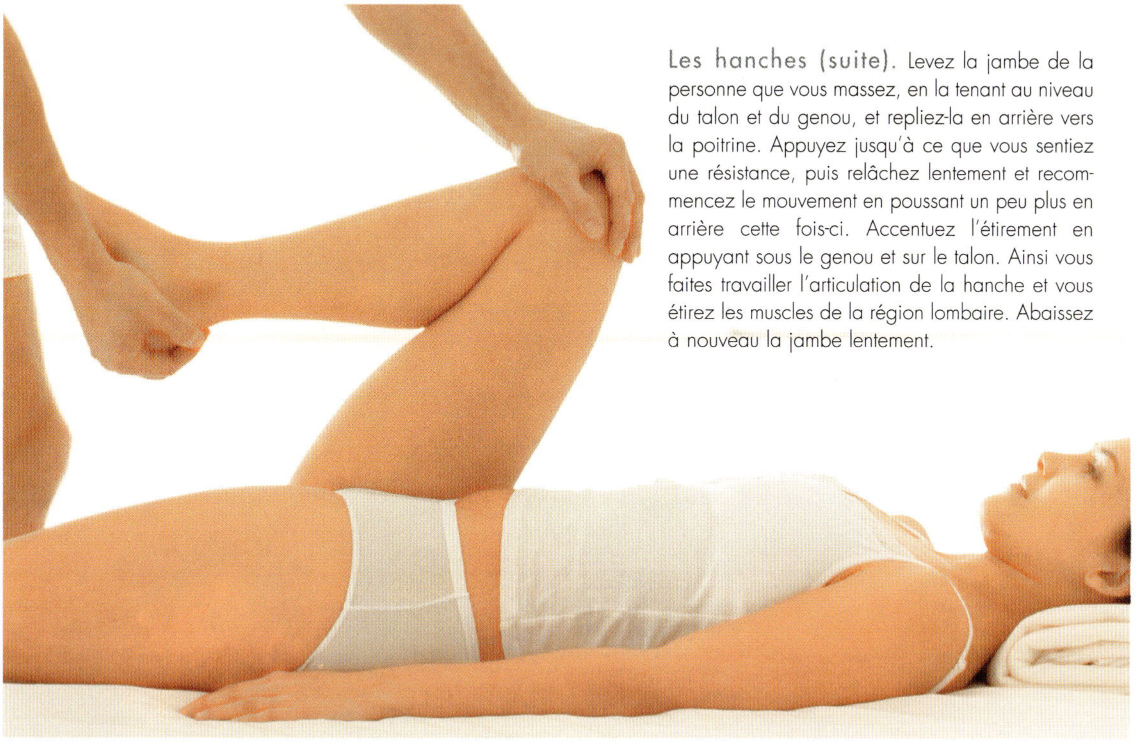

Les hanches (suite). Levez la jambe de la personne que vous massez, en la tenant au niveau du talon et du genou, et repliez-la en arrière vers la poitrine. Appuyez jusqu'à ce que vous sentiez une résistance, puis relâchez lentement et recommencez le mouvement en poussant un peu plus en arrière cette fois-ci. Accentuez l'étirement en appuyant sous le genou et sur le talon. Ainsi vous faites travailler l'articulation de la hanche et vous étirez les muscles de la région lombaire. Abaissez à nouveau la jambe lentement.

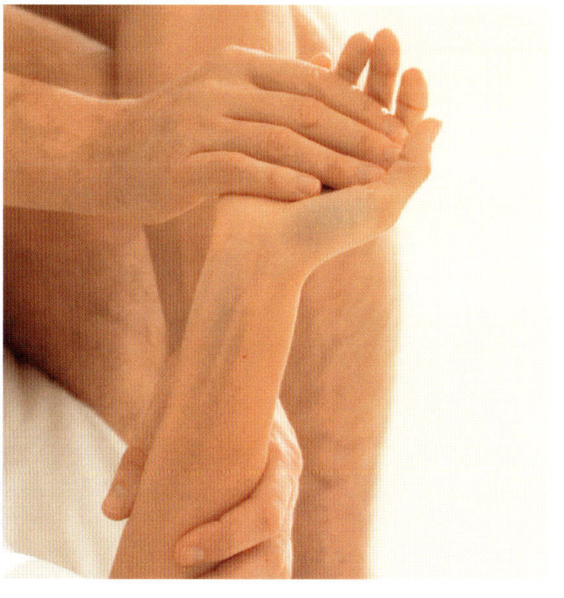

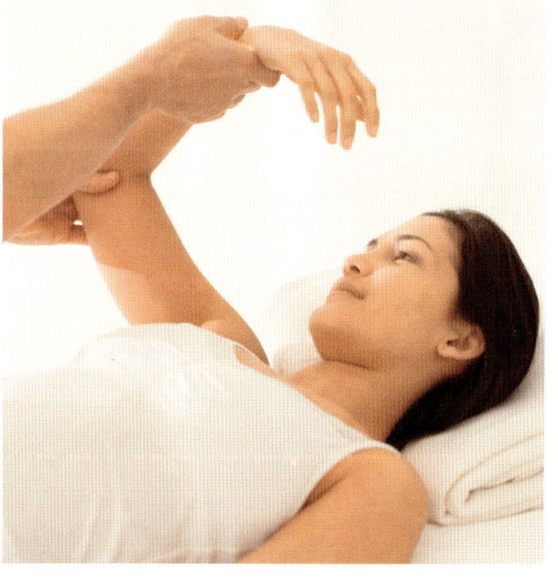

Les poignets. La personne massée lève son avant-bras et s'appuie sur le coude. Prenez-lui la main fermement. Faites tourner le poignet très lentement dans les deux sens, en le fléchissant sans que cela fasse mal. Ce mouvement est d'autant plus bénéfique que la rotation est faite en douceur. Soutenez le bras avec votre autre main.

Les épaules. La personne que vous massez étant allongée bien à plat, levez-lui le bras en le soutenant au niveau du poignet et du coude. Faites-le tourner trois fois dans chaque sens, en guidant le mouvement avec vos mains. Décrivez des cercles aussi grands que possible, mais veillez à ce que le mouvement soit régulier. Terminez en abaissant le bras très lentement.

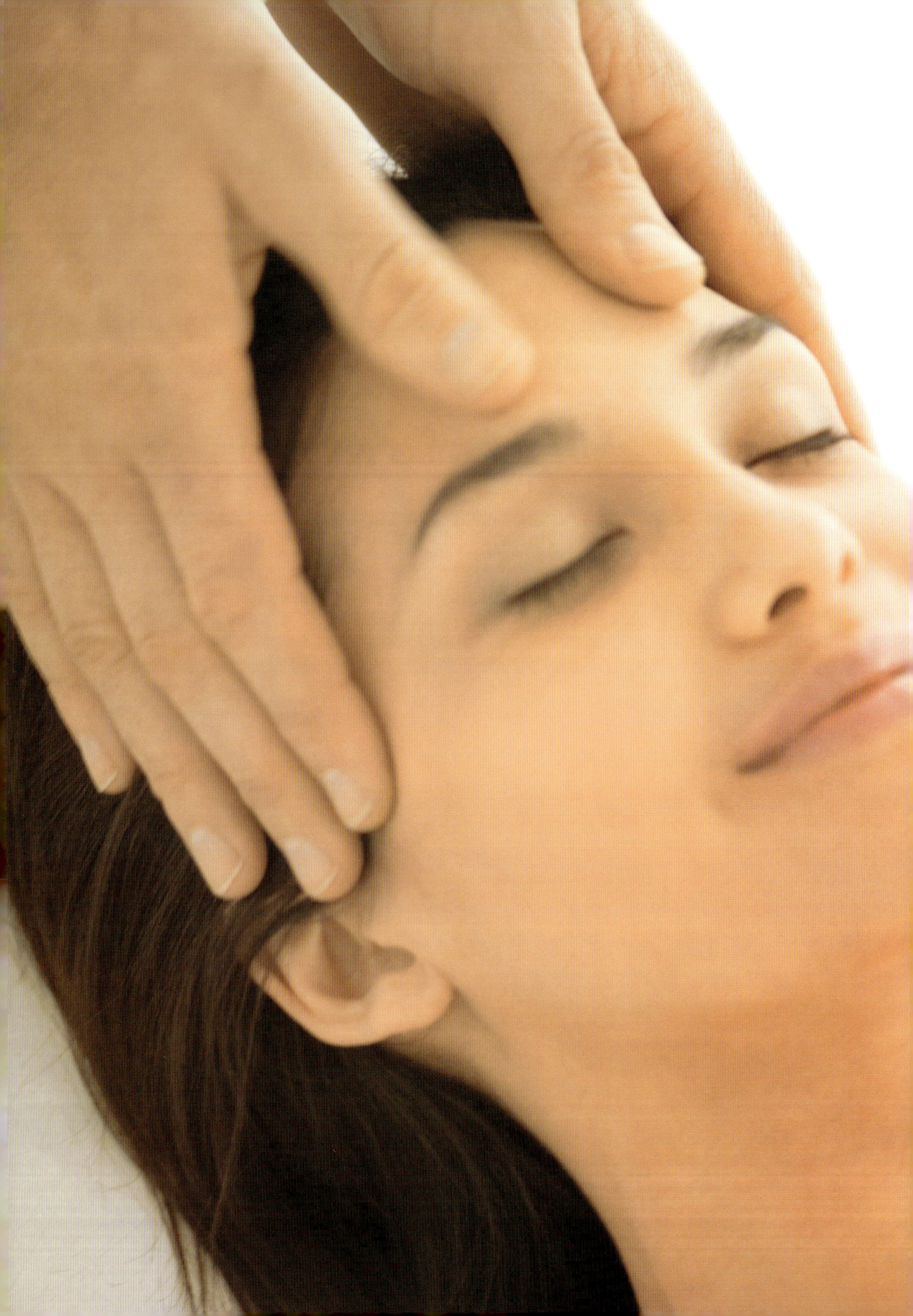

Massage plus élaboré

Les pages suivantes concernent une forme de massage plus élaboré. Il intègre des techniques nouvelles qui viennent s'ajouter aux techniques du massage de base, que vous connaissez bien maintenant. Alors que la répétition des mouvements déjà appris est une excellente pratique qui vous donne confiance en vous-même, ce massage est l'occasion de procéder d'une manière quelque peu différente. Vous travaillerez maintenant en vous appliquant aux détails, en vous concentrant sur la qualité et la force de vos mouvements, en les adaptant à la musculature. Il importe d'être à l'écoute du corps de la personne massée et de savoir quand il faut continuer un mouvement et quand il faut l'interrompre. Au cours du massage, on s'intéressera davantage aux points de pression, aux étirements ainsi qu'aux articulations.

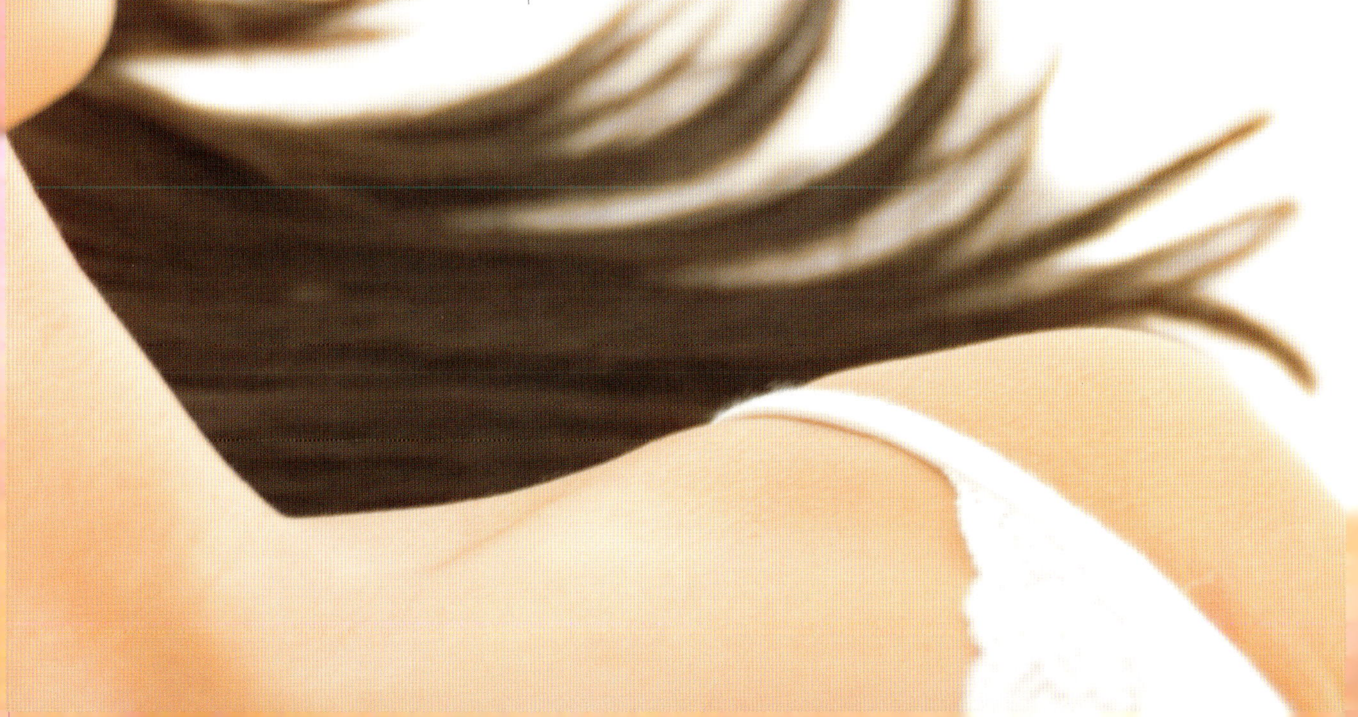

Le dos

En plus des amples mouvements de balayage sur le dos mentionnés dans le massage de base, vous avez maintenant l'occasion de vous concentrer davantage sur des zones spécifiques, en vous intéressant surtout aux endroits qui retiennent habituellement la tension et en travaillant beaucoup plus en profondeur autour des épaules et de la région lombaire. Dès le départ, entraînez vos mains à repérer les zones qui sont tendues. Découvrez comment les muscles sont agencés et faites porter vos efforts sur le déblocage quand vous massez. Vous commencerez à connaître les mouvements qui apaisent et ceux qui détendent, en permettant à la tension de se dissiper. L'effleurage et les mouvements de repos n'ont pas été inclus ici ; pensez à les faire au début et à la fin de chaque étape.

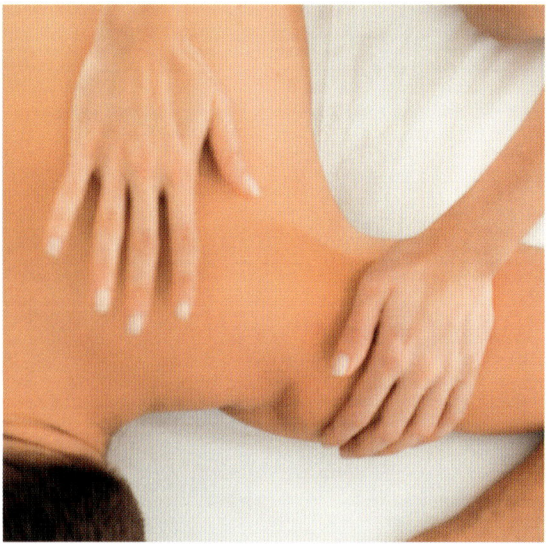

1 **Décontraction de l'épaule.** Commencez par vous huiler les mains et faites un mouvement d'effleurage sur le dos. Puis mettez-vous à côté de la personne que vous massez et faites glisser les mains autour de son omoplate, en relâchant la tension et en encourageant toute la zone à se relaxer. Utilisez le plat de votre main, en vous concentrant sur tous les endroits qui, sous vos doigts, vous paraissent particulièrement tendus.

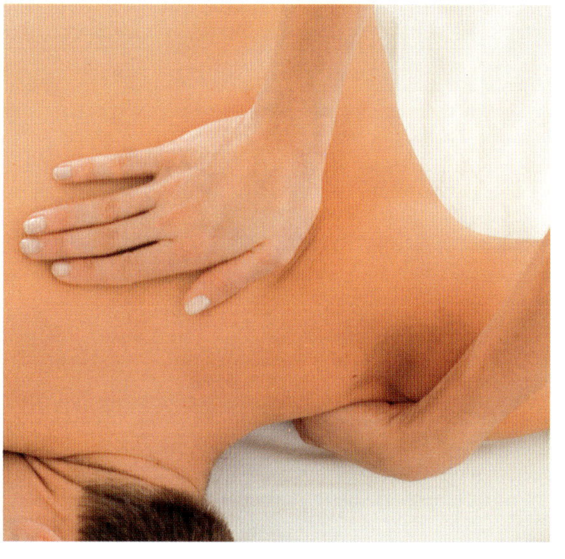

2 **Étirement de l'épaule.** C'est un mouvement d'étirement légèrement différent. Mettez une main sous l'épaule de la personne que vous massez et l'autre par-dessus. L'épaule est prise en sandwich, pour ainsi dire. Tirez doucement, droit vers vous plutôt que vers le haut. On doit voir l'épaule bouger alors qu'elle se détend. Lâchez l'épaule en remontant vos mains vers vous.

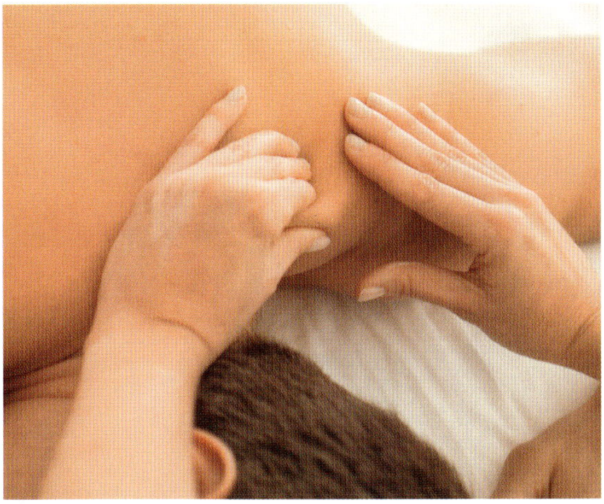

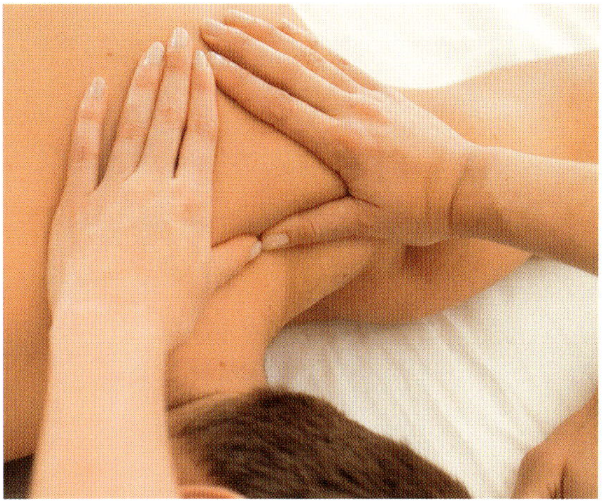

3 Pétrissage de l'épaule. Placez vos mains sur le dessus de l'épaule de la personne que vous massez. Pétrissez les muscles en allant jusqu'au cou et en sens inverse. Refaites cette séquence plusieurs fois. Appuyez avec vos pouces, en particulier là où vous sentez de la tension, et faites rouler les muscles entre vos doigts et vos pouces en les tirant vers vous.

4 Pression sur l'épaule. Joignez l'extrémité de vos pouces juste au-dessus de l'omoplate. En gardant les pouces droits, appuyez sur les muscles de l'épaule. Commencez à la base du cou et glissez vers le bras. Diminuez votre pression au niveau de l'articulation de l'épaule et refaites la séquence pour relâcher complètement la tension.

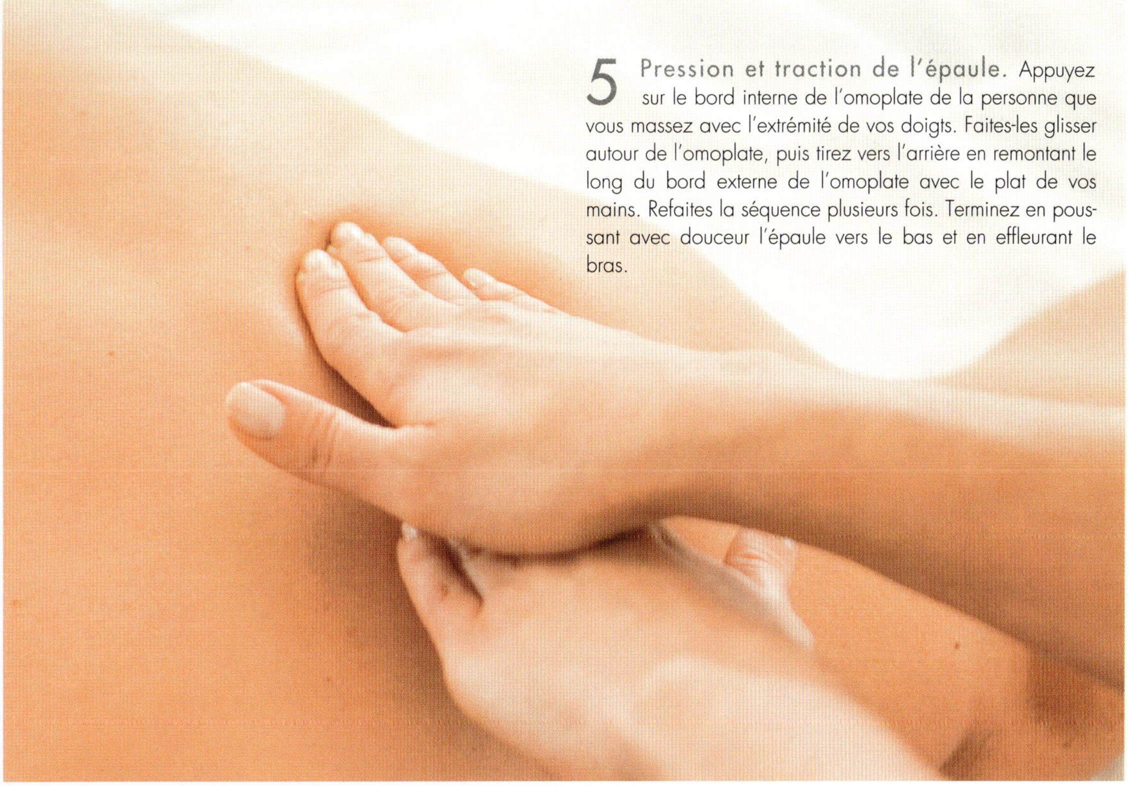

5 Pression et traction de l'épaule. Appuyez sur le bord interne de l'omoplate de la personne que vous massez avec l'extrémité de vos doigts. Faites-les glisser autour de l'omoplate, puis tirez vers l'arrière en remontant le long du bord externe de l'omoplate avec le plat de vos mains. Refaites la séquence plusieurs fois. Terminez en poussant avec douceur l'épaule vers le bas et en effleurant le bras.

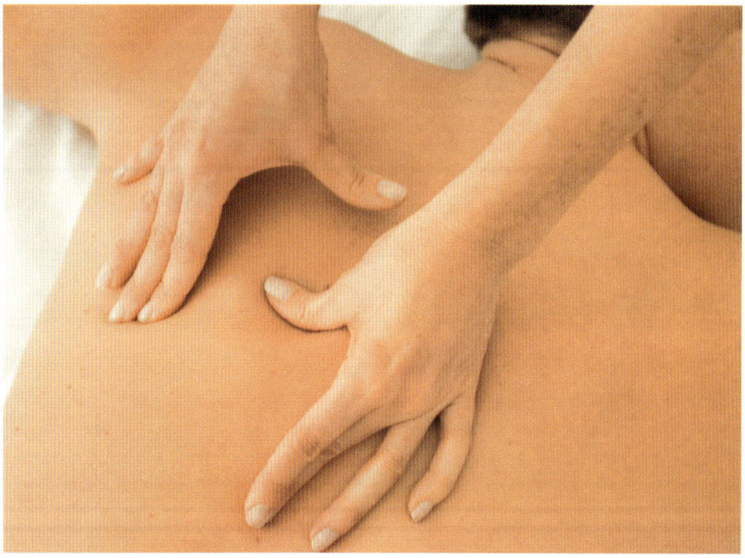

6 Rouler-glisser des pouces le long de la colonne vertébrale. En gardant la même position, faites rouler vos pouces en alternance tout le long de la colonne vertébrale de la personne que vous massez pour relâcher les tensions. Commencez juste au-dessous de la base du cou et faites rouler vos pouces sur les muscles de chaque côté de la colonne vertébrale jusqu'à la région lombaire. Quand vous faites rouler un pouce, vous relevez l'autre. Refaites la séquence plusieurs fois.

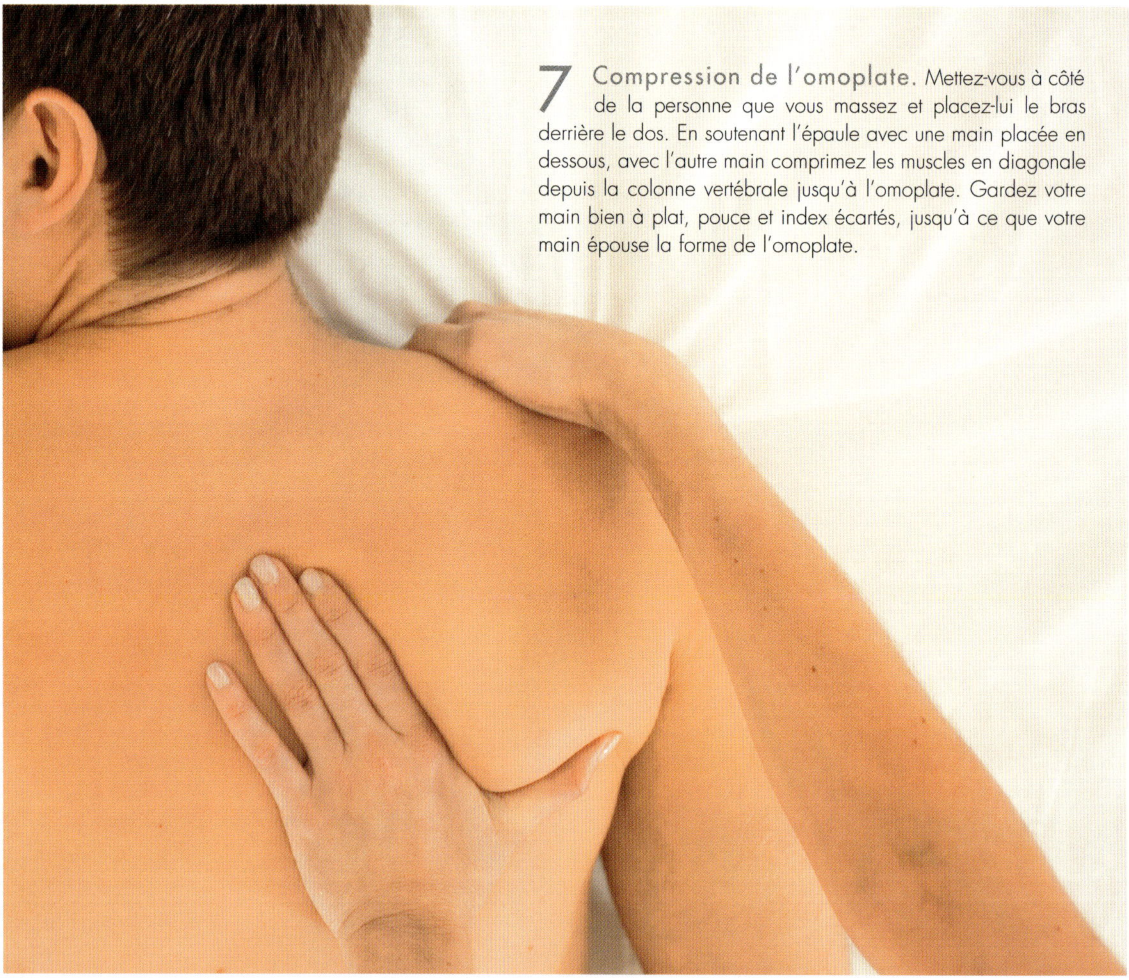

7 Compression de l'omoplate. Mettez-vous à côté de la personne que vous massez et placez-lui le bras derrière le dos. En soutenant l'épaule avec une main placée en dessous, avec l'autre main comprimez les muscles en diagonale depuis la colonne vertébrale jusqu'à l'omoplate. Gardez votre main bien à plat, pouce et index écartés, jusqu'à ce que votre main épouse la forme de l'omoplate.

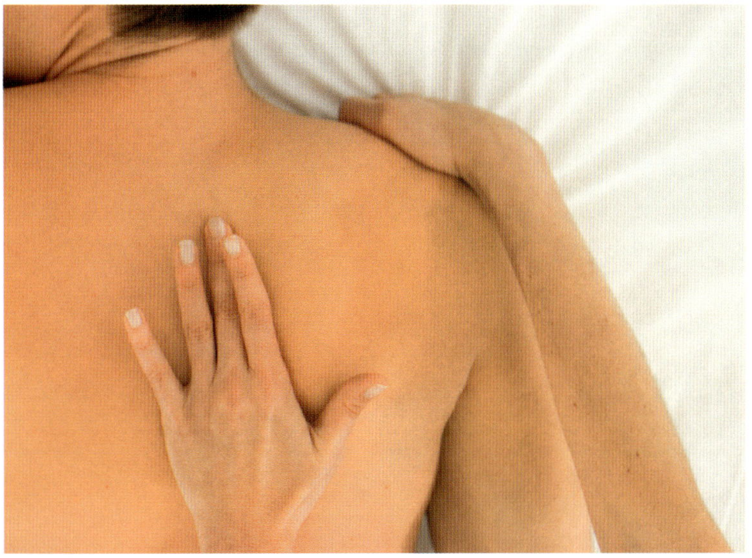

8 Traction autour de l'épaule. Soutenez d'une main l'épaule de la personne que vous massez et placez votre autre main sur le dessus de son épaule, juste à la base du cou. Arrondissez vos doigts sur les muscles puis commencez à faire des étirements dans votre direction, en faisant descendre votre main le long du bord interne de l'omoplate. Avec les doigts à plat, exercez une pression là où vous sentez une tension particulière.

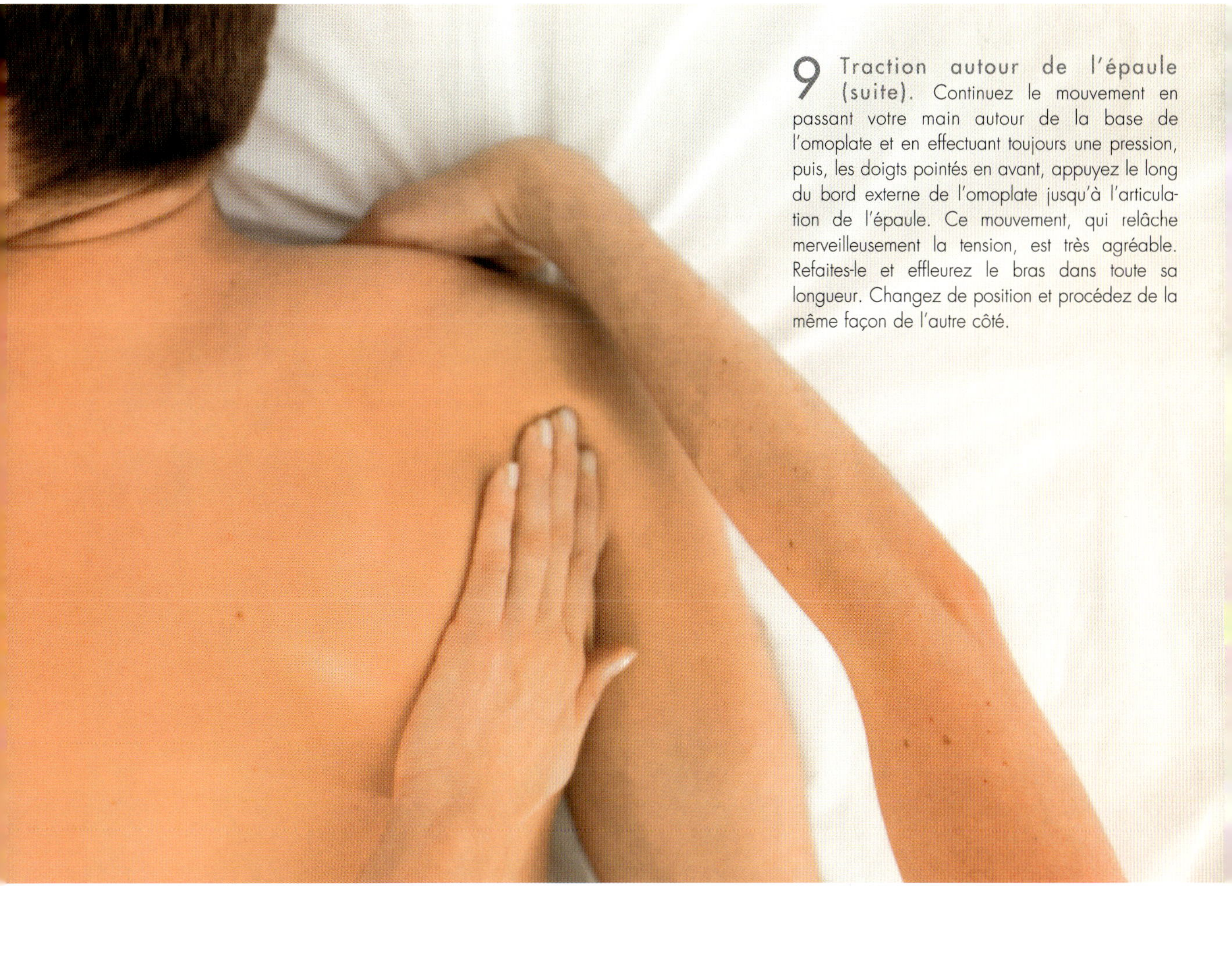

9 Traction autour de l'épaule (suite). Continuez le mouvement en passant votre main autour de la base de l'omoplate et en effectuant toujours une pression, puis, les doigts pointés en avant, appuyez le long du bord externe de l'omoplate jusqu'à l'articulation de l'épaule. Ce mouvement, qui relâche merveilleusement la tension, est très agréable. Refaites-le et effleurez le bras dans toute sa longueur. Changez de position et procédez de la même façon de l'autre côté.

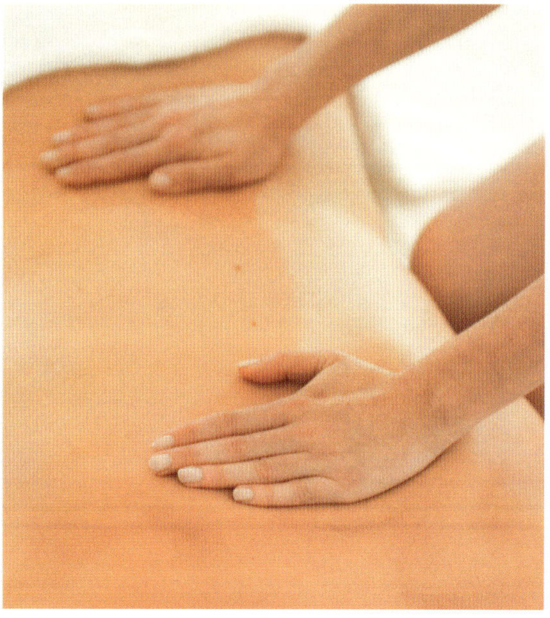

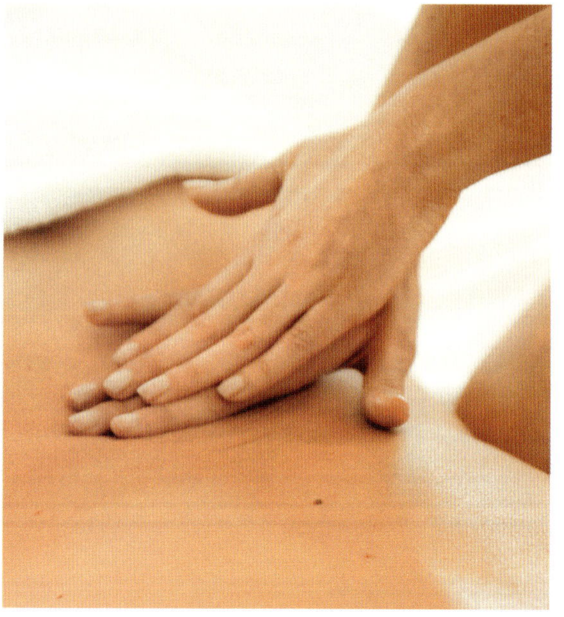

10 Étirement de la région lombaire. Maintenant effleurez la région lombaire. Placez les deux mains côte à côte au milieu du dos et faites glisser une main vers le sacrum. Continuez l'étirement sur le sacrum, en tirant doucement avec votre autre main dans la direction opposée. Faites cette séquence une seule fois, avec précaution.

11 Mouvements circulaires sur le sacrum. Mettez les deux mains placées l'une au-dessus de l'autre sur le sacrum de la personne que vous massez. Faites lentement des cercles dans le sens contraire des aiguilles d'une montre, en gardant les deux mains bien à plat et en utilisant la main du dessus pour exercer une pression. Faites les cercles assez grands pour relâcher la tension dans la région lombaire. Demandez toujours à la personne massée si la pression lui convient.

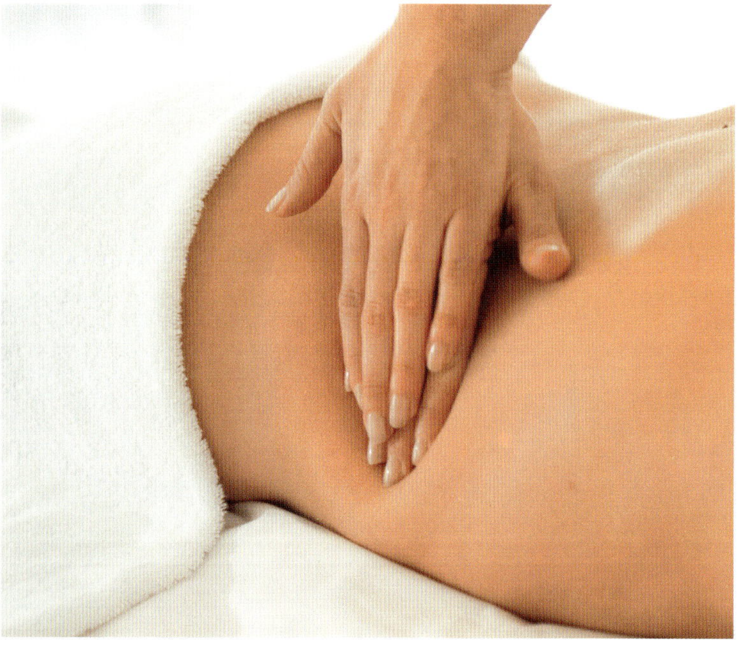

12 Traction autour de la hanche. Placez vos deux mains sur le côté le plus éloigné de vous de la personne que vous massez, juste au-dessus de la hanche. Poussez les deux mains vers le bas, en étirant les muscles dans un mouvement descendant. Continuez en faisant des cercles autour de la hanche et en passant sur la fesse pour revenir. Utilisez le plat de la main, puis finissez en exerçant une pression avec le bas des paumes. Recommencez plusieurs fois.

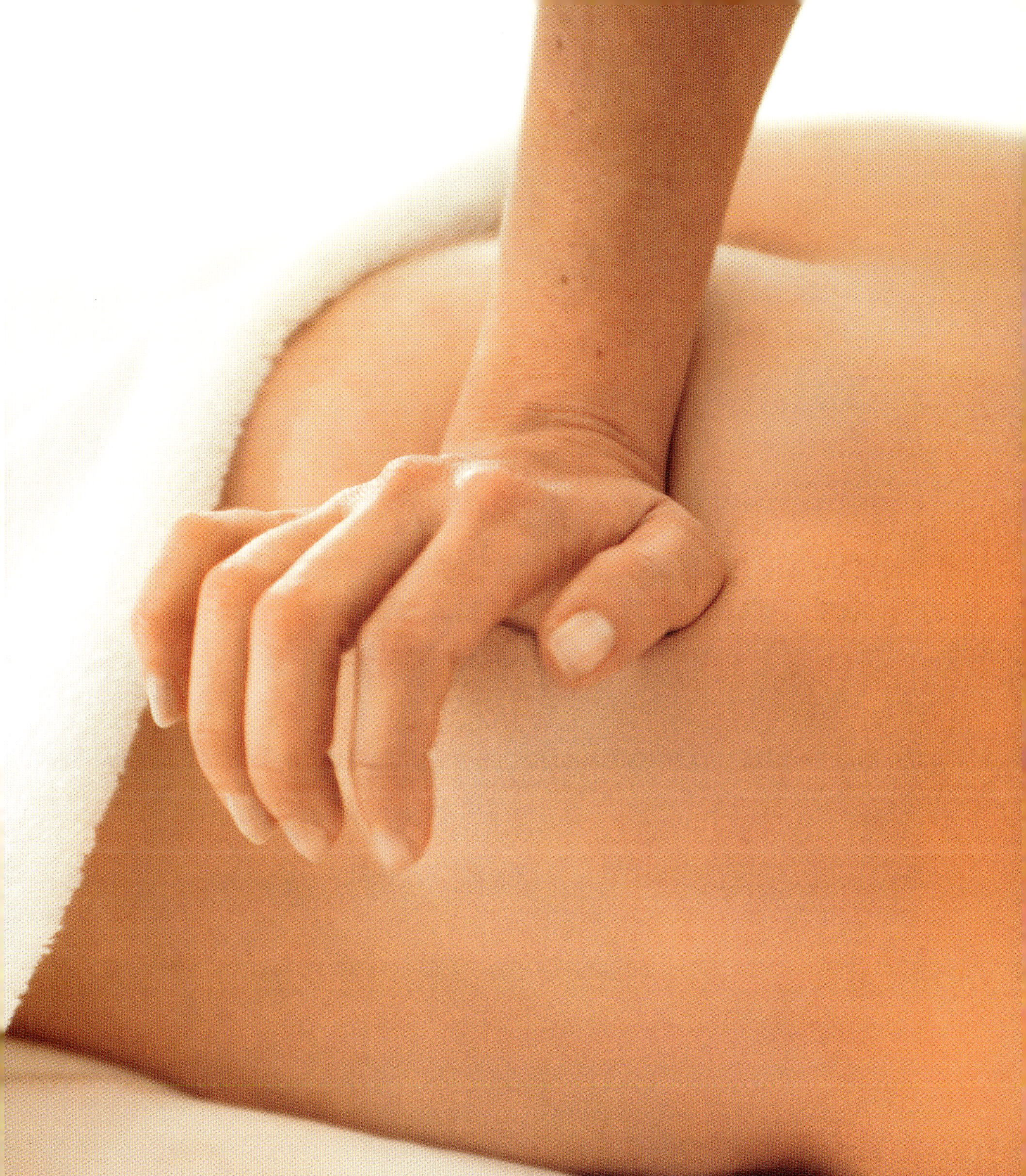

13 **Pression avec le bas de la paume.** Quand vous terminez le mouvement précédent, levez la main qui est au-dessus et effectuez une pression autour de l'articulation de la hanche de la personne que vous massez avec le bas de la paume de l'autre main. Décollez les doigts et relevez votre poignet pour exercer une pression plus ferme avec le bas de la paume. En appuyant, faites des petits cercles en direction de l'articulation pour que la relaxation soit plus efficace.

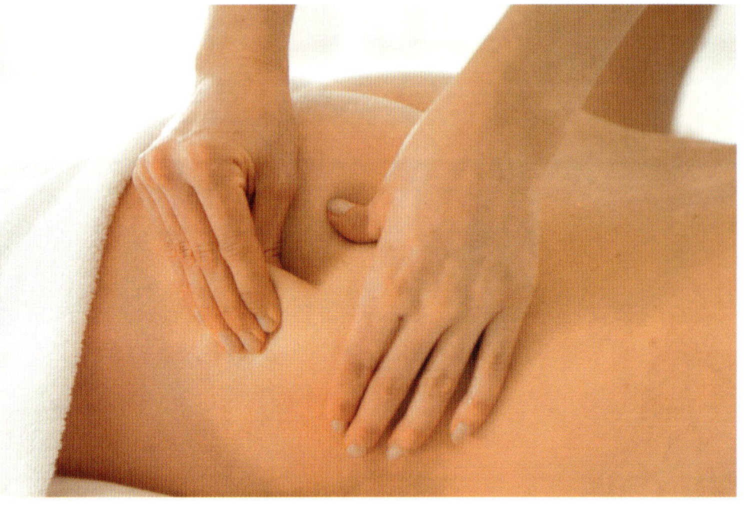

14 **Pétrissage.** Commencez à pétrir la fesse de la personne que vous massez pour détendre à fond les muscles. Exercez une pression avec le pouce et faites rouler la masse musculaire en ramenant les autres doigts vers vous. Exercez une pression très ferme sur la partie souple des muscles en travaillant en alternance et en rythme avec une main puis avec l'autre. Concentrez-vous particulièrement sur les points où vous sentez une tension.

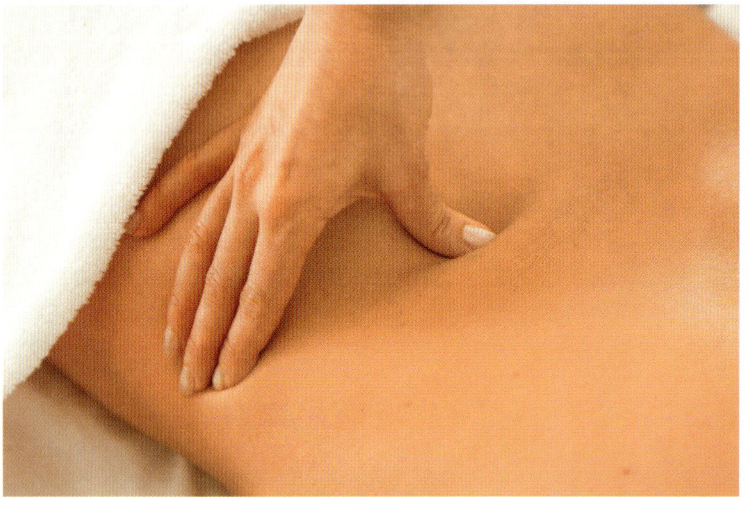

15 **Mouvements circulaires avec le pouce.** Placez votre pouce en haut du sacrum de la personne que vous massez juste de l'autre côté de la colonne vertébrale. Avec l'extrémité de votre pouce, faites des petits mouvements circulaires sur le sacrum vers l'extérieur. Vérifiez si la pression convient à la personne massée. Refaites le mouvement en commençant chaque fois un peu plus bas.

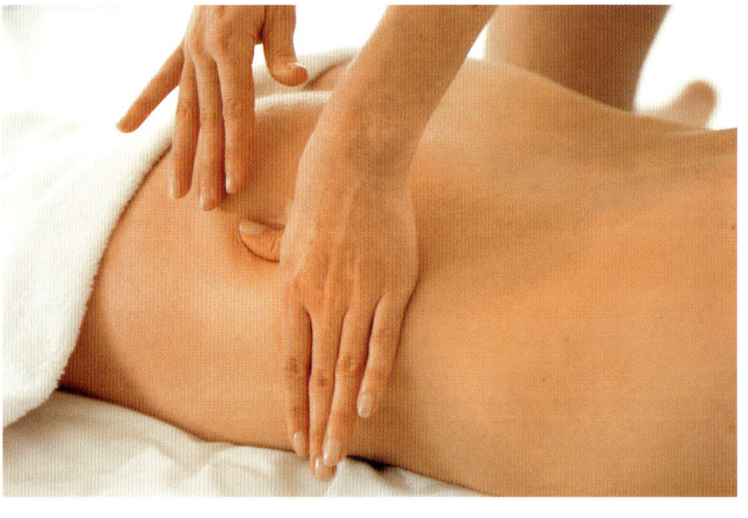

16 **Rouler-glisser des pouces.** Faites rouler vos deux pouces en diagonale sur la fesse, en allant du sacrum vers la hanche. Utilisez tour à tour un pouce puis l'autre quand vous les faites glisser, afin que le mouvement donne l'impression d'un mouvement ondulatoire continu. Veillez à appuyer seulement sur la partie souple du muscle, en répétant plusieurs fois les glissements. Ces mouvements, qui sont agréables, contribuent à dissiper la tension.

17 **Traction.** Commencez à tirer sur les muscles qui se trouvent sur le flanc de la personne que vous massez. Remontez de la fesse jusqu'à l'épaule. Glissez une main en dessous du corps, puis ramenez-la vers vous en la tirant. Alternez les mains, en procédant avec douceur mais fermeté, afin que le corps de la personne massée bouge quand vous effectuez les mouvements, qui sont de plus en plus amples à mesure que vous remontez.

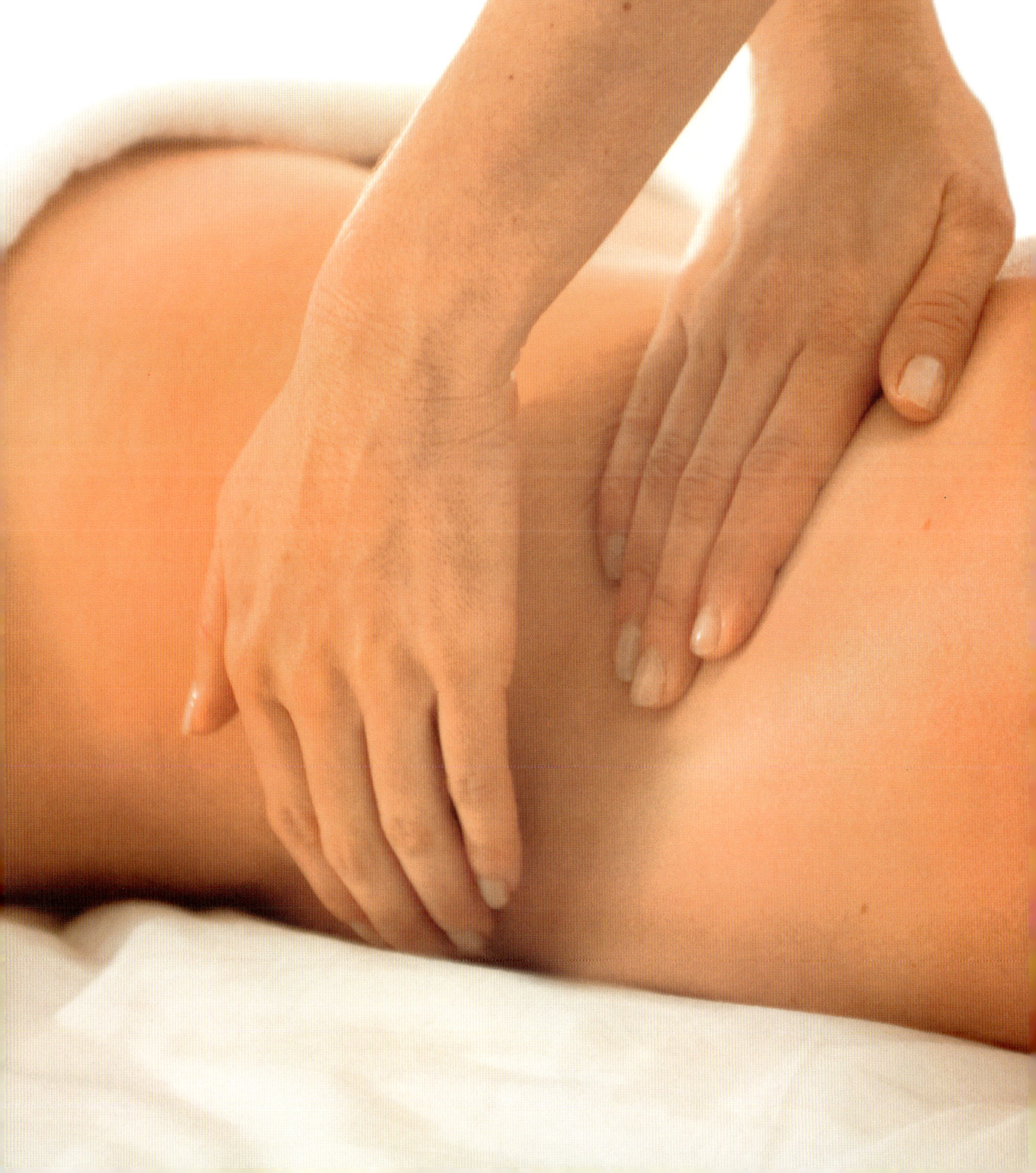

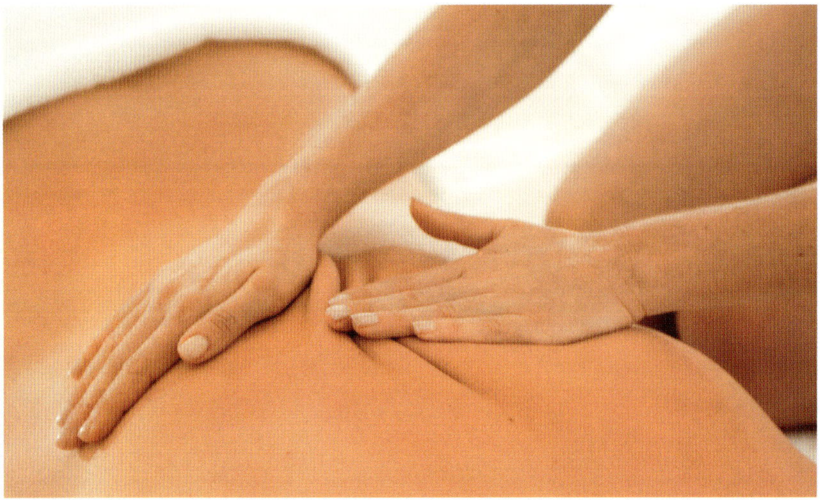

18 Torsion. Placez une main de l'autre côté de la région lombaire de la personne que vous massez, l'autre main juste au-dessus de la hanche la plus proche de vous. Commencez à tirer sur votre main la plus éloignée pour la ramener vers vous, l'autre main effectuant une poussée dans le sens contraire. Les muscles se tordent lorsque vos mains se croisent et glissent dans des directions opposées. Répétez la séquence plusieurs fois en un mouvement ascendant et descendant sur la région lombaire.

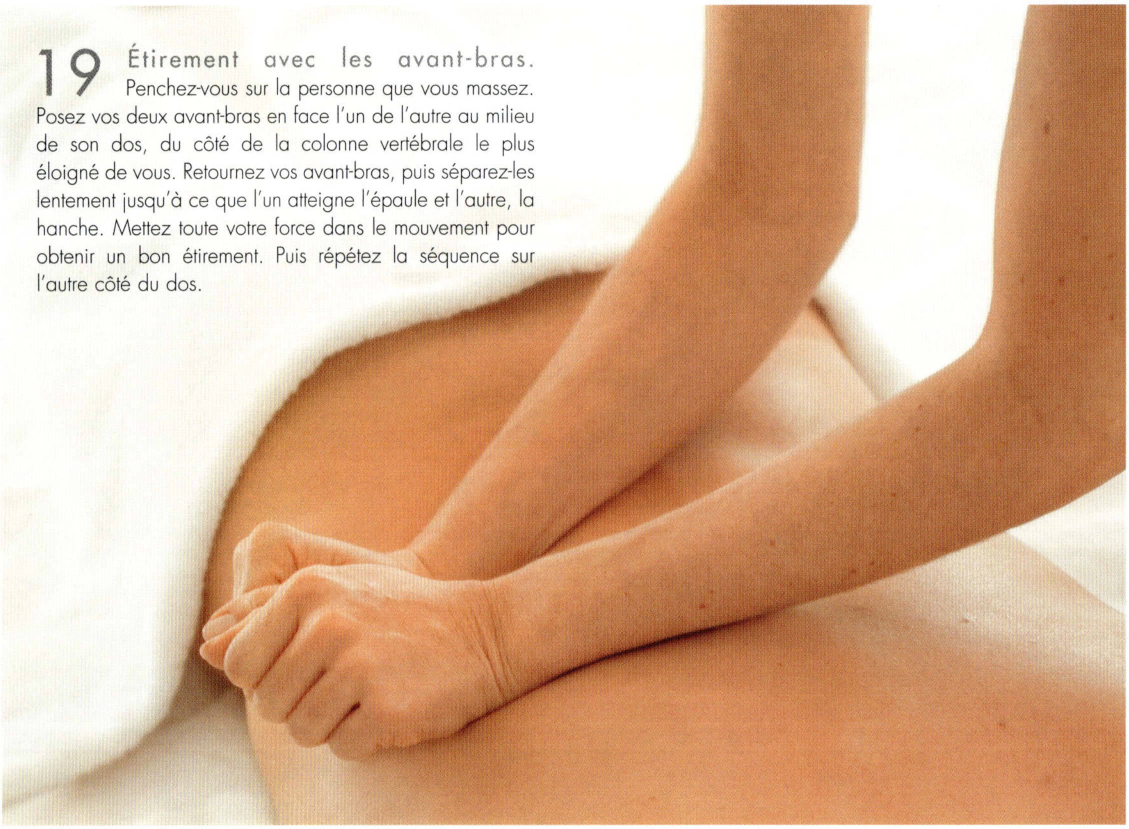

19 Étirement avec les avant-bras. Penchez-vous sur la personne que vous massez. Posez vos deux avant-bras en face l'un de l'autre au milieu de son dos, du côté de la colonne vertébrale le plus éloigné de vous. Retournez vos avant-bras, puis séparez-les lentement jusqu'à ce que l'un atteigne l'épaule et l'autre, la hanche. Mettez toute votre force dans le mouvement pour obtenir un bon étirement. Puis répétez la séquence sur l'autre côté du dos.

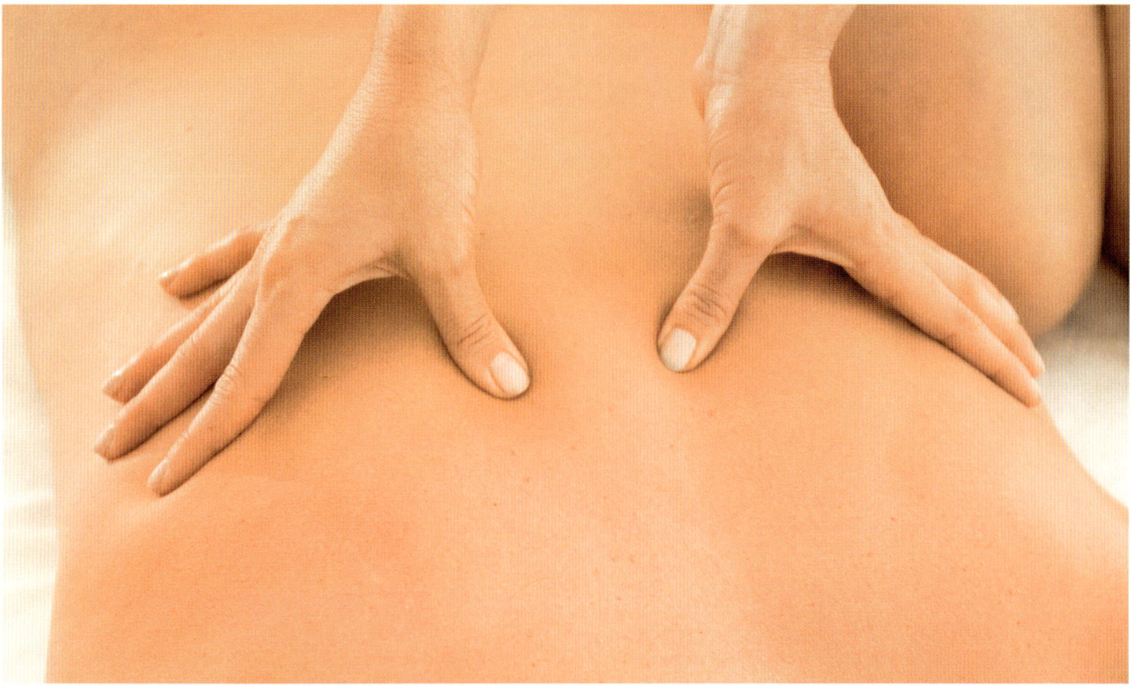

20 Mouvements circulaires en remontant le long de la colonne vertébrale. Posez les deux mains à la base de la colonne vertébrale de la personne que vous massez, le coussinet de vos pouces étant placé sur les muscles de chaque côté. Faites des mouvements circulaires sur les muscles en remontant, vos mains glissant vers le cou. Enchaînez pressions et mouvements circulaires sans interruption. Relâchez doucement la pression à la base du crâne.

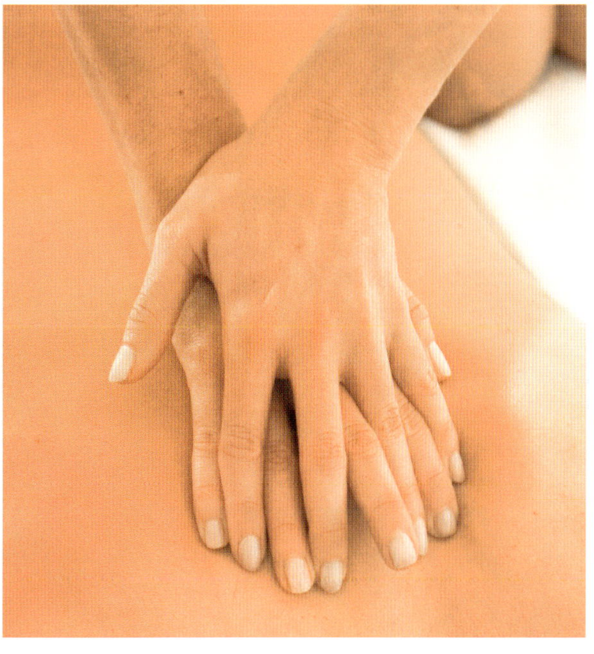

21 Ratissage de la colonne vertébrale. Mettez les deux mains l'une sur l'autre en haut de la colonne vertébrale de la personne que vous massez et descendez en effectuant un mouvement de ratissage jusqu'à la région lombaire. Utilisez la pulpe de vos doigts pour appuyer vers le bas sur les muscles tout au long de la colonne vertébrale. Ainsi vous relâchez la tension et avivez la conscience qu'a la personne massée de son corps. Recommencez plusieurs fois. Balayez la colonne vertébrale de haut en bas avec vos mains, puis laissez-les reposer quelques instants sur le dos.

L'arrière des jambes

Maintenant que votre sensibilité s'est affinée et que vous avez une meilleure connaissance des muscles de la personne que vous massez, vous pouvez travailler sur les zones des jambes, là où vous sentez que la tension s'est accumulée en profondeur. Vos pouces et le bas de vos paumes vous permettent de travailler plus profondément. Vous découvrirez ci-dessous certains mouvements pour détendre les articulations, ce qui est une caractéristique de ce type de massage. Il faudra encore être très vigilant et vérifier fréquemment si la pression que vous exercez convient à la personne massée. Pour certaines femmes, le massage des mollets peut être douloureux et leurs cuisses peuvent être aussi extrêmement sensibles au toucher. Si la personne massée est chatouilleuse, ayez des mouvements fermes et précis. Informez-vous toujours auprès de la personne massée pour savoir si elle a des problèmes de hanche ou de genou avant de faire des étirements.

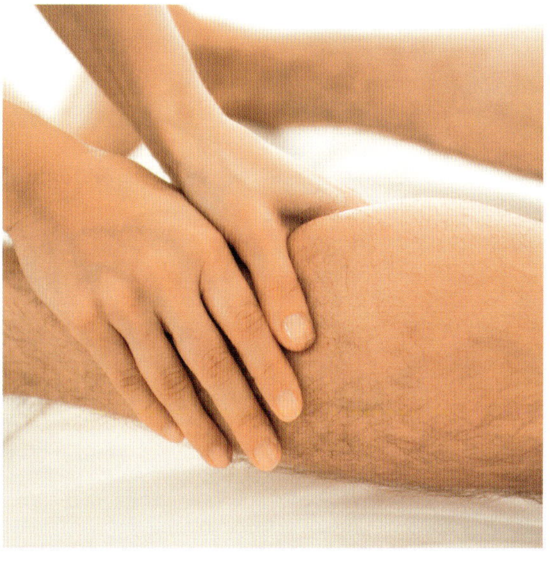

1 Compression du mollet. Effleurez la jambe. Puis placez votre main sur le mollet, pouce d'un côté et autres doigts de l'autre. Commencez à comprimer les muscles du mollet, cette fois en travaillant avec votre pouce sur toute la zone tendue. Frottez les muscles, comprimez-les pour les détendre, en vous servant des deux mains. Relâchez la pression à proximité du genou.

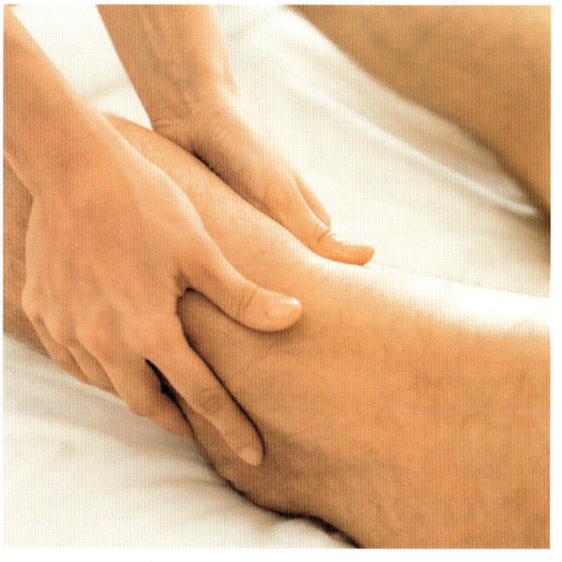

2 Étirement du genou. Mettez vos mains en gouttière autour du genou de la personne que vous massez, les pouces côte à côte au centre du creux à l'arrière du genou. Écartez lentement vos mains, en tirant doucement de chaque côté du creux avec vos pouces. Ce mouvement donne une sensation très agréable. De plus, il relâche toute tension autour de l'articulation.

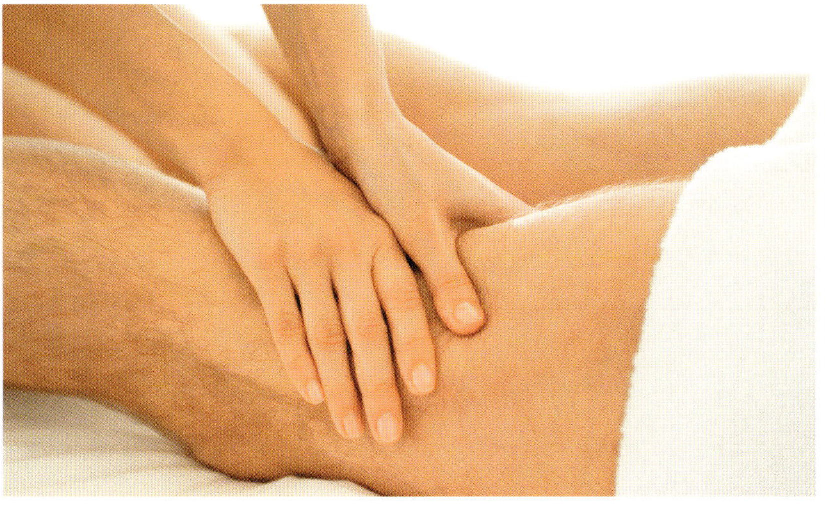

3 Compression de la cuisse. Placez vos mains l'une à côté de l'autre à l'arrière de la cuisse, derrière le genou. Mettez vos mains en éventail afin que vos pouces se trouvent d'un côté et vos autres doigts, de l'autre. Mettez toute votre force dans le mouvement et utilisez le poids de votre corps pour comprimer les muscles de la cuisse, en remontant. Relâchez la pression au niveau de la fesse et refaites cette séquence plusieurs fois.

4 Compression avec le bas de la paume. Utilisez le bas de la paume de votre main pour comprimer les muscles superficiels de la cuisse de la personne que vous massez. Relevez votre poignet et décollez vos doigts afin d'effectuer une pression ferme avec le bas de la paume. Commencez juste au-dessus du genou et comprimez la cuisse par un mouvement continu en remontant sur le côté externe de la jambe. Terminez au niveau de la hanche. Puis recommencez.

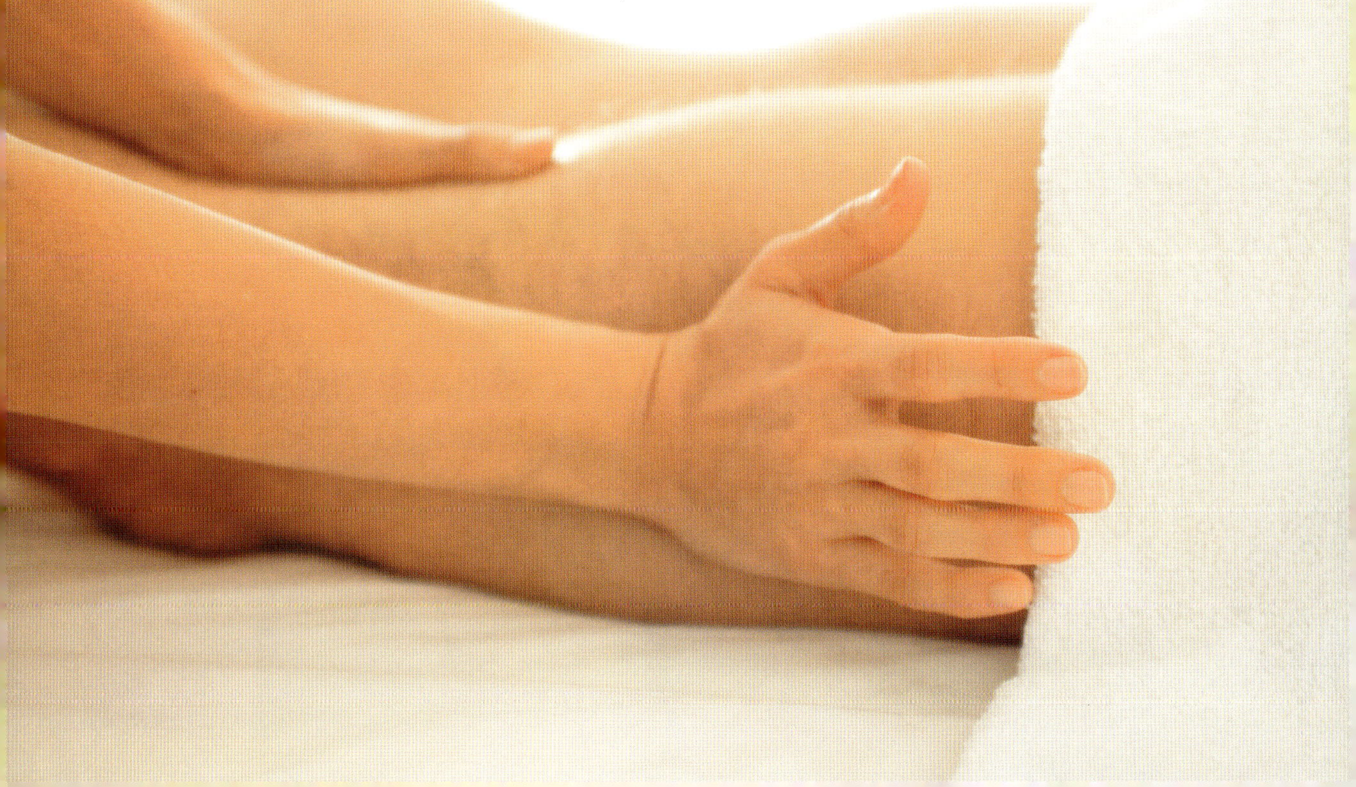

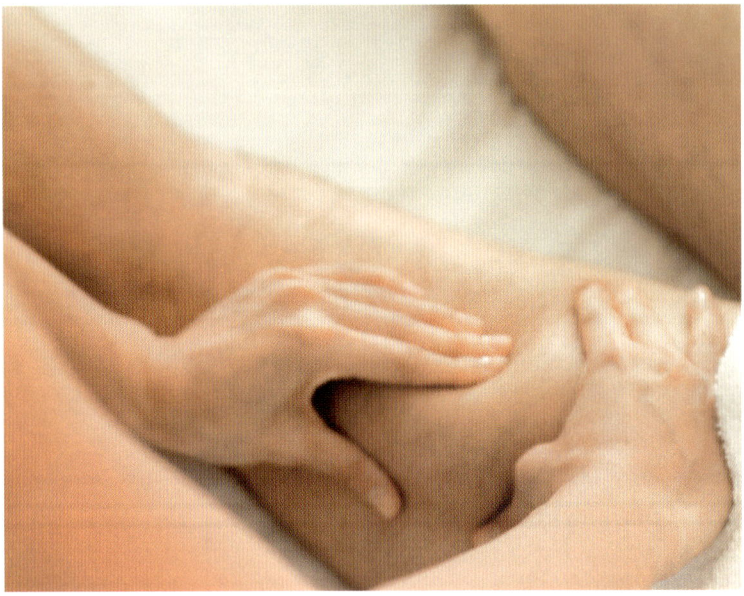

5 Pétrissage de la cuisse. Commencez à pétrir l'arrière et le côté de la cuisse, en appuyant avec vos pouces, en faisant rouler les masses musculaires et en les ramenant vers vous. Montez et descendez sur toute la longueur de la jambe, en cherchant les points de tension avec vos doigts et en vous concentrant seulement sur les zones où vous sentez qu'il y en a. Relâchez la pression à proximité du genou et de la hanche.

6 Torsion de la jambe. Placez une main sur la face interne de la cuisse de la personne que vous massez, l'autre sur la face la plus proche de vous. Ramenez vers vous, en la tirant, votre main la plus éloignée, tandis que vous faites glisser l'autre main dans le sens opposé. Tordez la masse musculaire quand vos mains se croisent. Tout en descendant le long de la jambe, continuez à effectuer des torsions. Terminez par des mouvements de faible amplitude au voisinage de la cheville.

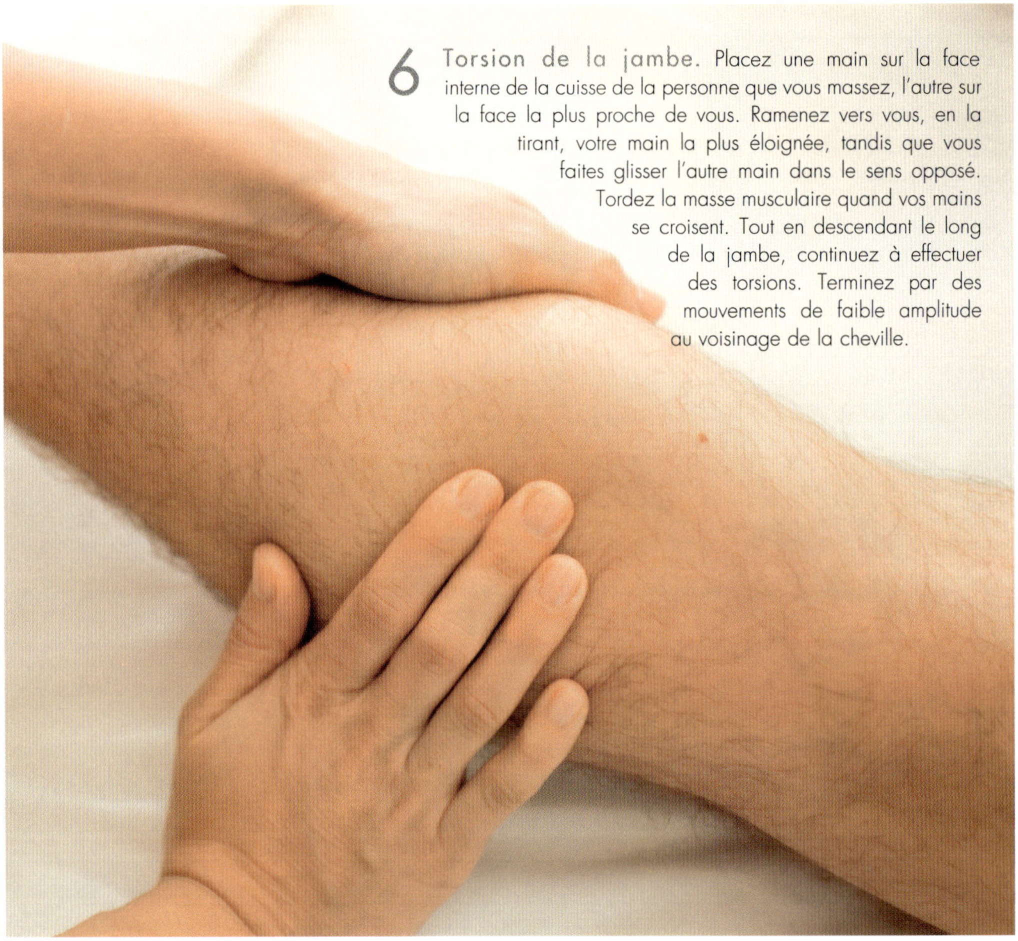

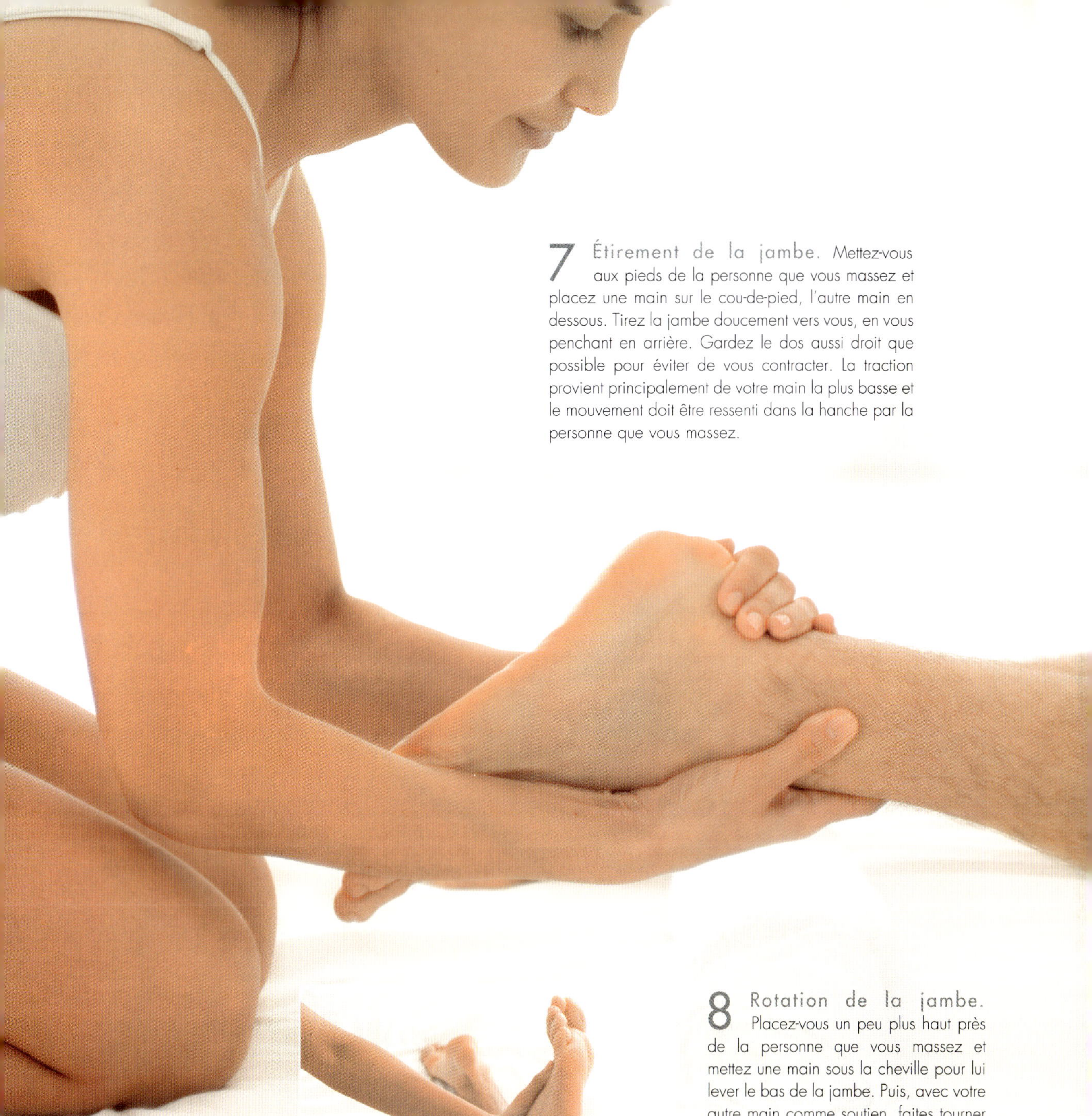

7 Étirement de la jambe. Mettez-vous aux pieds de la personne que vous massez et placez une main sur le cou-de-pied, l'autre main en dessous. Tirez la jambe doucement vers vous, en vous penchant en arrière. Gardez le dos aussi droit que possible pour éviter de vous contracter. La traction provient principalement de votre main la plus basse et le mouvement doit être ressenti dans la hanche par la personne que vous massez.

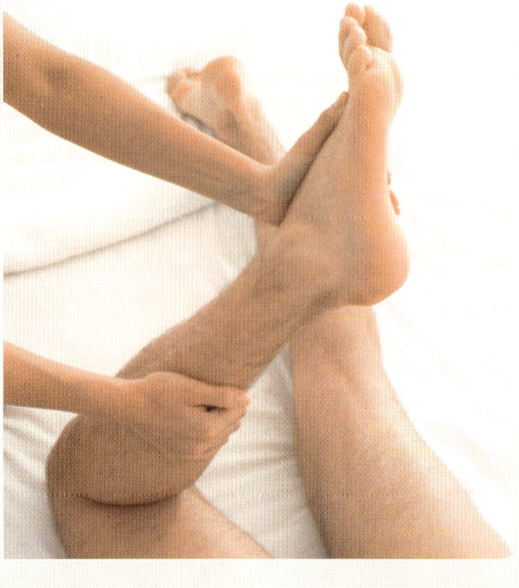

8 Rotation de la jambe. Placez-vous un peu plus haut près de la personne que vous massez et mettez une main sous la cheville pour lui lever le bas de la jambe. Puis, avec votre autre main comme soutien, faites tourner la jambe trois fois dans chaque sens. Effectuez des cercles aussi grands que possible sans incommoder la personne. Veillez à ce qu'elle vous abandonne tout le poids de sa jambe et vous laisse faire le mouvement sans intervenir. Ce mouvement détend le genou et la hanche.

Les pieds

Avec les pieds et les chevilles, vous terminez le massage de la partie arrière du corps. Il ne faut jamais oublier les pieds quand on effectue un massage complet, c'est-à-dire quand on masse de la tête aux orteils. La plante des pieds est très sensible, car elle comporte de nombreuses terminaisons nerveuses ainsi que des zones réflexes. Aussi les massages sur cette partie du corps peuvent-ils affecter certains organes tout en étant très relaxants. Travaillez toutes les parties du pied pour donner une sensation d'accomplissement, mais il faut procéder avec douceur autour du cou-de-pied. Si la personne est chatouilleuse, elle doit tout faire pour se détendre en restant pleinement consciente.

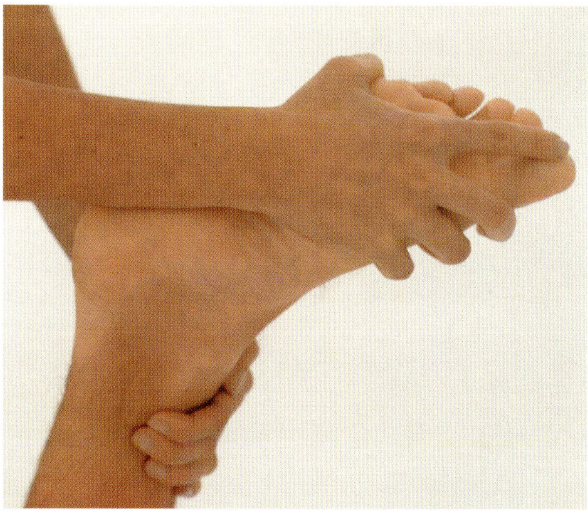

1 **Rotation de la cheville.** Soutenez d'une main la jambe en position verticale de la personne massée et placez l'autre main sur la plante du pied. Vos doigts entourent la partie antérieure du pied, tandis que votre avant-bras repose sur le talon. Faites tourner la cheville lentement, en vous servant de votre avant-bras comme levier pour faciliter le mouvement. Les cercles doivent être aussi grands et aussi réguliers que possible. Répétez le mouvement trois fois dans chaque sens.

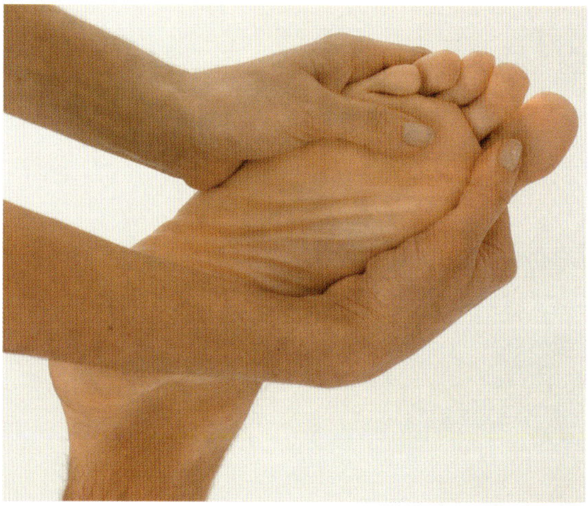

2 **Torsion du pied.** Entourez chaque côté du pied de la personne que vous massez avec la paume de vos mains. Appuyez en tirant vers le bas avec les doigts d'une main et en poussant vers le haut avec le bas de la paume de l'autre main pour faire tourner le pied. Effectuez la pression jusqu'à ce qu'il y ait résistance, puis faites le mouvement dans le sens opposé. Vous pouvez ainsi étirer les muscles et communiquer une agréable sensation de détente.

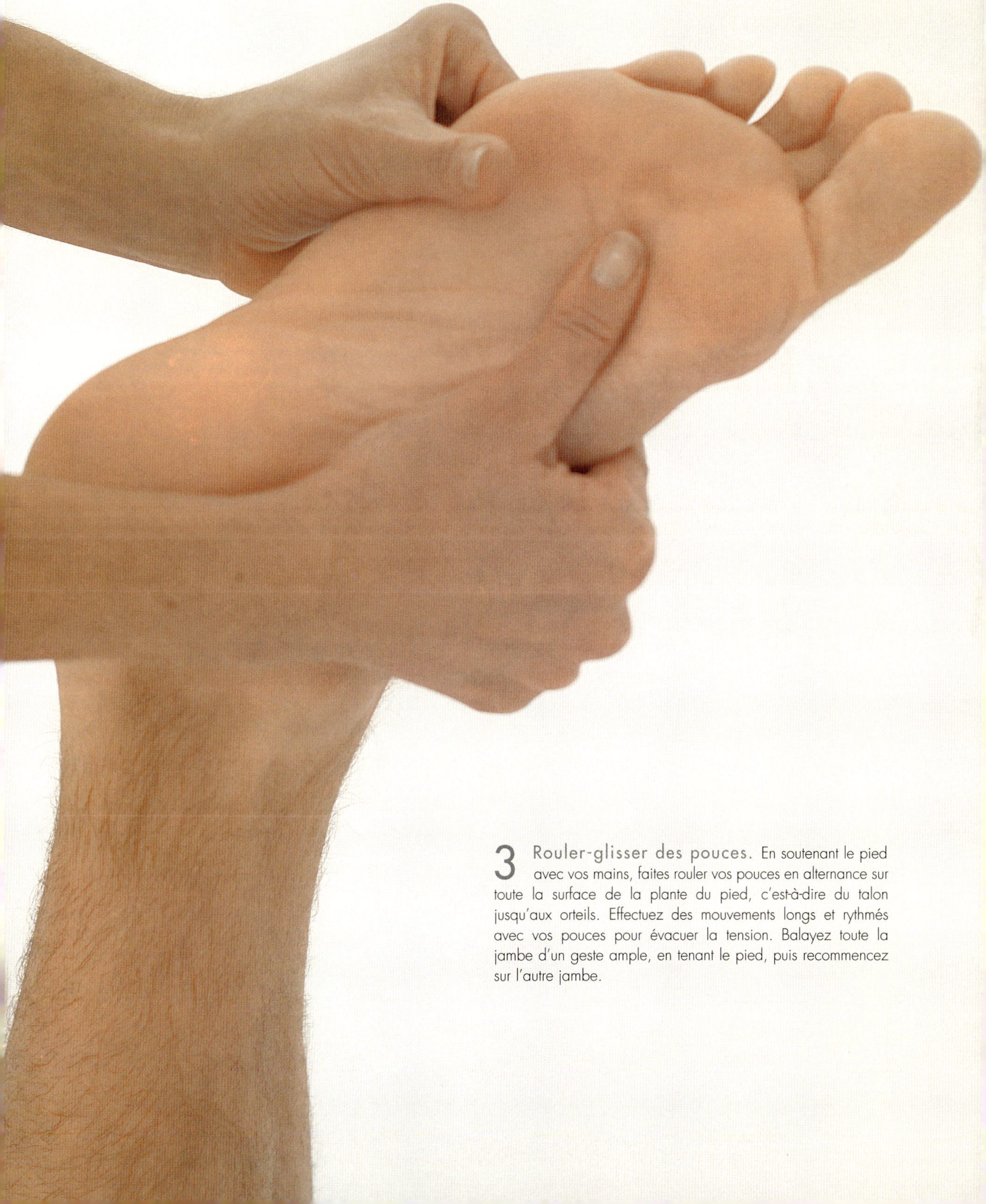

3 Rouler-glisser des pouces. En soutenant le pied avec vos mains, faites rouler vos pouces en alternance sur toute la surface de la plante du pied, c'est-à-dire du talon jusqu'aux orteils. Effectuez des mouvements longs et rythmés avec vos pouces pour évacuer la tension. Balayez toute la jambe d'un geste ample, en tenant le pied, puis recommencez sur l'autre jambe.

Le cou

À ce stade, vous avez la possibilité de travailler à la fois sur les muscles du cou et sur la colonne vertébrale. À vrai dire, je ne ferais jamais un massage sans travailler sur le cou. Quand vous massez, ayez l'impression que vous détendez les muscles et relâchez la tension dans tout le cou en même temps que vous vous concentrez sur la mobilité et la souplesse. La tension dans le dos et les épaules a presque toujours un effet sur le cou, qui, à son tour, peut causer des maux de tête. En relaxant la tête, on peut souvent les soulager. Prenez tout votre temps quand vous massez le cou. Les massages du cou et du dos sont les plus bénéfiques et les plus appréciés.

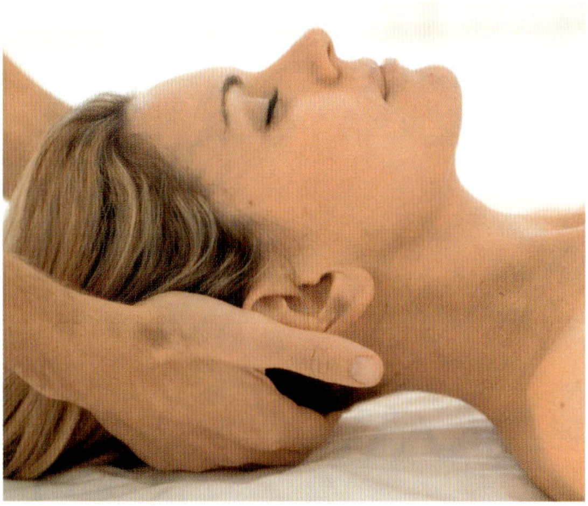

1 Étirement du cou. Asseyez-vous derrière la personne que vous massez et huilez vos mains. Placez-les en haut de la poitrine, faites-les glisser sur les épaules et sur la nuque, puis autour de la base du crâne de la personne que vous massez. Effectuez une traction sur le crâne dans votre direction, en amenant le menton vers le bas et en allongeant la colonne vertébrale. Glissez vos doigts sous la tête puis relâchez.

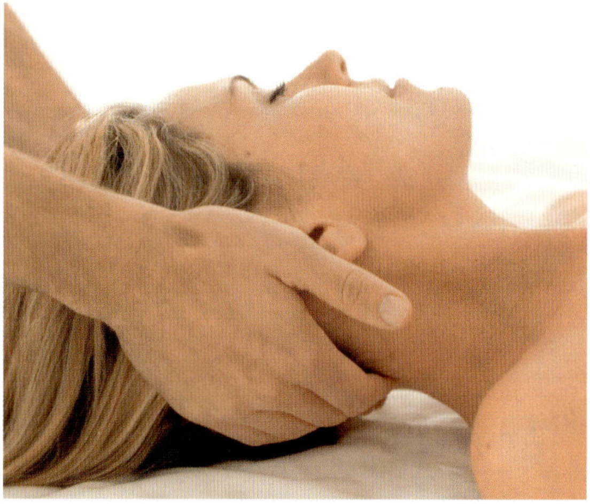

2 Roulement du cou. Placez vos deux mains de chaque côté du cou de la personne que vous massez. Puis remontez une main le long des muscles du cou et faites tourner la tête de la personne du côté opposé. Soutenez le cou avec votre main libre. Répétez le mouvement avec l'autre main, en ramenant la tête de la personne à sa position de départ. Faites rouler doucement la tête de droite à gauche et de gauche à droite plusieurs fois, en vérifiant que la personne massée reste complètement détendue.

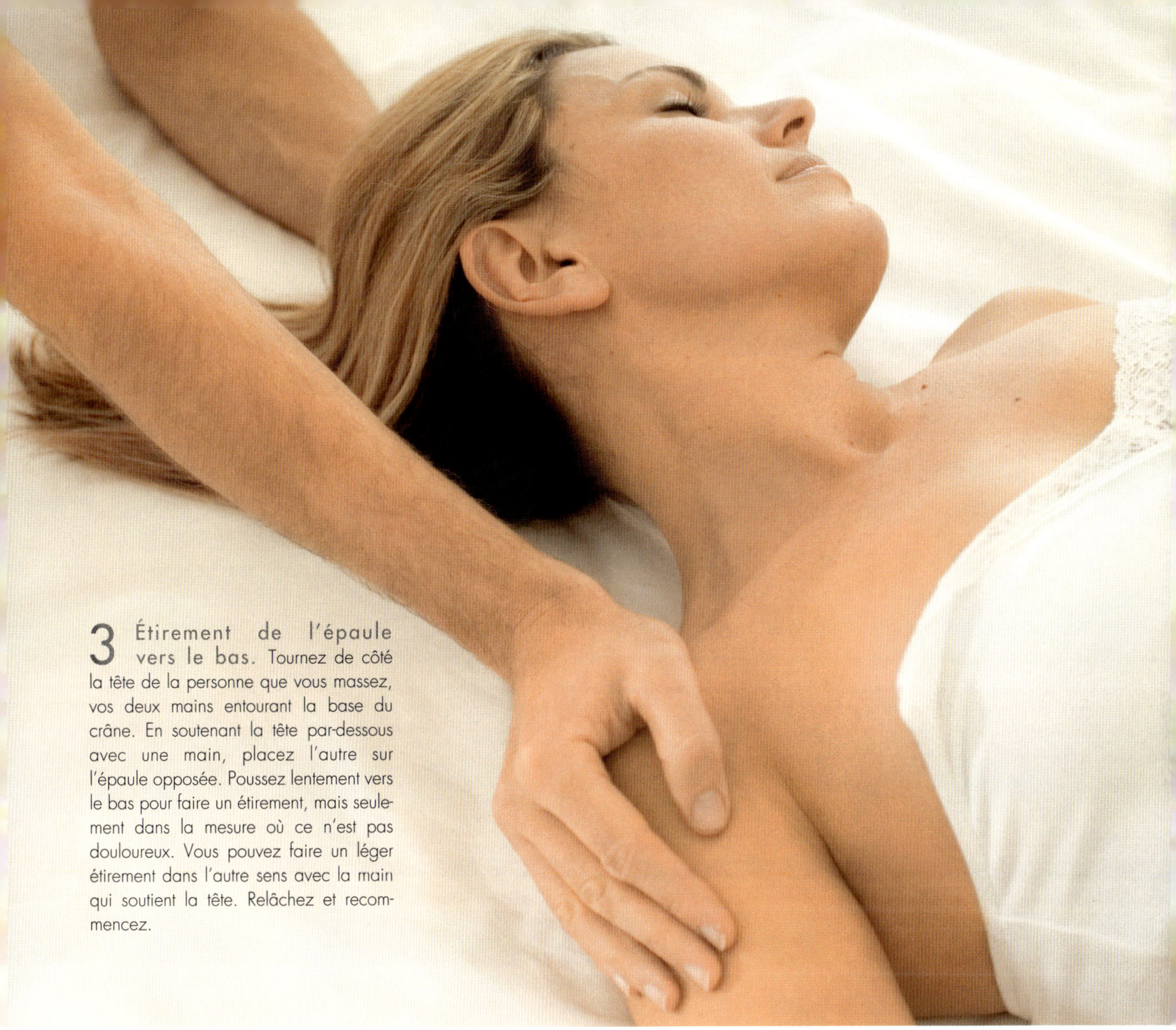

3 **Étirement de l'épaule vers le bas.** Tournez de côté la tête de la personne que vous massez, vos deux mains entourant la base du crâne. En soutenant la tête par-dessous avec une main, placez l'autre sur l'épaule opposée. Poussez lentement vers le bas pour faire un étirement, mais seulement dans la mesure où ce n'est pas douloureux. Vous pouvez faire un léger étirement dans l'autre sens avec la main qui soutient la tête. Relâchez et recommencez.

4 **Étirement du côté du cou vers le haut.** En laissant en place la main qui soutient la tête de la personne que vous massez, faites glisser votre main libre sur le dos aussi loin que possible (La personne ne doit pas faire le moindre effort pour vous aider.) Veillez à longer la colonne vertébrale. Appuyez avec vos doigts et remontez jusqu'à la base du crâne en tirant sur les muscles. Votre pression doit être plus douce sur le cou. Recommencez pour relâcher la tension en profondeur.

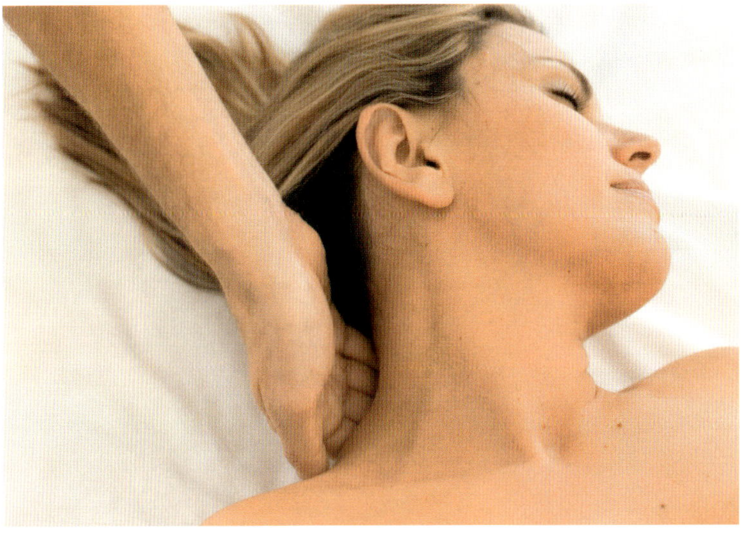

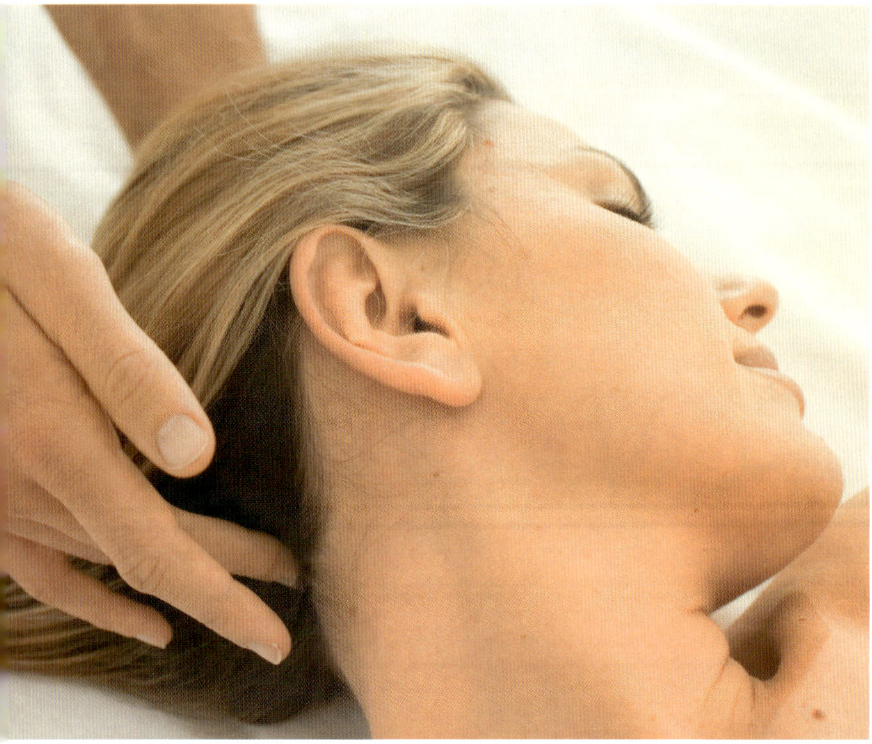

5 Pression sous le crâne. Repérez le rebord osseux à la base du crâne de la personne que vous massez. Placez l'extrémité de vos doigts au-dessous, tout près des vertèbres cervicales. Exercez doucement une pression avec l'extrémité de vos doigts, en appuyant vers le haut sous le crâne. Augmentez la pression si la personne ne ressent aucune douleur, puis relâchez. Continuez d'appuyer et de relâcher sans à-coups, à intervalles réguliers, en suivant le rebord du crâne jusqu'à l'oreille.

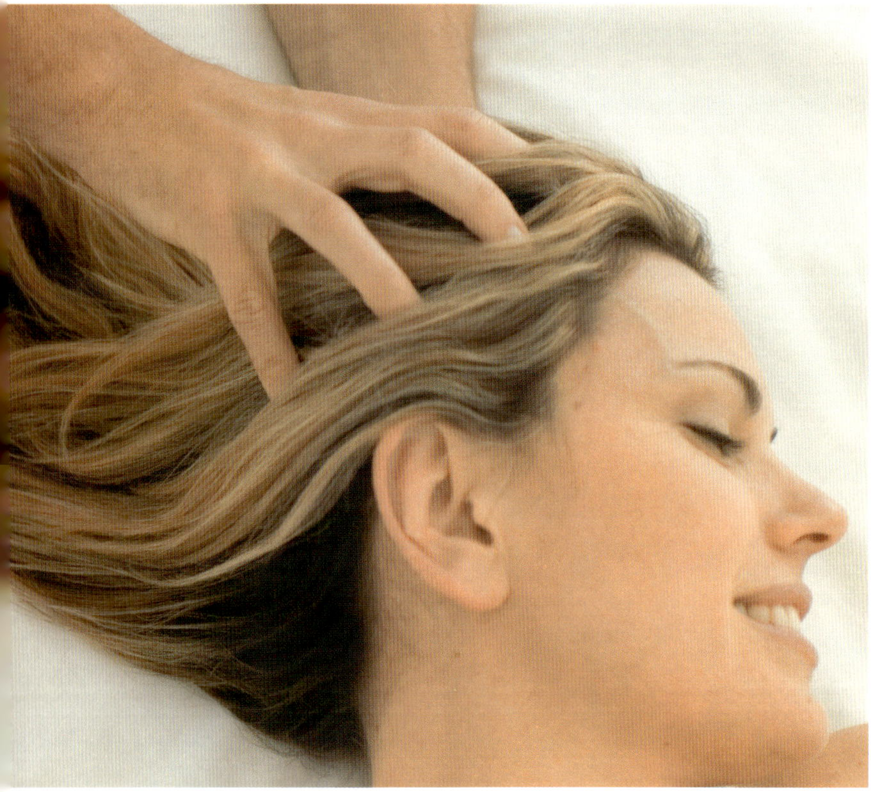

6 Décollement du cuir chevelu. Arquez votre main, en plaçant l'extrémité de vos doigts sur le cuir chevelu de la personne que vous massez. En exerçant une pression avec la pulpe des doigts sur le cuir chevelu, faites tourner votre main sur place. Ce mouvement doit être précis et exécuté avec soin. La peau doit bouger. Levez votre main et répétez le mouvement à un autre endroit. Travaillez avec fermeté sur le cuir chevelu, sans changer la position de vos doigts.

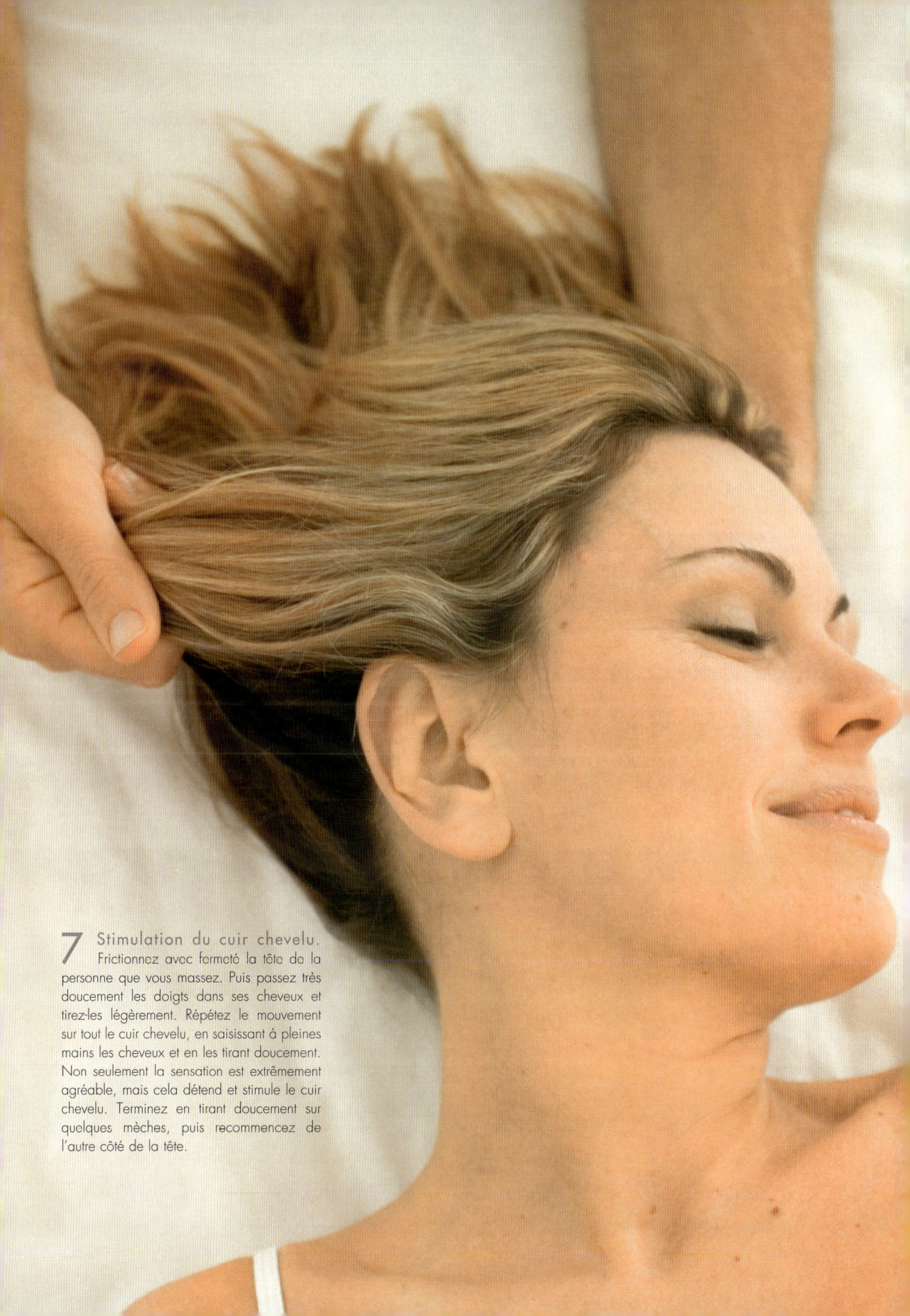

7 **Stimulation du cuir chevelu.** Frictionnez avec fermeté la tête de la personne que vous massez. Puis passez très doucement les doigts dans ses cheveux et tirez-les légèrement. Répétez le mouvement sur tout le cuir chevelu, en saisissant à pleines mains les cheveux et en les tirant doucement. Non seulement la sensation est extrêmement agréable, mais cela détend et stimule le cuir chevelu. Terminez en tirant doucement sur quelques mèches, puis recommencez de l'autre côté de la tête.

Le visage

Quand vous masserez le visage, vous travaillerez sur quelques-uns de ses nombreux points de pression. Comme les mouvements sur le visage sont très précis, il faut que vos doigts soient assez sensibles pour repérer les muscles et pour percevoir leur réaction. Avec la pulpe de vos doigts, localisez chaque zone sur laquelle vous allez travailler et, à cette fin, vous pouvez prendre vos repères sur la structure osseuse de la face. Quand vous massez le front de la personne, ayez l'esprit détendu, ce qui aidera la personne à se relaxer. Un esprit calme et un toucher assuré feront des prodiges. Encore une fois, veillez à terminer le massage par un mouvement ascendant. Si les yeux de la personne que vous massez commencent à rouler sous les paupières, c'est un très bon signe !

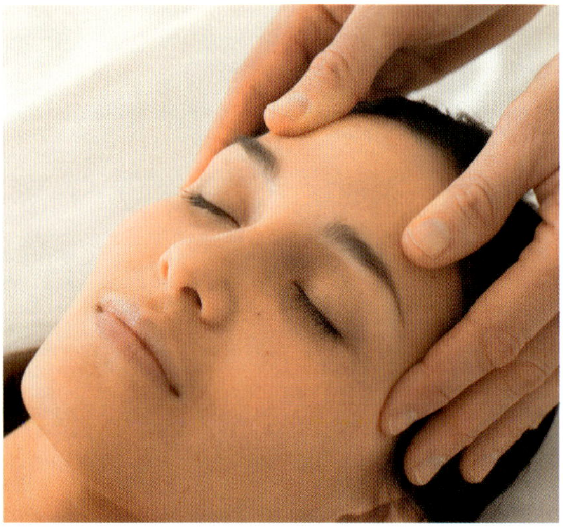

1 **Lissage du front.** Posez les deux mains de chaque côté de la tête de la personne que vous massez et placez les pouces au milieu de son front. Séparez lentement les pouces et lissez le front vers l'extérieur jusqu'à la naissance des cheveux. Effectuez une pression douce avec toute la longueur des pouces, en la relâchant légèrement à la fin du mouvement. Recommencez deux fois.

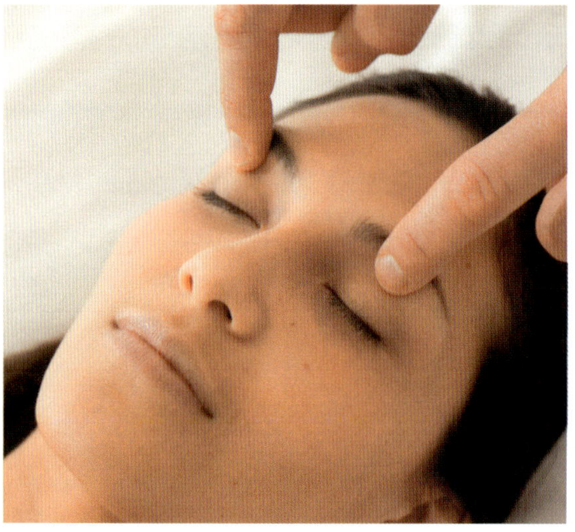

2 **Pression sur les orbites.** Avec l'extrémité de vos index, exercez une pression ascendante juste au-dessous du rebord supérieur de l'orbite. Commencez à la racine du nez, sous les sourcils, et travaillez vers l'extérieur sur l'arcade sourcilière, en appuyant à intervalles réguliers et brefs. Suivez la courbe naturelle de la saillie osseuse jusqu'à l'angle extérieur de l'œil, en évitant tout contact direct avec l'œil lui-même.

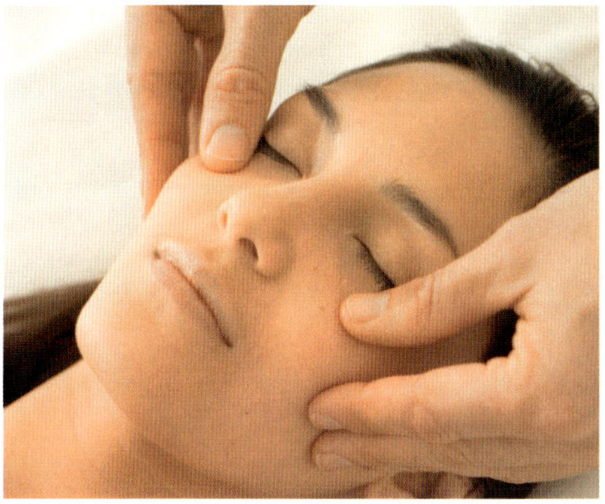

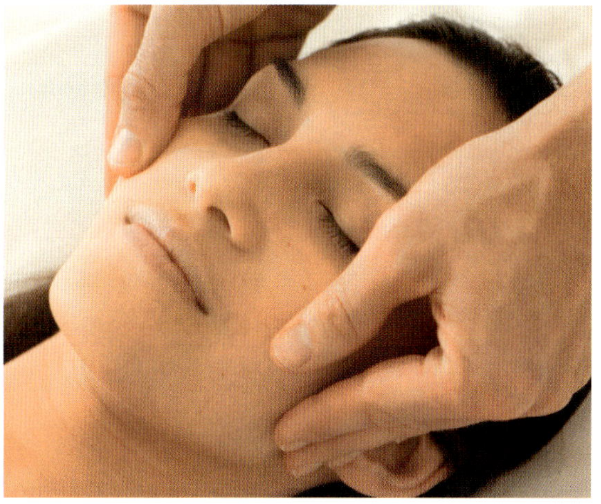

3 Pression sur les orbites (suite). Continuez le mouvement juste au-dessous du rebord inférieur de l'orbite. Commencez à l'angle extérieur et appuyez à intervalles réguliers le long du rebord osseux, cette fois en vous servant du coussinet de vos pouces. Revenez vers le nez, en évitant tout contact avec l'œil, et relâchez la pression à l'angle intérieur de l'œil.

4 Étirement sous les joues. Posez vos mains de chaque côté du visage de la personne que vous massez. Placez le coussinet de vos pouces juste au-dessous des pommettes et tirez vers l'extérieur en direction de la mâchoire. Exercez une douce pression légèrement vers le haut sous l'os, en effectuant le mouvement vers l'extérieur sans forcer. Relâchez la pression à proximité des oreilles.

5 Étirement des joues. Placez vos mains juste au-dessus des pommettes et, avec le coussinet des pouces, tirez sur toute la largeur des joues en direction des oreilles. Veillez à modérer la pression. Revenez au nez, en plaçant vos pouces légèrement plus haut sur les joues, puis répétez le mouvement. Travaillez par zones parallèles en remontant sur les joues.

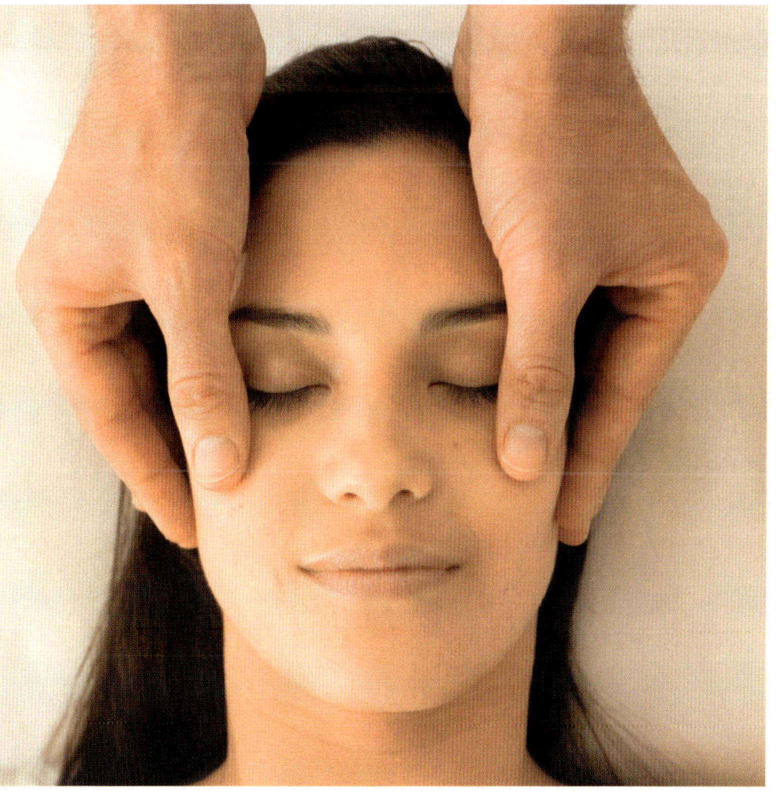

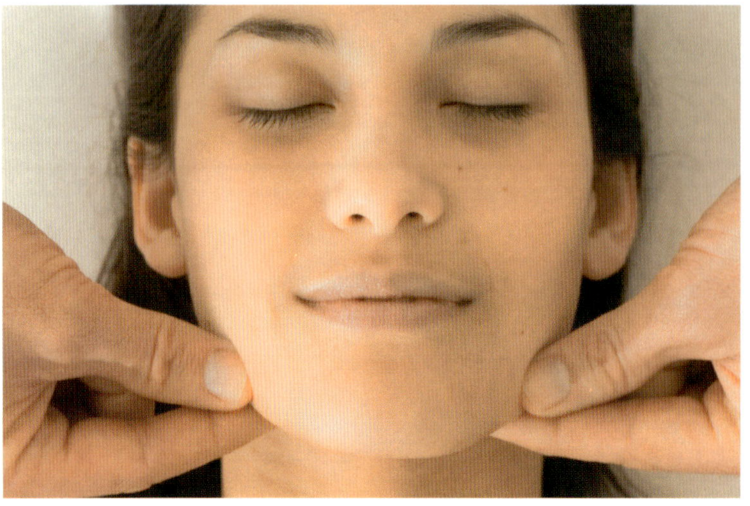

6 Pincement du maxillaire inférieur. Placez vos mains au milieu du menton de la personne que vous massez, les pouces juste au-dessus du menton et les autres doigts au-dessous. Pincez doucement les muscles et le tissu mou entre les pouces et les index, et continuez à intervalles réguliers, en suivant le maxillaire inférieur. Continuez les pressions jusqu'à ce que vous atteigniez l'angle du maxillaire.

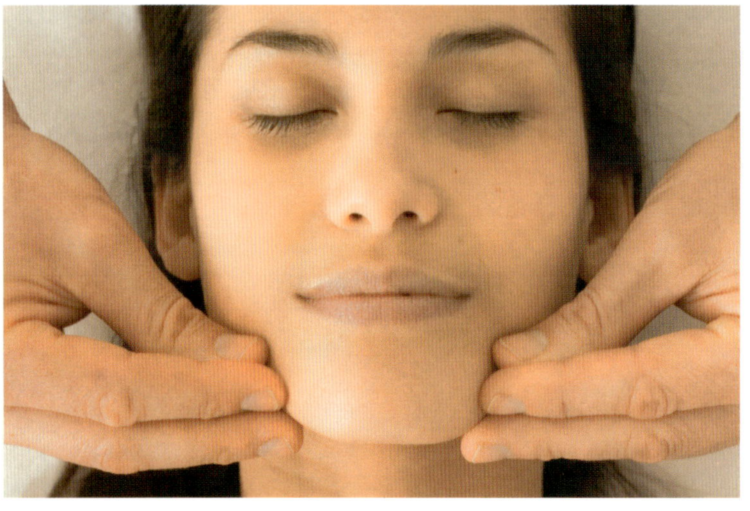

7 Étirement sous le menton. Revenez au milieu du menton de la personne que vous massez. Entourez le menton avec vos mains, en joignant l'extrémité de vos doigts au milieu. Séparez lentement vos mains, en les tirant vers l'extérieur au-dessus et au-dessous de l'os du maxillaire inférieur en direction des oreilles. C'est un mouvement long et lent, excellent pour dissiper les tensions.

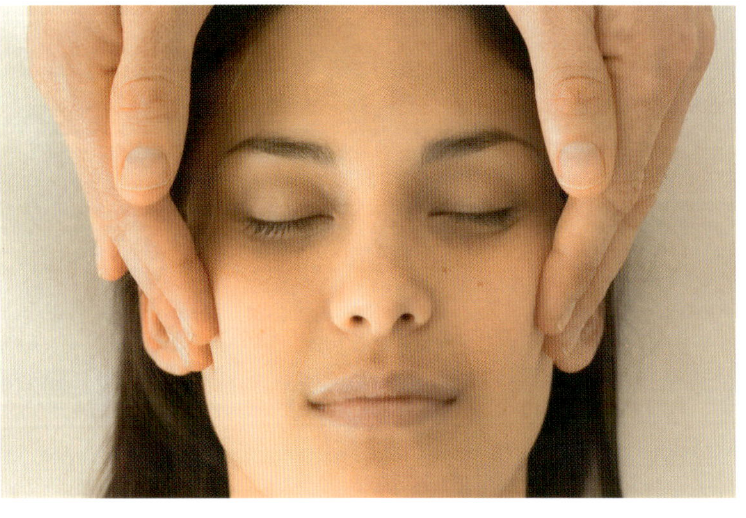

8 Mouvements circulaires sur la mâchoire. Maintenant, placez l'extrémité de vos doigts sur les muscles de la mâchoire de la personne que vous massez. Faites lentement des mouvements circulaires avec l'extrémité de vos doigts afin d'exercer une action en profondeur. Si vous sentez que les muscles sont tendus, invitez la personne à se relaxer. En ouvrant légèrement la bouche, on facilite la relaxation. Ce mouvement peut réduire le stress. Il sert également à soulager les maux de tête.

9 Léger massage du front. Pour terminer le massage du visage, placez une main sur le front de la personne que vous massez, juste au-dessus des sourcils. Remontez délicatement en direction du cuir chevelu et retirez votre main avec douceur. Répétez le mouvement plusieurs fois, en changeant de main. Pour terminer, posez doucement vos mains sur les yeux de la personne.

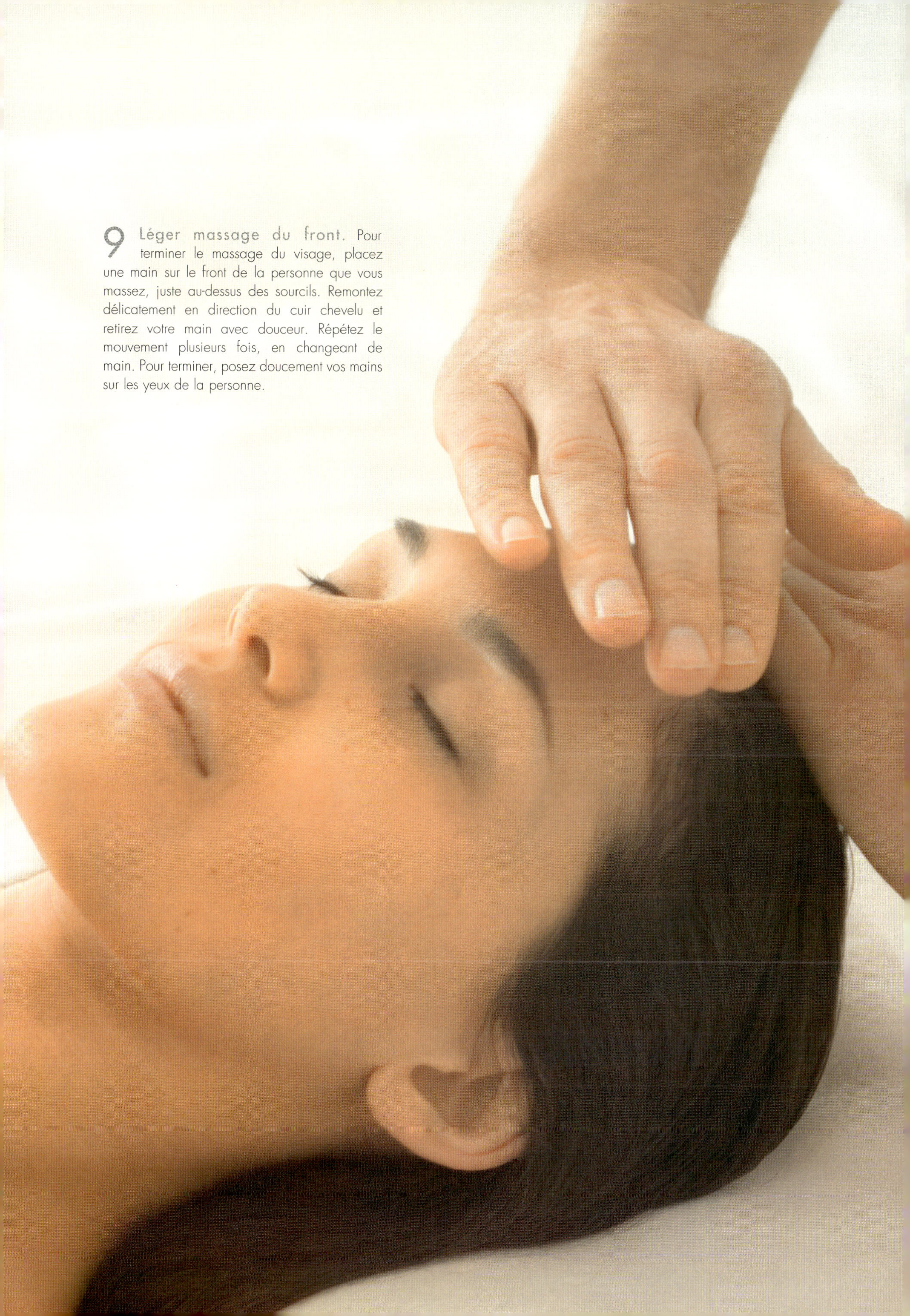

Les bras

Les mouvements de compression que vous allez découvrir couvrent une plus grande surface des bras que ceux que nous avons décrits. Vous pouvez profiter de cette occasion pour accroître votre sensibilité, en essayant de percevoir la tension musculaire avec la pulpe de vos doigts, et en exécutant les mouvements avec une précision et une efficacité accrues. Les mouvements circulaires et les étirements permettent d'assouplir le corps et favorisent le lâcher prise, particulièrement utile pour relaxer les épaules. Faites toujours des mouvements sans à-coups et avec assurance pour encourager la personne que vous massez à se relaxer. Si vous vous apercevez qu'elle est tendue ou qu'elle ne lâche pas prise, ralentissez immédiatement le rythme ou faites une pause jusqu'à ce que vous sentiez que les muscles se détendent. Ainsi la personne que vous massez apprendra vraiment à se relaxer, ce qui contribuera à renforcer les effets bénéfiques du massage.

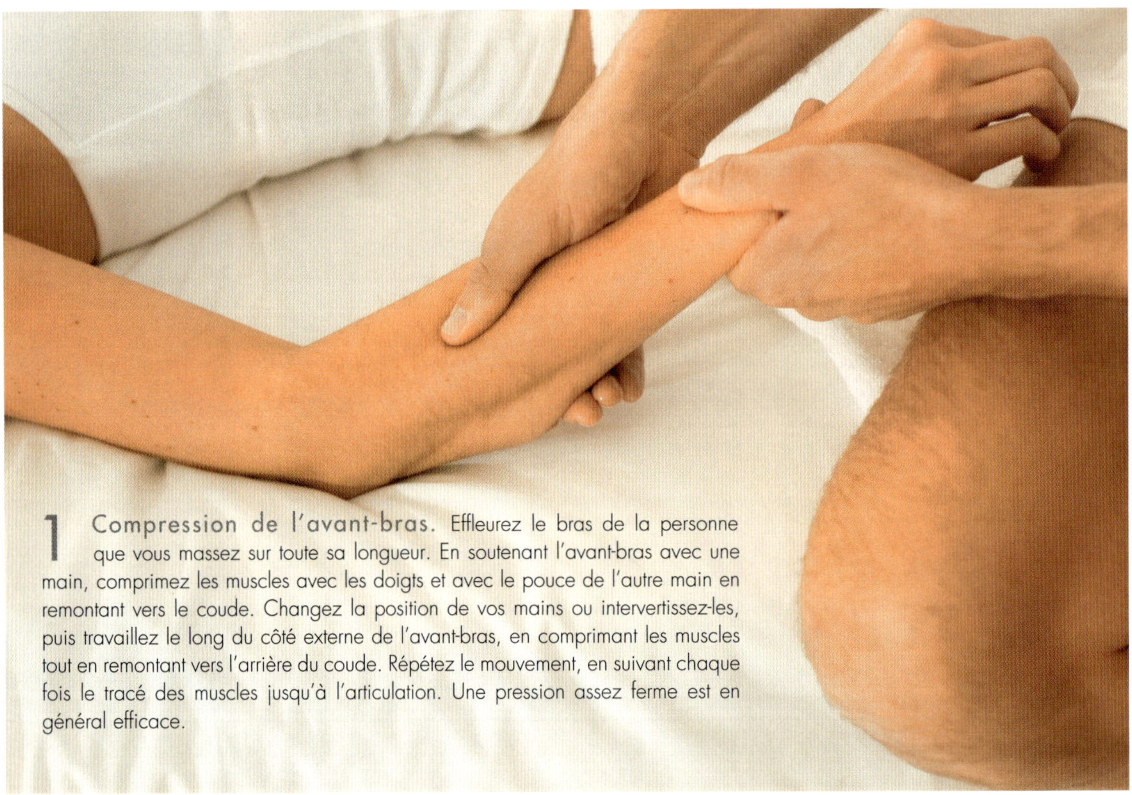

1 **Compression de l'avant-bras.** Effleurez le bras de la personne que vous massez sur toute sa longueur. En soutenant l'avant-bras avec une main, comprimez les muscles avec les doigts et avec le pouce de l'autre main en remontant vers le coude. Changez la position de vos mains ou intervertissez-les, puis travaillez le long du côté externe de l'avant-bras, en comprimant les muscles tout en remontant vers l'arrière du coude. Répétez le mouvement, en suivant chaque fois le tracé des muscles jusqu'à l'articulation. Une pression assez ferme est en général efficace.

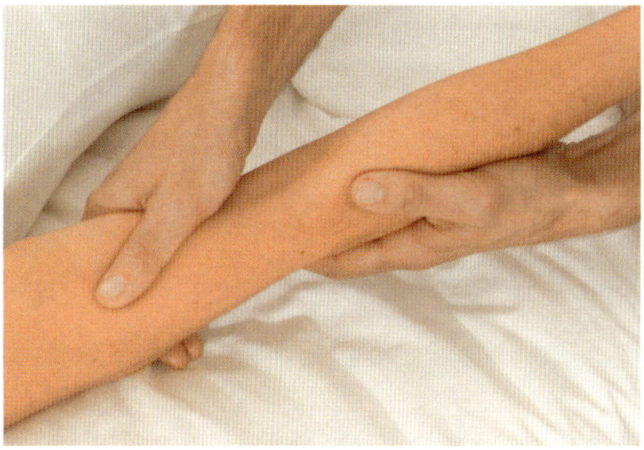

2 Compression du haut du bras. Approchez-vous du haut du bras de la personne que vous massez et, en soutenant l'avant-bras avec une main, comprimez le biceps entre le pouce et les autres doigts. Massez les muscles en les comprimant et relâchez les tensions entre le pouce et l'index. Faites le mouvement plusieurs fois, en diminuant la pression sous l'aisselle.

3 Compression du haut du bras (suite). Levez le bras de la personne que vous massez et fléchissez-lui l'avant-bras au-dessus du cou ou de la tête. (Le bras peut alors tenir tout seul.) Mettez les deux mains autour du haut du bras, juste au-dessus du coude, et comprimez fermement les muscles en descendant le long du bras. Terminez le mouvement sur l'arrondi de l'épaule. Répétez encore deux fois le mouvement avec fermeté.

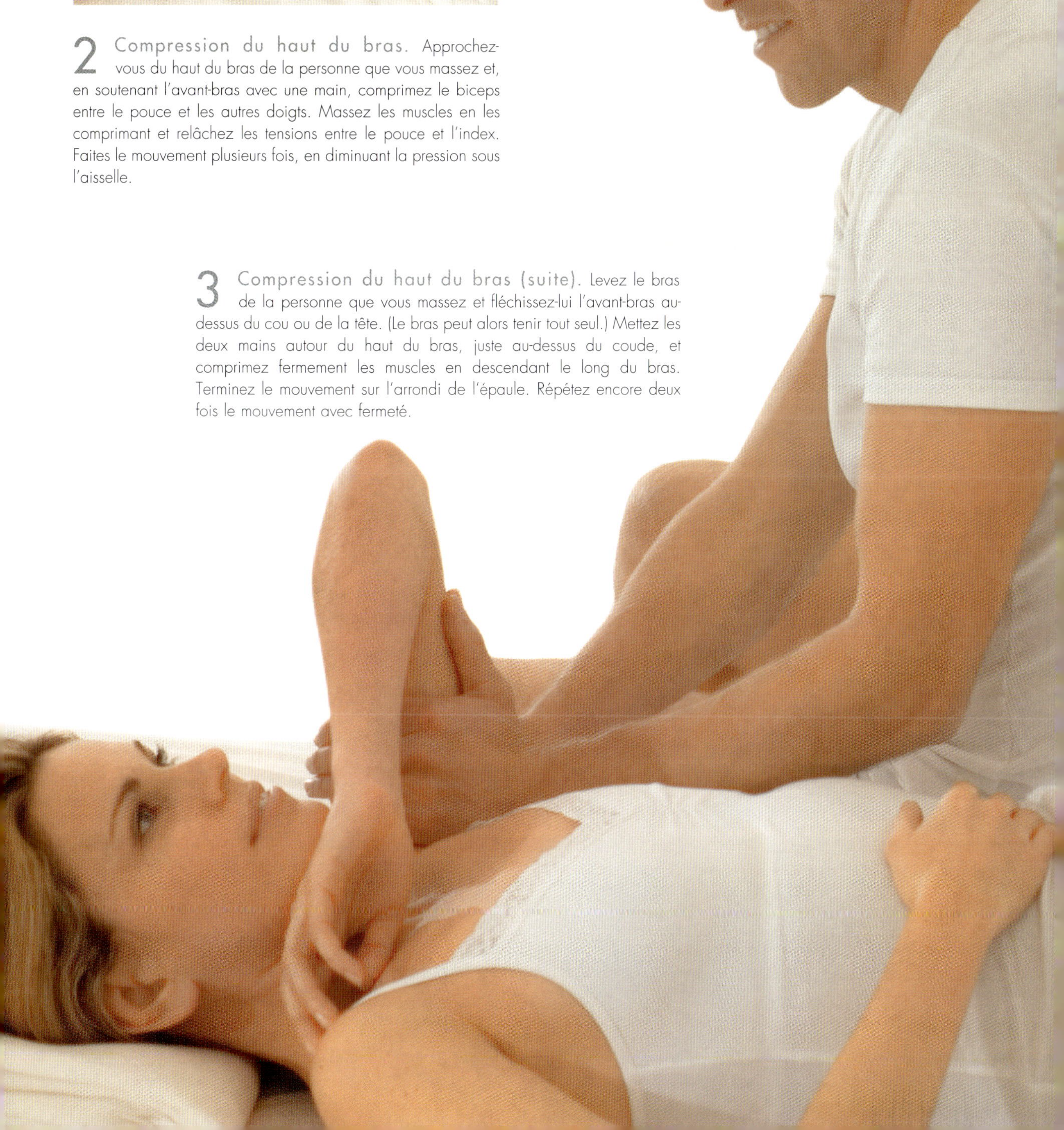

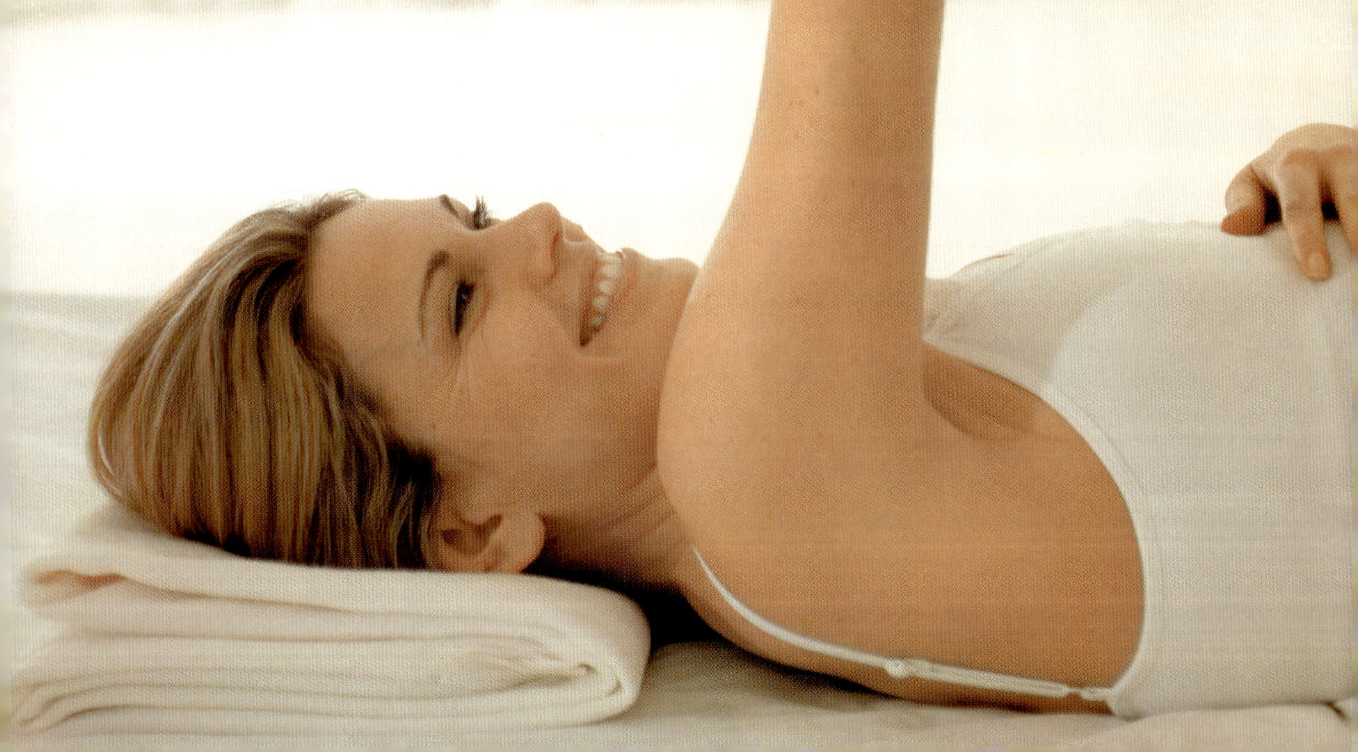

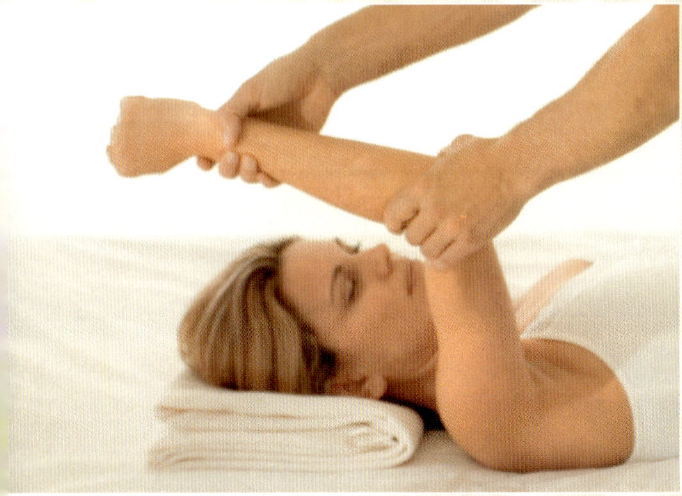

4 Rotation du bras. Levez le bras de la personne que vous massez, une main autour du poignet, l'autre le soutenant au niveau du coude. Faites tourner le bras lentement vers l'extérieur, en veillant à ce que l'articulation de l'épaule qui permet le mouvement soit bien détendue. Guidez le bras avec vos mains, en faisant de grands cercles, sans forcer le moins du monde. Faites trois rotations.

5 Étirement du bras. Maintenant étirez le bras de la personne que vous massez vers le haut avec, comme précédemment, une main autour du poignet et l'autre sous le coude. Quand il est tendu au maximum, tirez le bras en arrière derrière la tête de la personne. Laissez le bras se relaxer, puis tirez-le encore une fois vers le haut et en arrière.

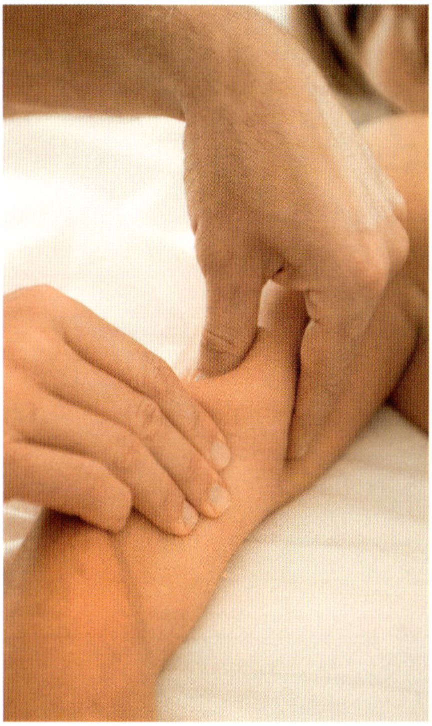

6 Pétrissage du haut du bras. Posez le bras de la personne que vous massez à plat et commencez à pétrir les muscles sur le devant du bras. Appuyez avec vos pouces et ramenez la masse musculaire vers vous en concentrant vos efforts sur les endroits tendus. Pétrissez les muscles à plusieurs reprises en effectuant des mouvements de faible amplitude.

7 Étirement du dos de la main. Entourez le haut du bras de la personne que vous massez avec vos mains, les pouces côte à côte au milieu, face à vous. Séparez lentement les pouces, en appuyant avec leur première phalange. Répétez le mouvement en descendant le long du bras. Puis effectuez le même mouvement sur le dessus de la main, que vous arquez, en appuyant avec la première phalange de vos pouces et avec vos autres doigts.

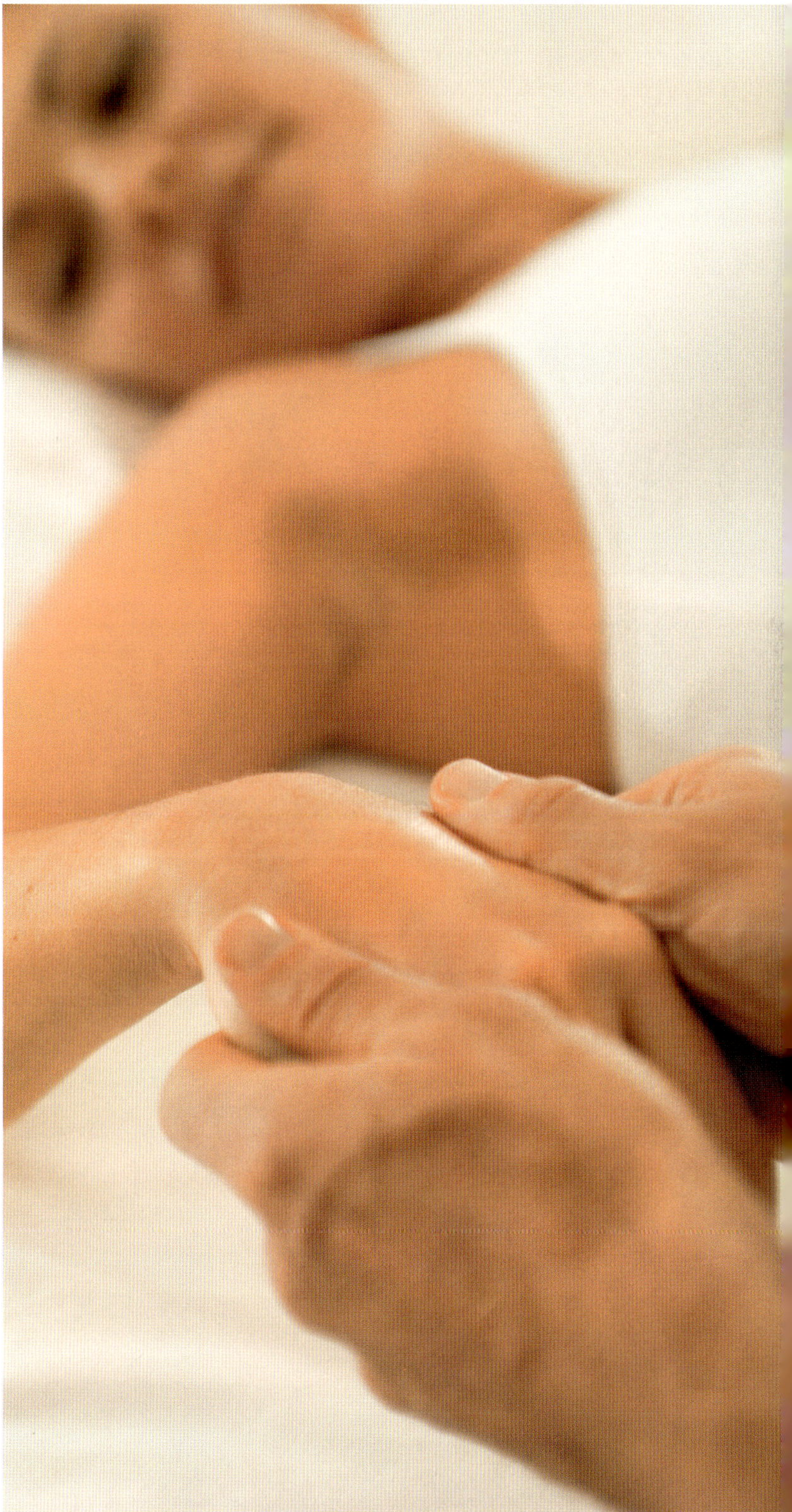

Les mains

La plupart des gens se font volontiers masser les mains. On y trouve de nombreux points de pression et des zones réflexes tout comme sur les pieds. Les mains sont très sensibles et réagissent bien au toucher. Prenez le temps de travailler à fond sur les paumes, le poignet et les articulations des doigts. Faites les mouvements lentement et méticuleusement pour détendre au maximum. Vous devrez toujours associer la délicatesse avec laquelle vous procédez et l'efficacité. En massant les mains, vous pouvez évacuer la tension par l'extrémité des doigts. Vous terminez par un mouvement qui tonifie et stimule. Le massage des extrémités ne saurait être omis. Si vous portez votre attention sur chaque partie du corps, la personne que vous massez éprouve un sentiment de parfaite plénitude.

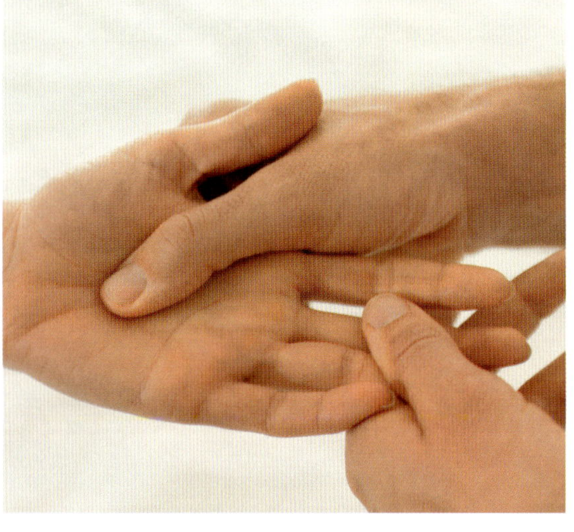

1 Mouvements circulaires sur la paume. Retournez la main de la personne que vous massez et tenez-la dans la vôtre. Puis, en appuyant sur la paume avec le coussinet de votre pouce, faites de petits mouvements circulaires à cet endroit, en effectuant une pression vers l'extérieur. Continuez à appuyer en décrivant des cercles afin d'agir plus profondément. Couvrez toute la surface de la paume, y compris la base du pouce, en vous servant de vos deux mains si cela est plus commode.

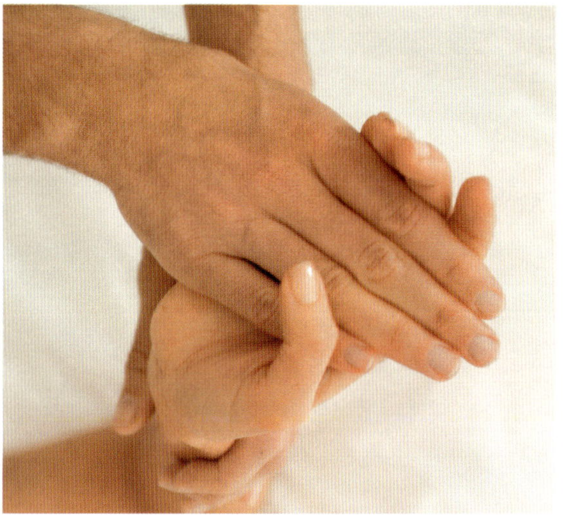

2 Rotation du poignet. Soutenez l'avant-bras de la personne que vous massez avec une main et avec votre autre main tenez-lui la main. Puis tirez cette main vers vous aussi loin que vous le pouvez sans que cela fasse mal et commencez à la faire tourner lentement. Décrivez des cercles aussi larges que possible. Faites tourner le poignet deux fois dans chaque sens, en appuyant plus fortement sur la main si c'est nécessaire.

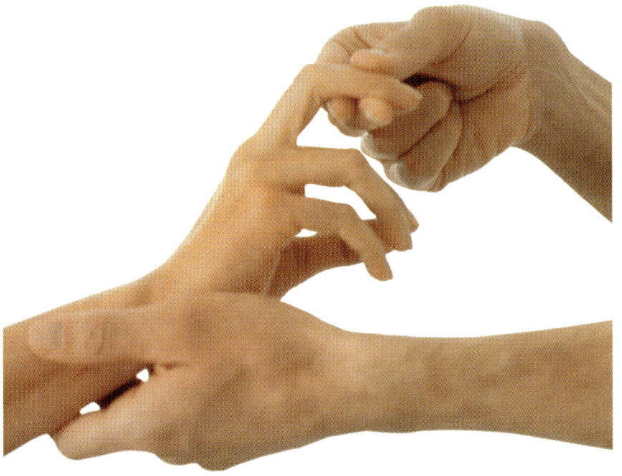

3 **Pédalage avec les doigts.** En soutenant la paume de la main de la personne que vous massez, prenez l'extrémité d'un de ses doigts entre le pouce et l'index, et faites-lui effectuer des mouvements de pédalage, en faisant tourner le doigt d'abord en avant vers vous, puis en arrière. Ce mouvement est excellent pour l'articulation des doigts. Continuez avec chacun des autres doigts, mais dissuadez la personne que vous massez de vous aider.

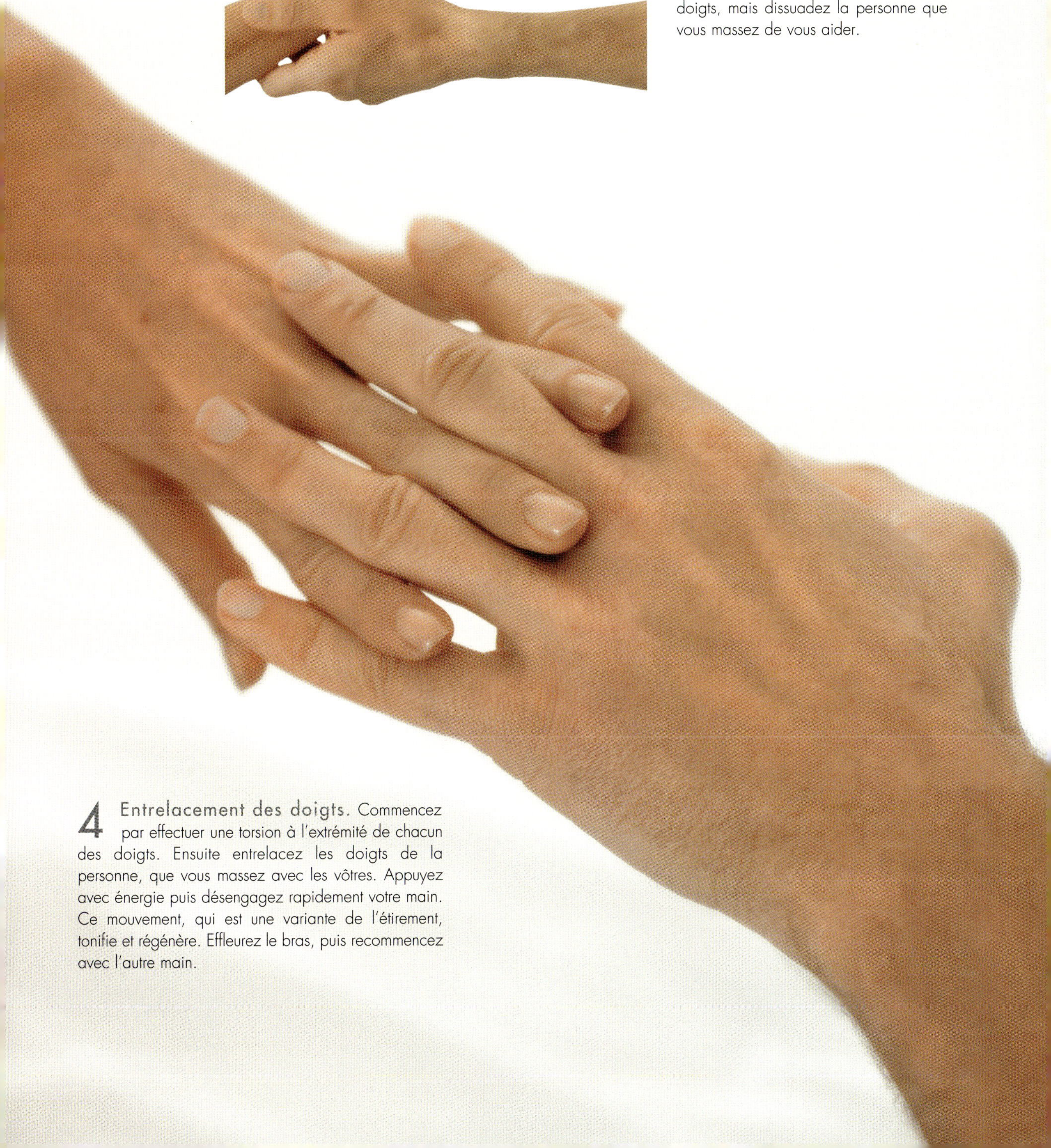

4 **Entrelacement des doigts.** Commencez par effectuer une torsion à l'extrémité de chacun des doigts. Ensuite entrelacez les doigts de la personne, que vous massez avec les vôtres. Appuyez avec énergie puis désengagez rapidement votre main. Ce mouvement, qui est une variante de l'étirement, tonifie et régénère. Effleurez le bras, puis recommencez avec l'autre main.

La poitrine

Voici une nouvelle série de mouvements qu'on effectue pour masser la poitrine, en travaillant en particulier sur les muscles pectoraux, sur la cage thoracique et entre les côtes. Les muscles de la poitrine peuvent être très développés chez un homme. Il vous faudra alors l'inciter à se décontracter. Si la personne que vous massez retient son souffle, encouragez-la à se laisser aller et à respirer normalement. Il faut avant tout détendre les muscles du haut de la poitrine, libérer par étirements la cage thoracique et travailler avec minutie les espaces intercostaux. En associant ces mouvements, la personne aura une sensation d'ouverture et d'expansion, la cage thoracique sera plus souple. Peut-être vous faudra-t-il un certain temps pour vous familiariser avec ces nouveaux mouvements de massage et pour obtenir des résultats très intéressants.

1 Étirement des côtes. Asseyez-vous derrière la personne que vous massez et effleurez sa poitrine. Faites glisser encore une fois vos mains au milieu de la poitrine jusqu'au bas de la cage thoracique. Là, séparez-les et étalez-les en éventail sur les côtes en exerçant une poussée vers l'extérieur, de sorte qu'elles épousent les flancs. (Évitez le plexus solaire.)

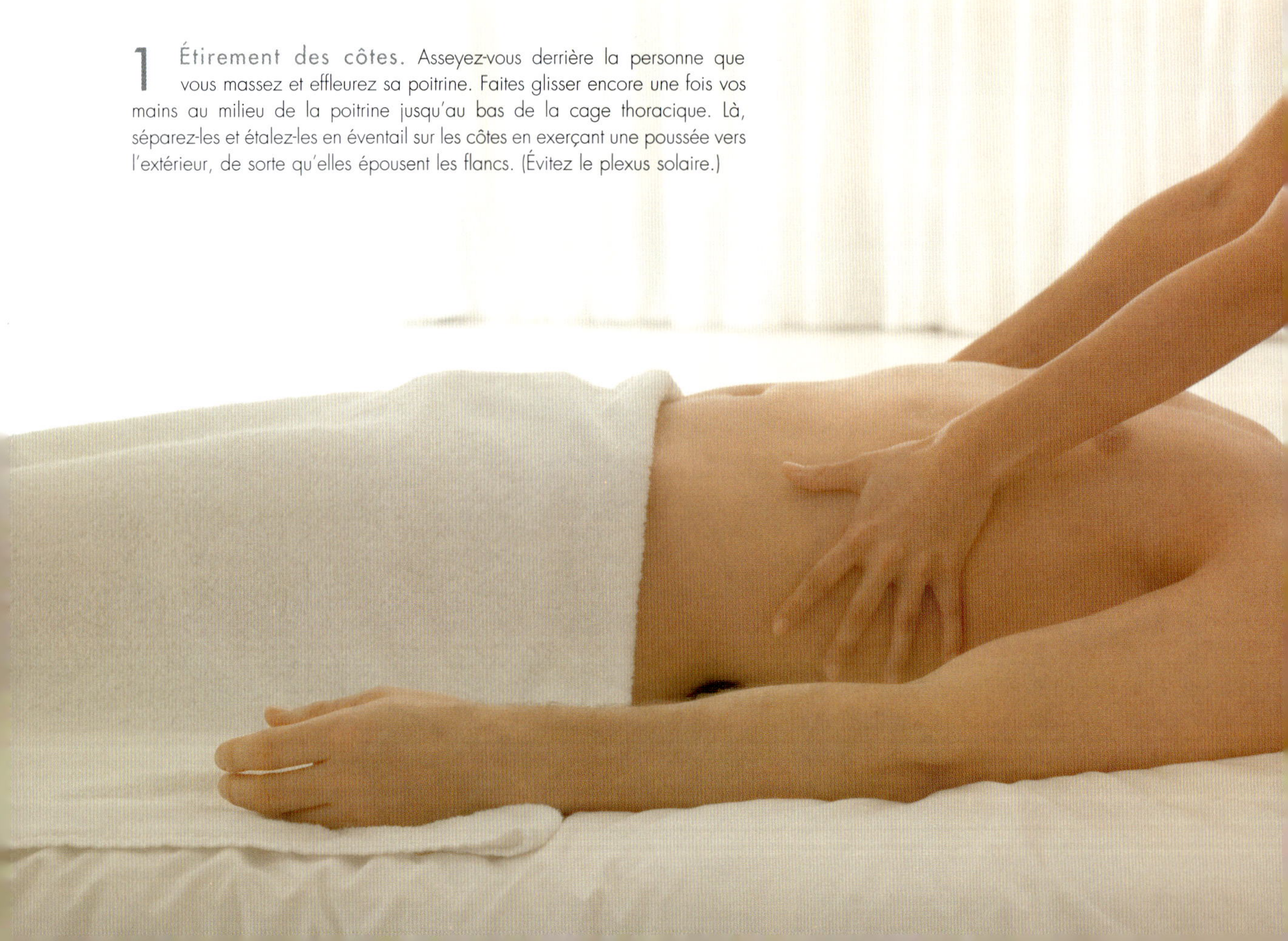

2 **Mouvements circulaires.** En gardant la même position, laissez les mains bien à plat sur le côté de la cage thoracique et faites lentement de grands cercles, en remontant jusqu'aux aisselles. Revenez aux côtes inférieures et répétez la séquence encore une fois, tout en veillant à maintenir votre équilibre. Remontez trois fois en faisant des cercles le long du corps de la personne que vous massez, et pratiquez à chaque fois un léger étirement sur les côtes.

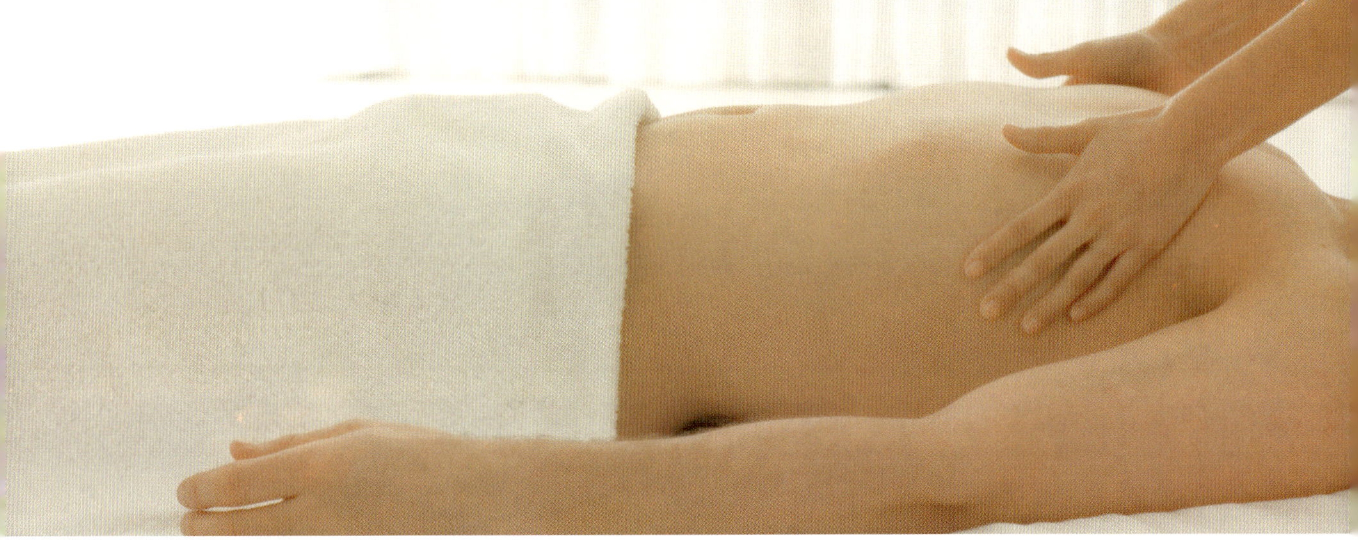

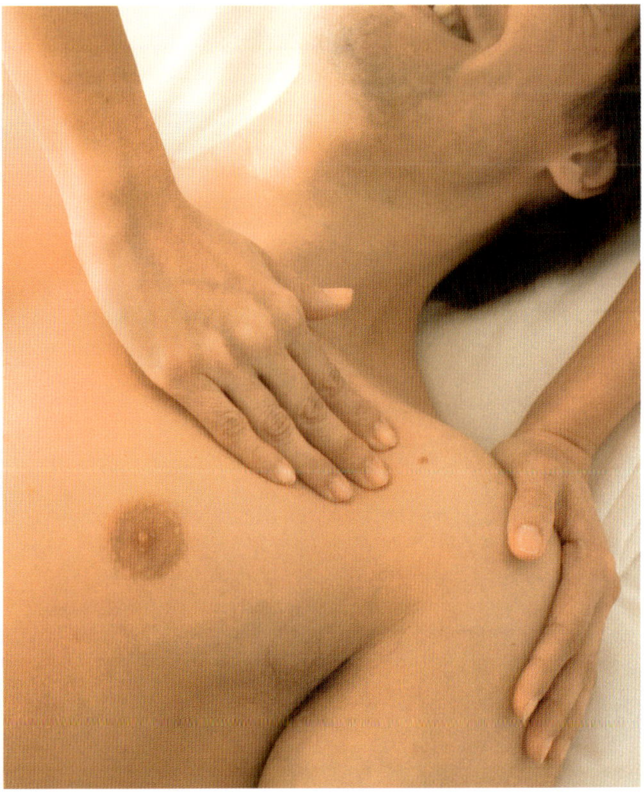

3 **Pression sur la poitrine.** Soutenez l'épaule de la personnc que vous massez avec une main et placez l'autre en haut de la poitrine tout près du sternum. Exercez une forte pression avec vos doigts le long des côtes en direction de l'articulation de l'épaule. Refaites deux fois ce mouvement, en descendant chaque fois un peu plus bas sur la poitrine. Si la personne que vous massez est une femme, évitez les seins. Il est toujours agréable de sentir une pression entre les côtes.

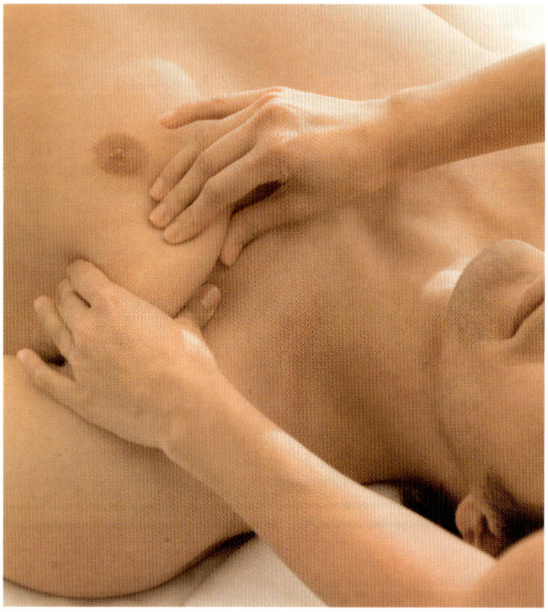

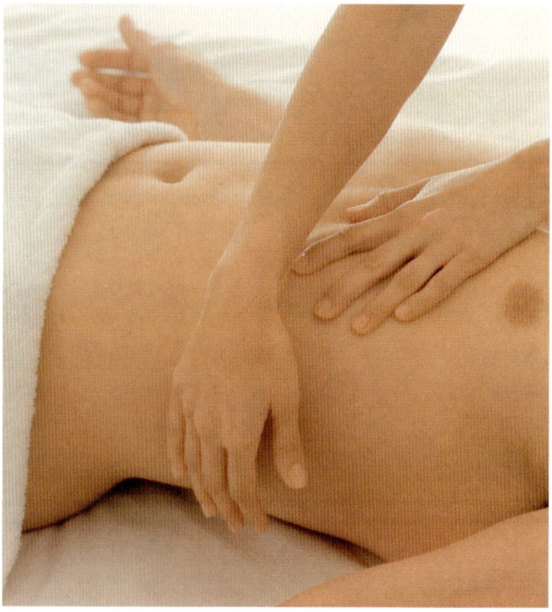

4 **Pétrissage des pectoraux.** Penchez-vous sur la personne que vous massez et commencez à pétrir les pectoraux avec application, en évitant les mamelons. Exercez une poussée, puis ramenez vers vous la masse musculaire en la faisant rouler avec vos doigts. S'il s'agit d'une femme, la zone que vous pouvez masser est naturellement plus restreinte. Des mouvements fermes sur les pectoraux ont un effet particulièrement relaxant.

5 **Étirement vertical des côtes.** Penchez-vous plus loin sur la personne que vous massez, en plaçant une main juste sous sa cage thoracique. Remontez la main vers vous en tirant, puis refaites le mouvement avec votre autre main. Remontez en changeant de main vers le milieu de la poitrine, puis terminez le mouvement en suivant l'arrondi de l'épaule. Répétez cette séquence de l'autre côté de la poitrine.

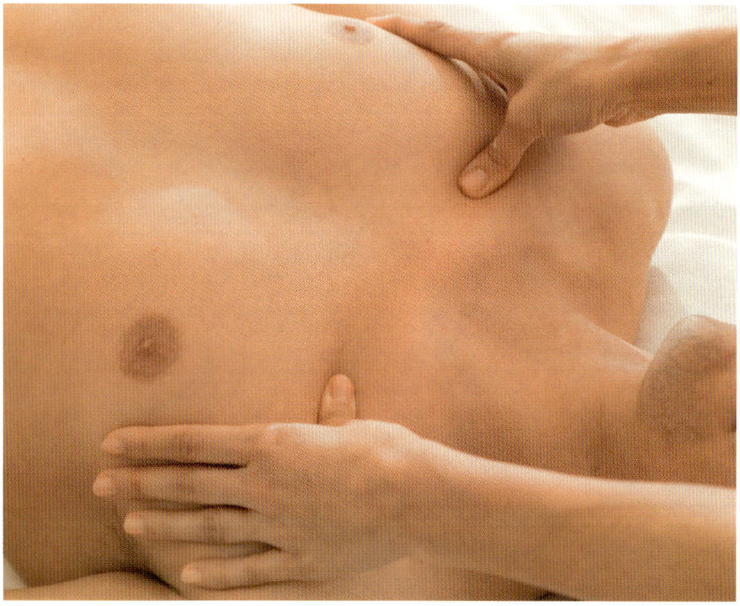

6 **Étirement transversal des côtes.** Placez le coussinet de vos pouces de chaque côté du sternum de la personne que vous massez, dans le creux juste au-dessous de la clavicule. Exercez une poussée vigoureuse en direction de l'articulation de l'épaule avec vos pouces agissant symétriquement. Relâchez graduellement la pression vers la fin du mouvement. Répétez deux fois le mouvement sans vous hâter, en terminant sur l'arrondi de l'épaule. Ce mouvement procure une merveilleuse sensation de détente dans la poitrine.

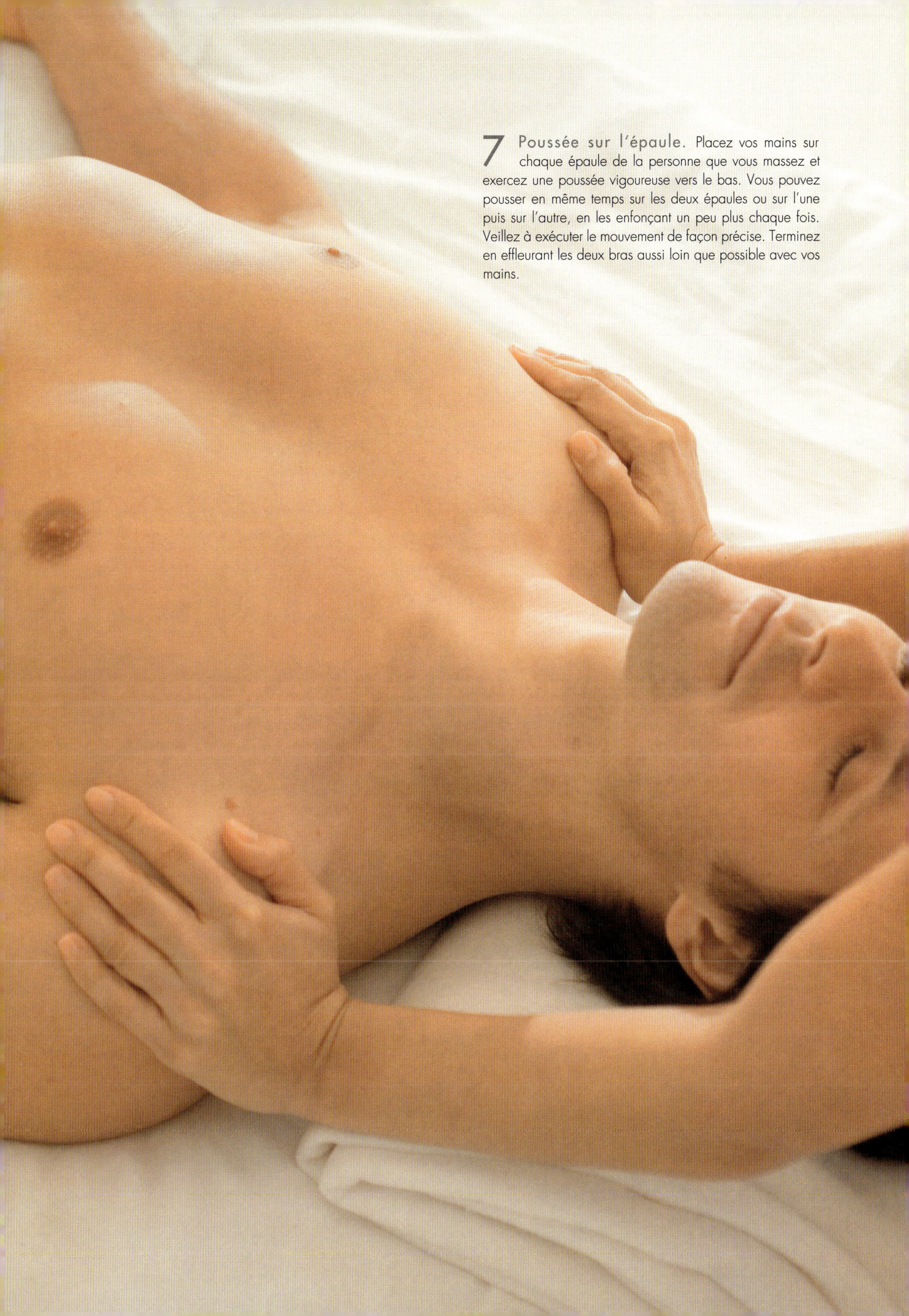

7 Poussée sur l'épaule. Placez vos mains sur chaque épaule de la personne que vous massez et exercez une poussée vigoureuse vers le bas. Vous pouvez pousser en même temps sur les deux épaules ou sur l'une puis sur l'autre, en les enfonçant un peu plus chaque fois. Veillez à exécuter le mouvement de façon précise. Terminez en effleurant les deux bras aussi loin que possible avec vos mains.

L'abdomen

Vous pouvez maintenant compléter vos mouvements de base sur l'abdomen avec des mouvements circulaires ou des mouvements de pétrissage qui sont effectués avec une pression plus ou moins forte. Cependant, comme il s'agit d'une zone sensible et vulnérable, vous ne devez jamais masser vraiment en profondeur. Pour les hommes, ce peut être une région particulièrement sensible du point de vue sexuel. Aussi faites preuve de discernement et abrégez le massage si nécessaire. Vos mouvements doivent toujours respecter l'intégrité corporelle. Dans l'abdomen se trouvent des points de pression vitaux et des centres d'énergie en relation avec les organes, dont le fonctionnement est entravé par le stress. Un massage apaisant, fait en pleine confiance, peut avoir des résultats extraordinaires, en libérant l'énergie et en favorisant la respiration abdominale, ce qui rétablit les schémas respiratoires primordiaux.

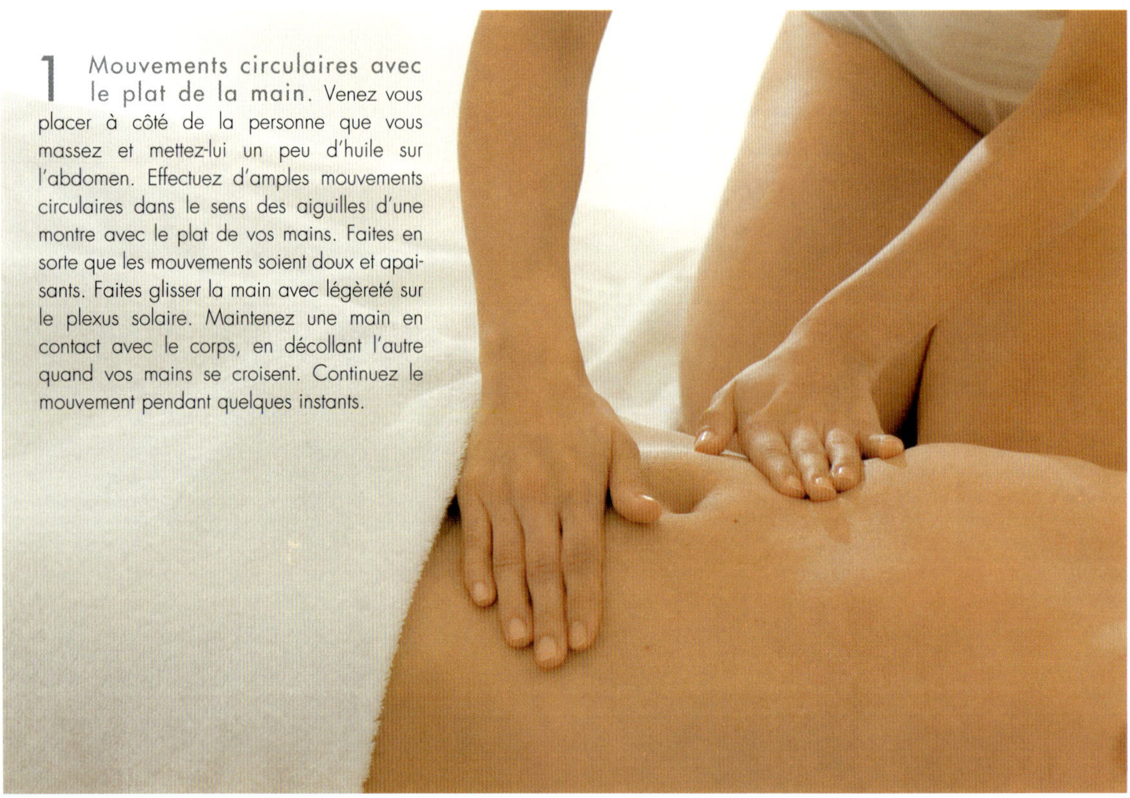

1 Mouvements circulaires avec le plat de la main. Venez vous placer à côté de la personne que vous massez et mettez-lui un peu d'huile sur l'abdomen. Effectuez d'amples mouvements circulaires dans le sens des aiguilles d'une montre avec le plat de vos mains. Faites en sorte que les mouvements soient doux et apaisants. Faites glisser la main avec légèreté sur le plexus solaire. Maintenez une main en contact avec le corps, en décollant l'autre quand vos mains se croisent. Continuez le mouvement pendant quelques instants.

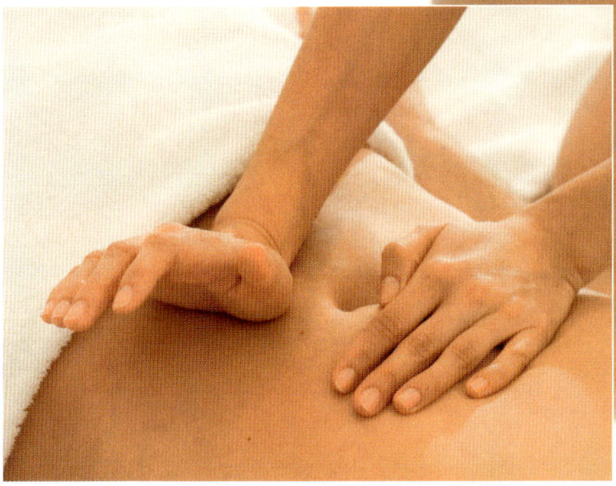

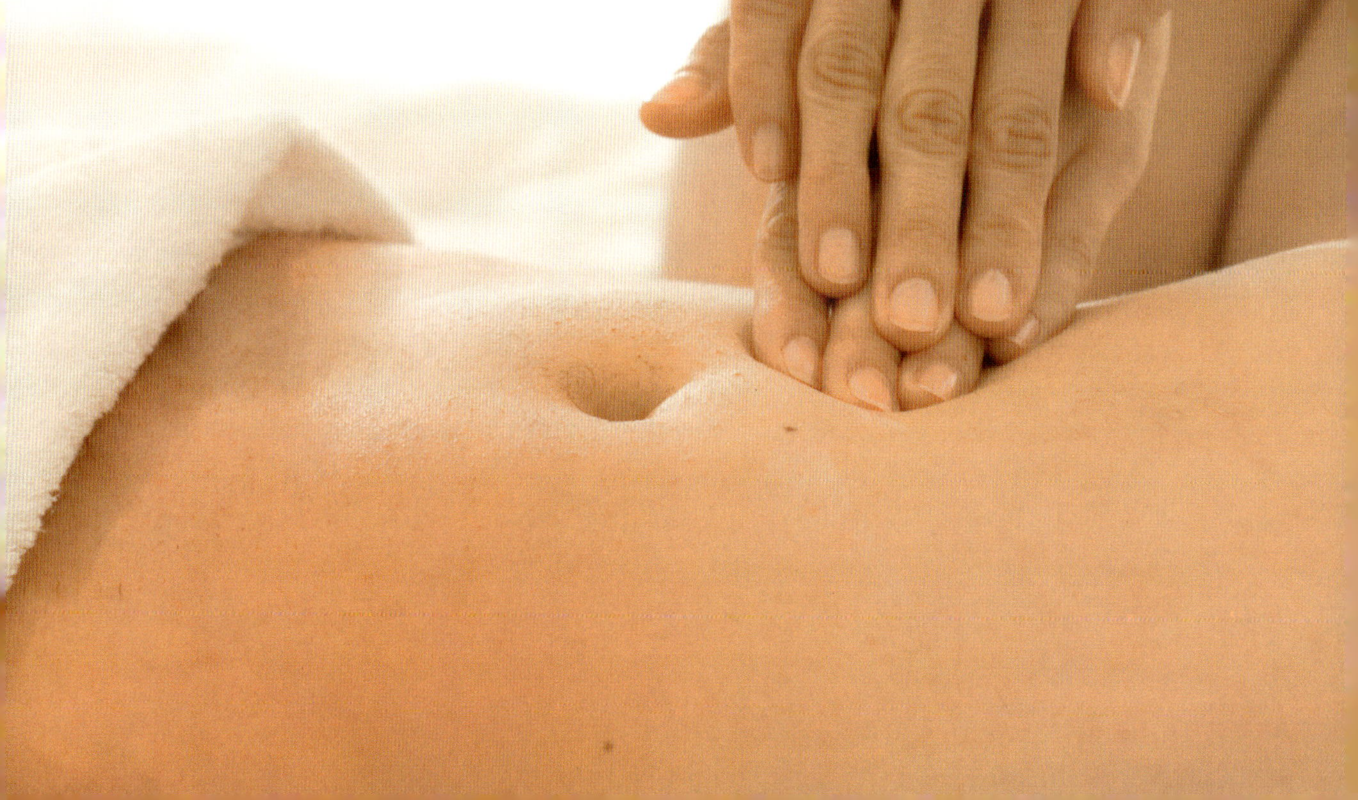

2 **Mouvements circulaires sur l'abdomen avec le bas de la paume.** Continuez les mouvements circulaires mais cette fois en appuyant avec le bas de la paume. Continuez votre balayage circulaire, en dessinant des cercles plus petits à intervalles réguliers, en particulier là où vous percevez de la tension. Laissez votre autre main sur le corps de la personne que vous massez ; elle le soutiendra et permettra de maintenir le contact physique.

3 **Mouvements circulaires avec l'extrémité des doigts.** Faites des mouvements circulaires sur le même rythme, mais cette fois effectuez une légère pression avec l'extrémité des doigts. Posez les doigts d'une main sur les doigts de l'autre main pour accroître la pression et la précision. Répétez le mouvement circulaire en faisant de tout petits cercles sur place. Veillez à ne pas appuyer trop fort.

4 **Pétrissage.** Penchez-vous sur la personne que vous massez et commencez à pétrir les muscles mous sur le côté du corps, en travaillant entre la hanche et la cage thoracique. Exercez une pression sur les muscles pour les repousser, puis ramenez-les petit à petit vers vous en les faisant rouler. Pétrissez plusieurs fois en montant et en descendant, en évitant l'abdomen à proprement parler. Quand les muscles sont comprimés sans excès, la personne éprouve des sensations agréables.

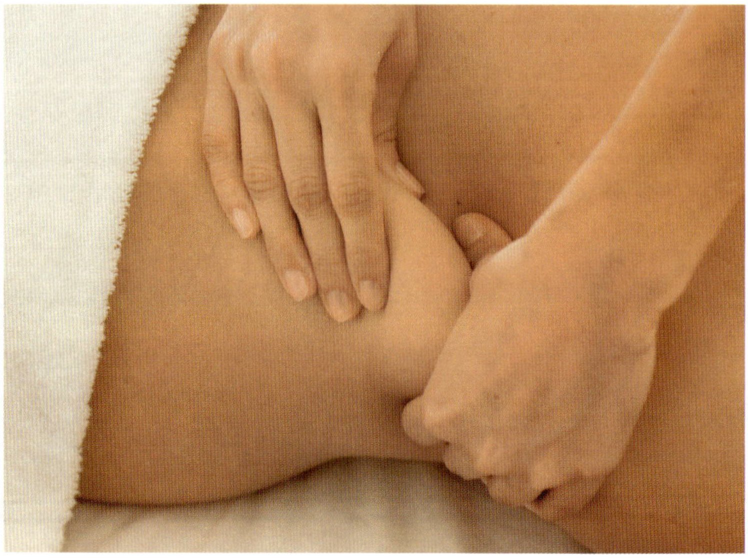

5 **Traction.** Glissez une main sous la personne que vous massez, un peu plus haut que les hanches. Ramenez votre main en arrière vers vous en la tirant en direction de l'abdomen, et en même temps commencez le même mouvement avec l'autre main. Continuez de tirer pendant quelques instants, puis déplacez-vous pour effectuer une séquence identique de l'autre côté du corps.

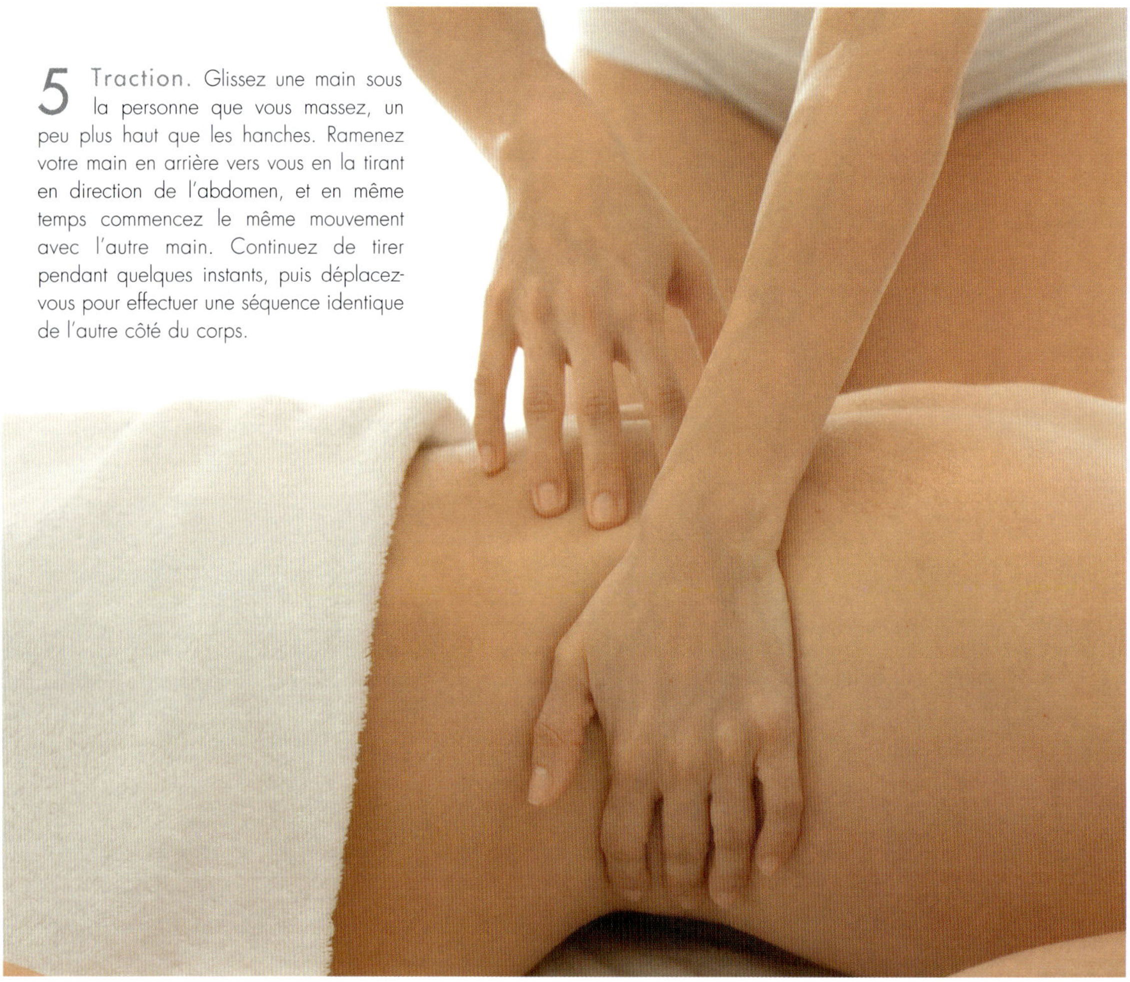

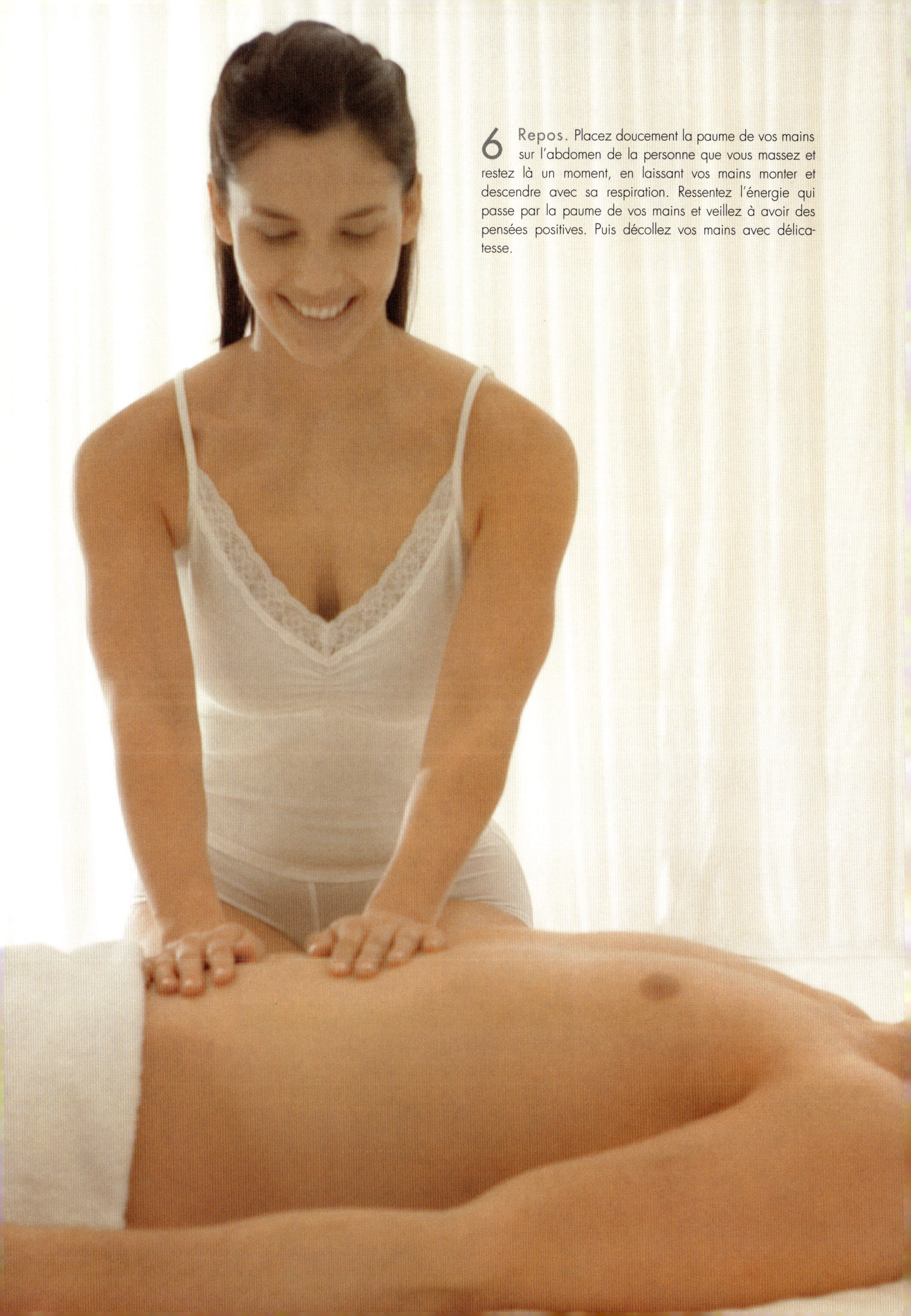

6 Repos. Placez doucement la paume de vos mains sur l'abdomen de la personne que vous massez et restez là un moment, en laissant vos mains monter et descendre avec sa respiration. Ressentez l'énergie qui passe par la paume de vos mains et veillez à avoir des pensées positives. Puis décollez vos mains avec délicatesse.

Le devant des jambes et les pieds

C'est la dernière phase du massage plus élaboré. Vous devez plutôt ralentir vos mouvements, afin que la personne que vous massez ait l'impression que la séance n'est pas encore terminée. En plus des mouvements de compression, de pétrissage et de torsion, agissez en profondeur en utilisant le bas de la paume de vos mains et en travaillant les genoux. Prêtez attention au devant des cuisses : les muscles peuvent avoir besoin d'être massés, mais ils peuvent être particulièrement sensibles. Les mouvements sur les pieds sont comme la cerise sur le gâteau : ils libèrent la tension par les orteils. La personne que vous massez trouvera que le mouvement de bercement final procure une extraordinaire sensation de libération et qu'ainsi le massage s'achève de façon plaisante.

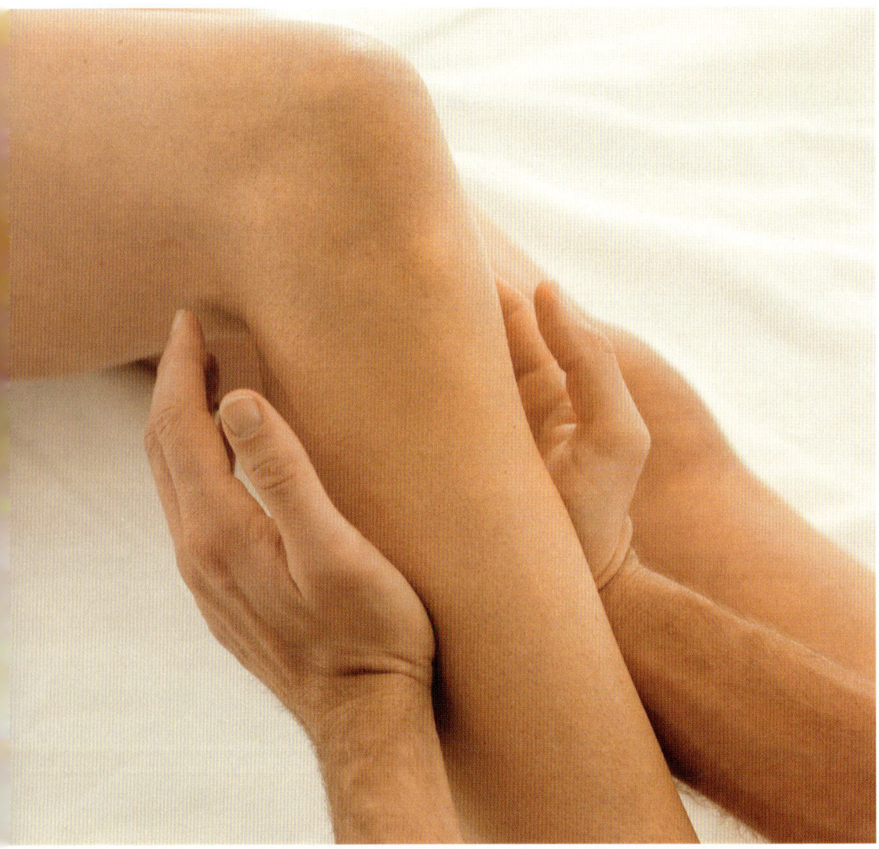

1 Compression du mollet. Agenouillez-vous aux pieds de la personne que vous massez et effleurez-lui toute la jambe. Puis compressez les muscles du mollet en remontant comme vous l'avez déjà fait. Pour exercer une pression plus forte, utilisez le bas de la paume de vos mains : vous comprimez les muscles en remontant de chaque côté du mollet et vous cessez à proximité du genou. Répétez la séquence plusieurs fois tout au long de la jambe.

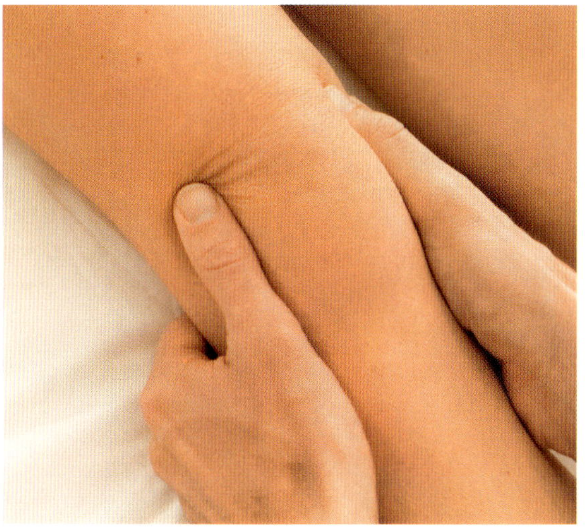

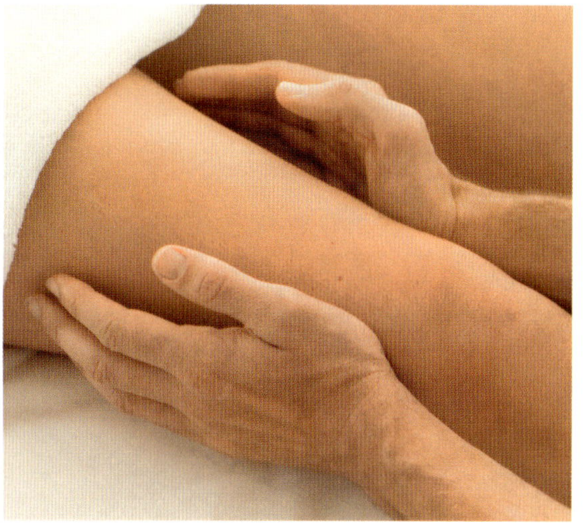

2 **Mouvements circulaires autour du genou.** Placez les deux pouces côte à côte au-dessous de la rotule de la personne que vous massez. Commencez à faire de tout petits cercles en appuyant aussi près du genou que possible. Remontez autour de la rotule, les deux pouces faisant des cercles en même temps. Une pression ferme, assurée, décontractera de façon significative.

3 **Compression de la cuisse.** Remontez le long du corps de la personne que vous massez en continuant les compressions sur la cuisse et en vous servant à nouveau du bas de la paume de vos mains pour appuyer davantage. Travaillez sur toute leur longueur les muscles sur le devant de la cuisse. Achevez le mouvement sur l'arrondi de la hanche. Repérez avec vos mains les zones qui ont besoin d'être traitées.

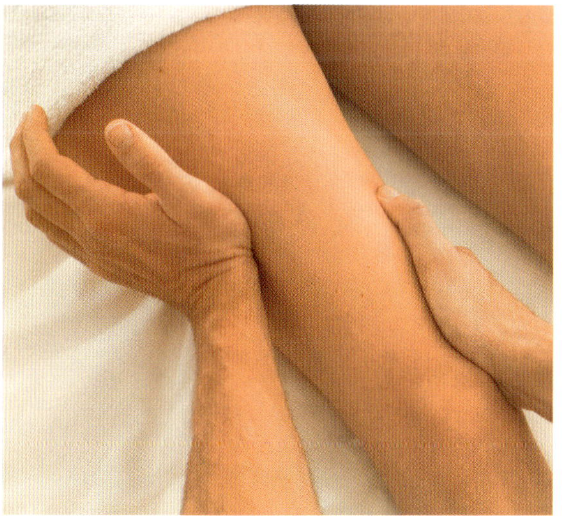

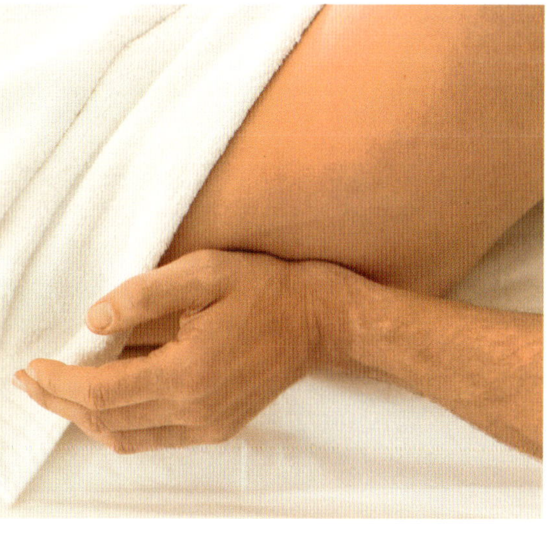

4 **Compression avec le bas de la paume.** En soutenant d'une main (sans effectuer de pression) le genou de la personne que vous massez, utilisez le bas de la paume de l'autre main pour remonter le long de la cuisse en la comprimant et en terminant à nouveau sur l'arrondi de la hanche. Répétez cette séquence au moins deux fois. Commencez juste au-dessus du genou et demandez si la pression convient, car cette zone peut être très douloureuse.

5 **Mouvements circulaires sur la hanche.** À la fin du mouvement précédent, placez le bas de la paume de votre main en haut de la cuisse de la personne que vous massez, sur l'arrondi de la hanche. Faites lentement trois cercles vers l'extérieur, tout en effectuant une pression avec le bas de la paume de la main afin d'agir en profondeur. Ce mouvement est à la fois apaisant et relaxant.

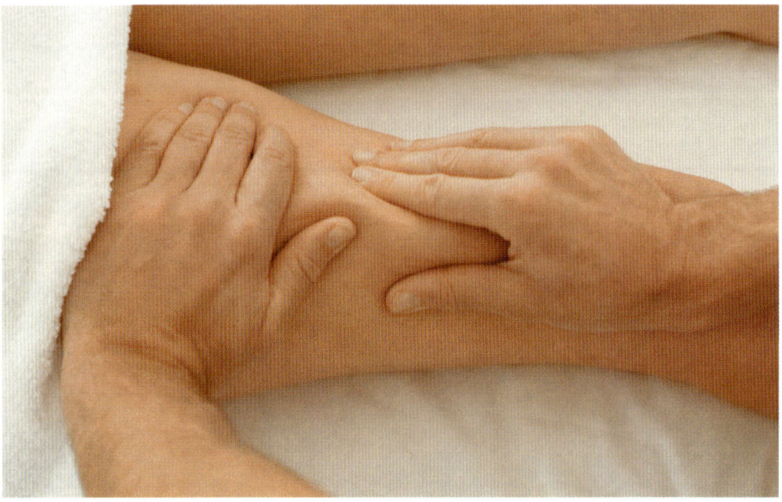

6 **Pétrissage de la cuisse.** Asseyez-vous perpendiculairement à la personne que vous massez. Commencez à pétrir le devant des muscles de la cuisse, en appuyant fortement sur les muscles sans que cela soit désagréable, puis ramenez les masses musculaires vers vous avec vos doigts. Travaillez de bas en haut et de haut en bas le long de la cuisse, et terminez au niveau du genou.

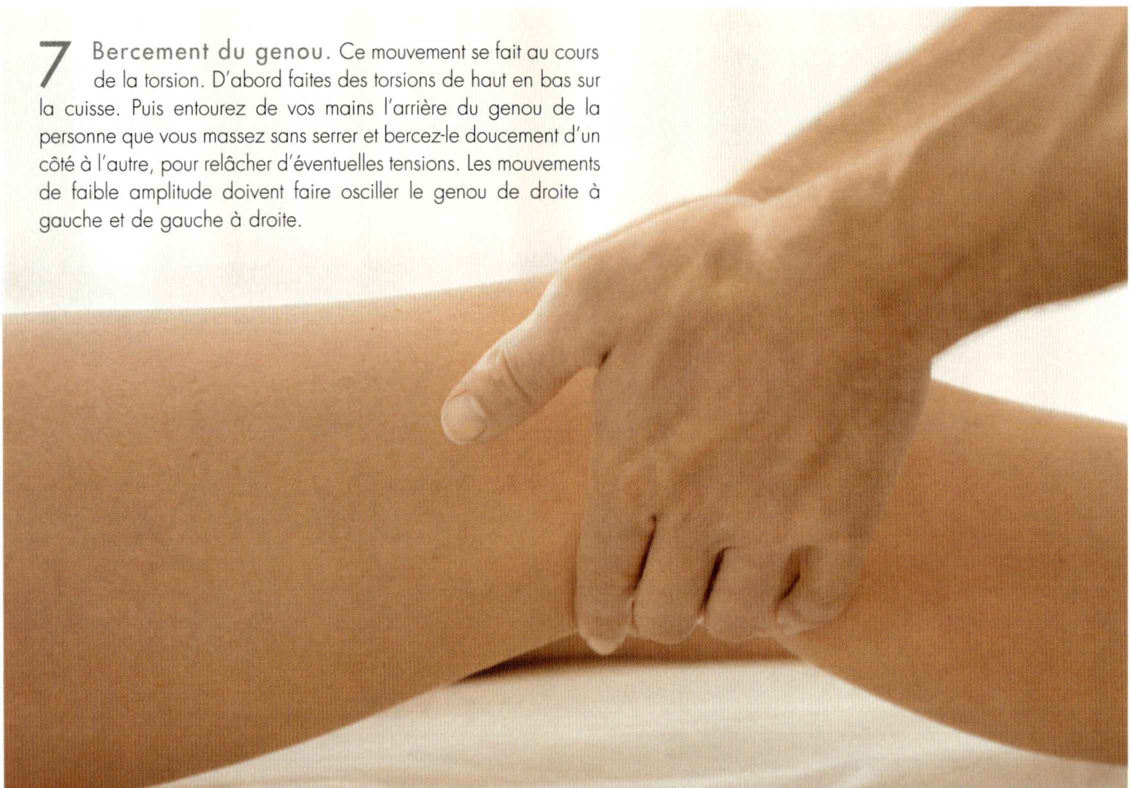

7 **Bercement du genou.** Ce mouvement se fait au cours de la torsion. D'abord faites des torsions de haut en bas sur la cuisse. Puis entourez de vos mains l'arrière du genou de la personne que vous massez sans serrer et bercez-le doucement d'un côté à l'autre, pour relâcher d'éventuelles tensions. Les mouvements de faible amplitude doivent faire osciller le genou de droite à gauche et de gauche à droite.

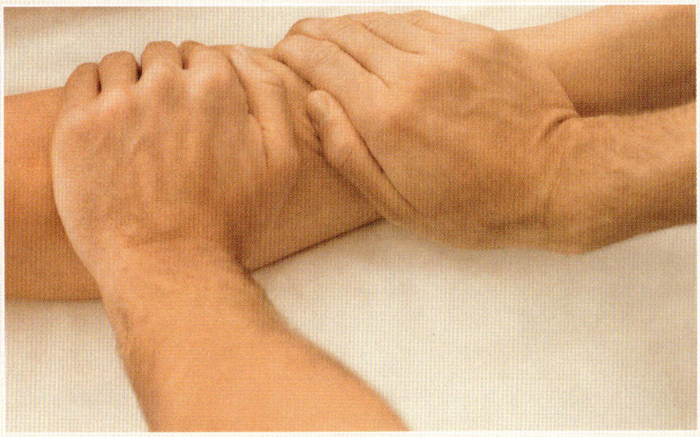

8 Torsion de la jambe. Continuez les mouvements de torsion en descendant sur toute la longueur de la jambe de la personne que vous massez. Commencez juste au-dessous du genou, les deux mains en gouttière de chaque côté du mollet. Ramenez une main vers vous en la tirant, tout en poussant l'autre dans la direction opposée. Descendez jusqu'à la cheville, où les mouvements diminuent d'amplitude. Terminez en effleurant le pied.

9 Étirement de la jambe. Placez-vous aux pieds de la personne que vous massez. Mettez une main sous son talon et l'autre sur le devant de sa cheville. Tirez doucement en arrière vers vous, en vous servant surtout de votre main sous le talon pour faire l'étirement. Percevez l'effet de la traction tout au long de la jambe, et repérez le moment où les articulations commencent à résister.

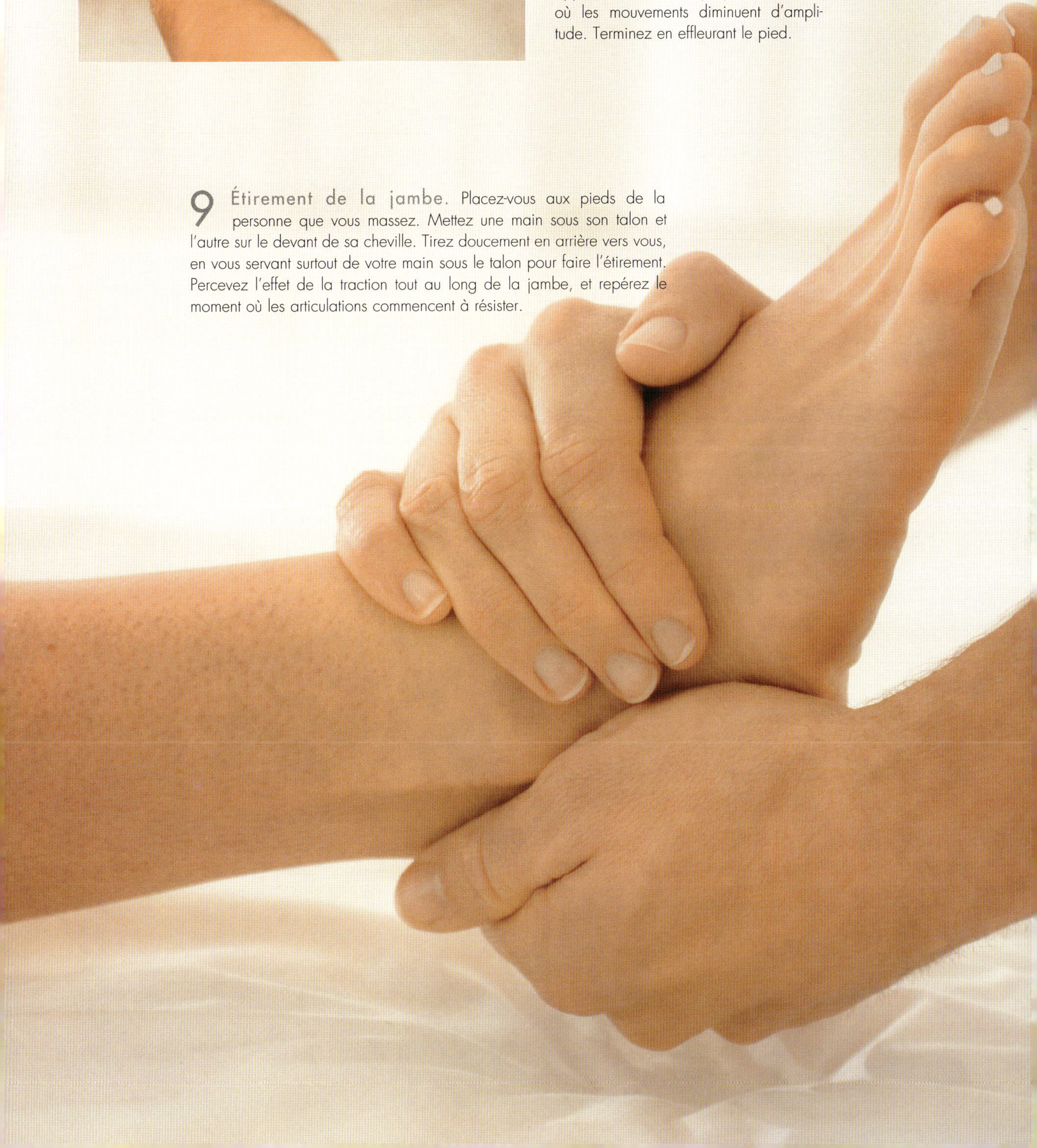

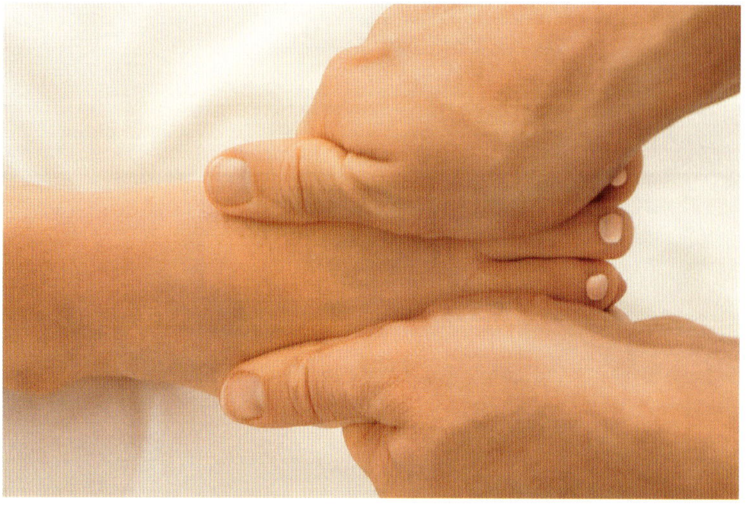

10 Étirement transversal du pied. Entourez le pied de la personne que vous massez avec vos mains, les doigts en dessous, les pouces à plat par-dessus. Séparez vos pouces, en appuyant avec la première phalange sur le dessus du pied. Allez jusqu'aux côtés du pied. Répétez la séquence. Ces mouvements contribuent à relâcher la tension et à étirer les muscles.

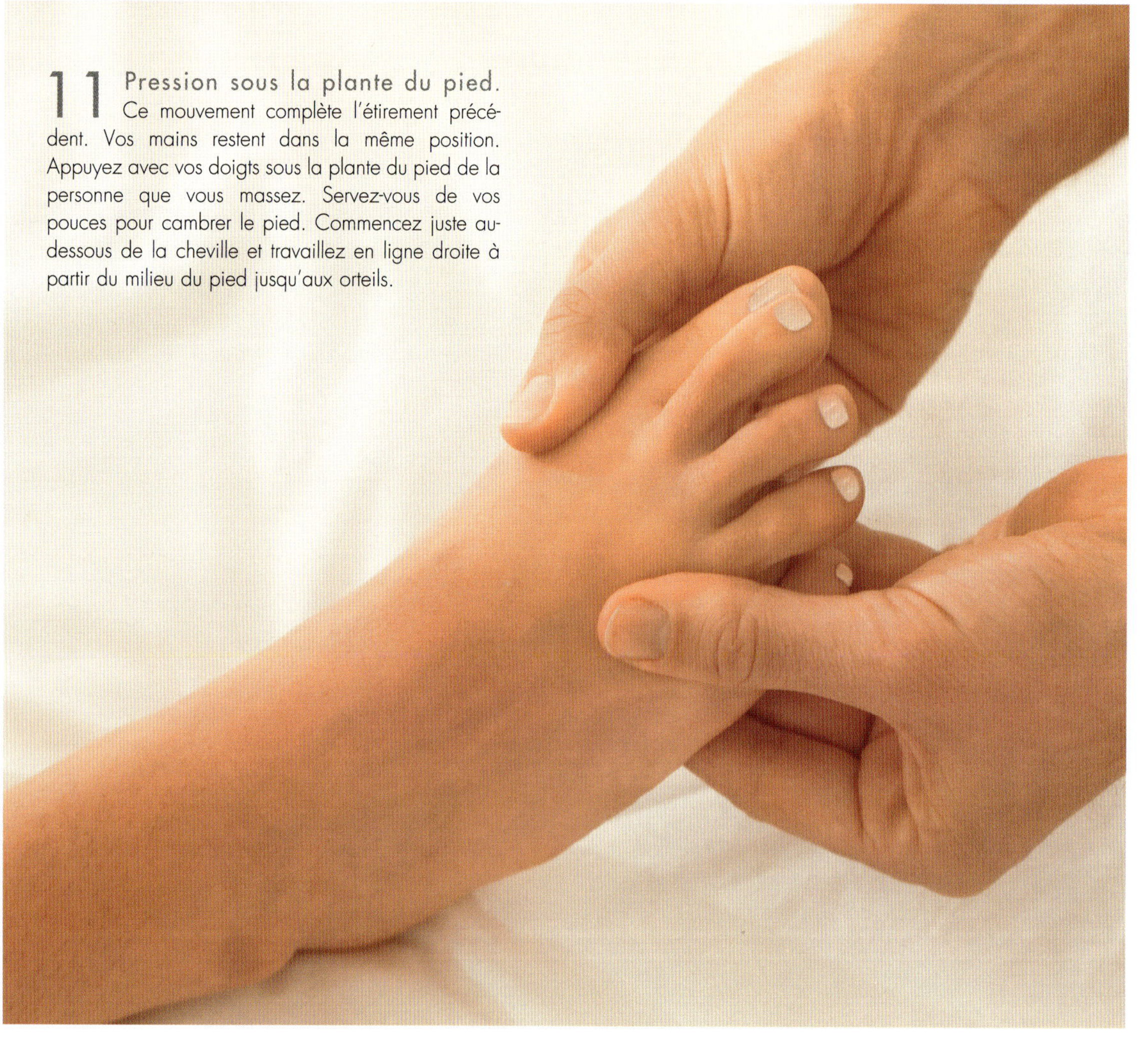

11 Pression sous la plante du pied. Ce mouvement complète l'étirement précédent. Vos mains restent dans la même position. Appuyez avec vos doigts sous la plante du pied de la personne que vous massez. Servez-vous de vos pouces pour cambrer le pied. Commencez juste au-dessous de la cheville et travaillez en ligne droite à partir du milieu du pied jusqu'aux orteils.

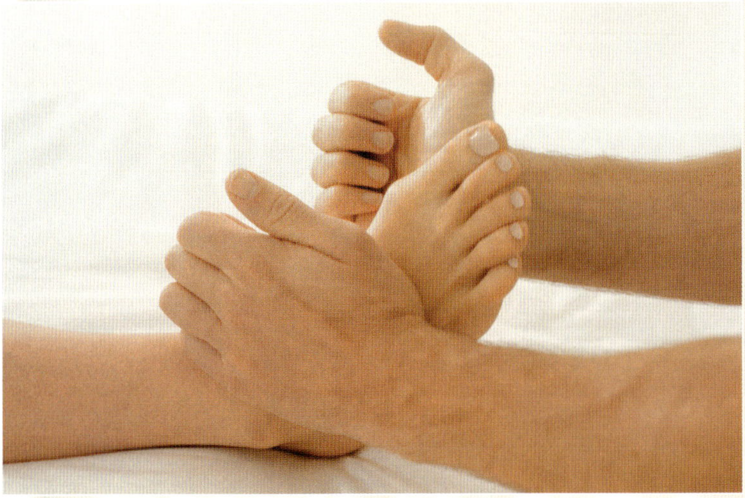

12 **Friction de la partie antérieure du pied.** Mettez le pied de la personne que vous massez en sandwich entre vos mains. Frottez-les d'avant en arrière et d'arrière en avant sur la partie antérieure du pied. Ayez des gestes rapides et vigoureux pour mieux décontracter. Enfin tirez sur chacun des orteils et laissez reposer vos mains quelques instants sur le pied. Répétez toute la séquence sur l'autre pied.

13 **Bercement de la jambe.** Vous arrivez maintenant au terme du massage. Pour le terminer en beauté, placez les deux mains aussi haut que possible de chaque côté des jambes. Puis tapotez en changeant de main de façon à produire un mouvement de balancement. Continuez en descendant sur toute la longueur des jambes, puis répétez la séquence deux fois. Diminuez graduellement l'amplitude des mouvements et terminez en tenant les deux pieds dans vos mains.

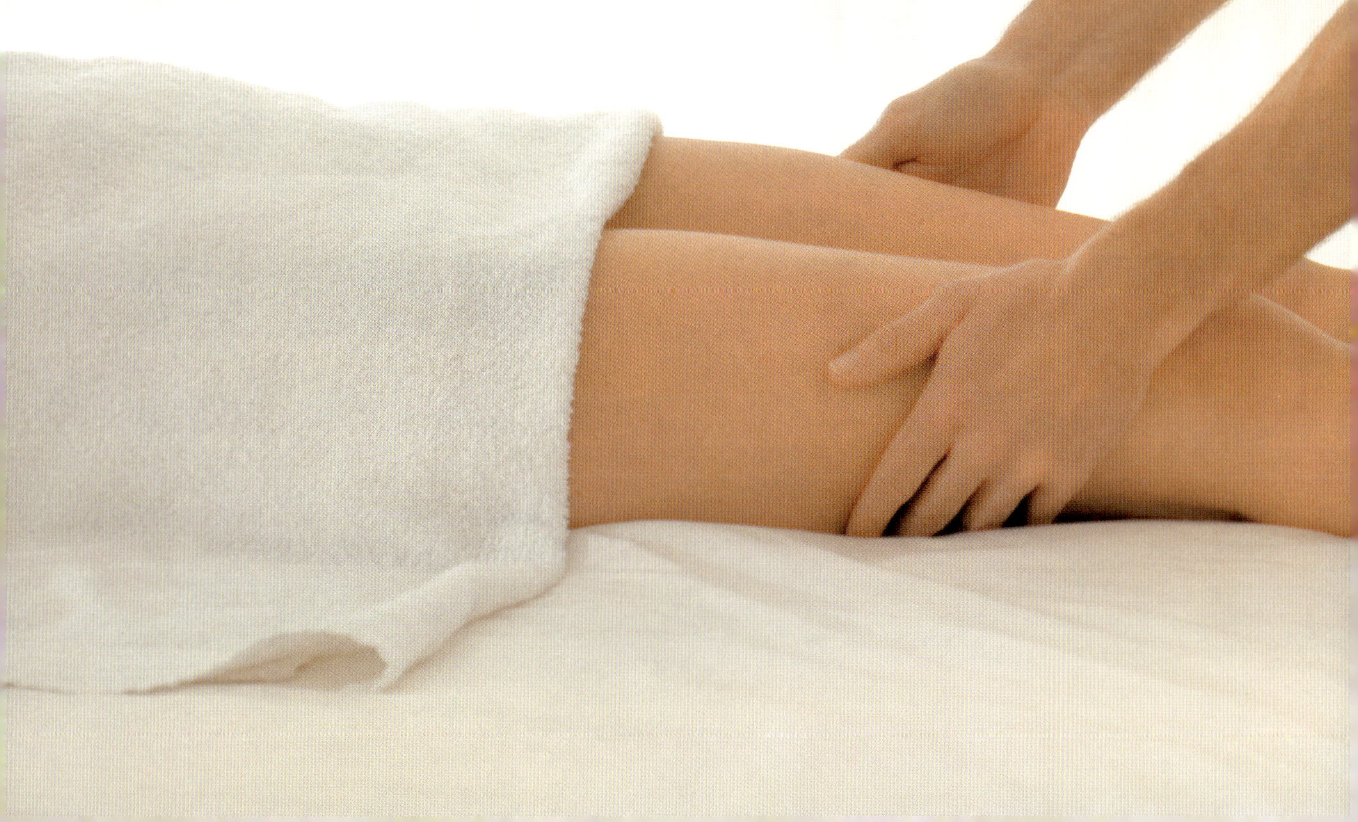

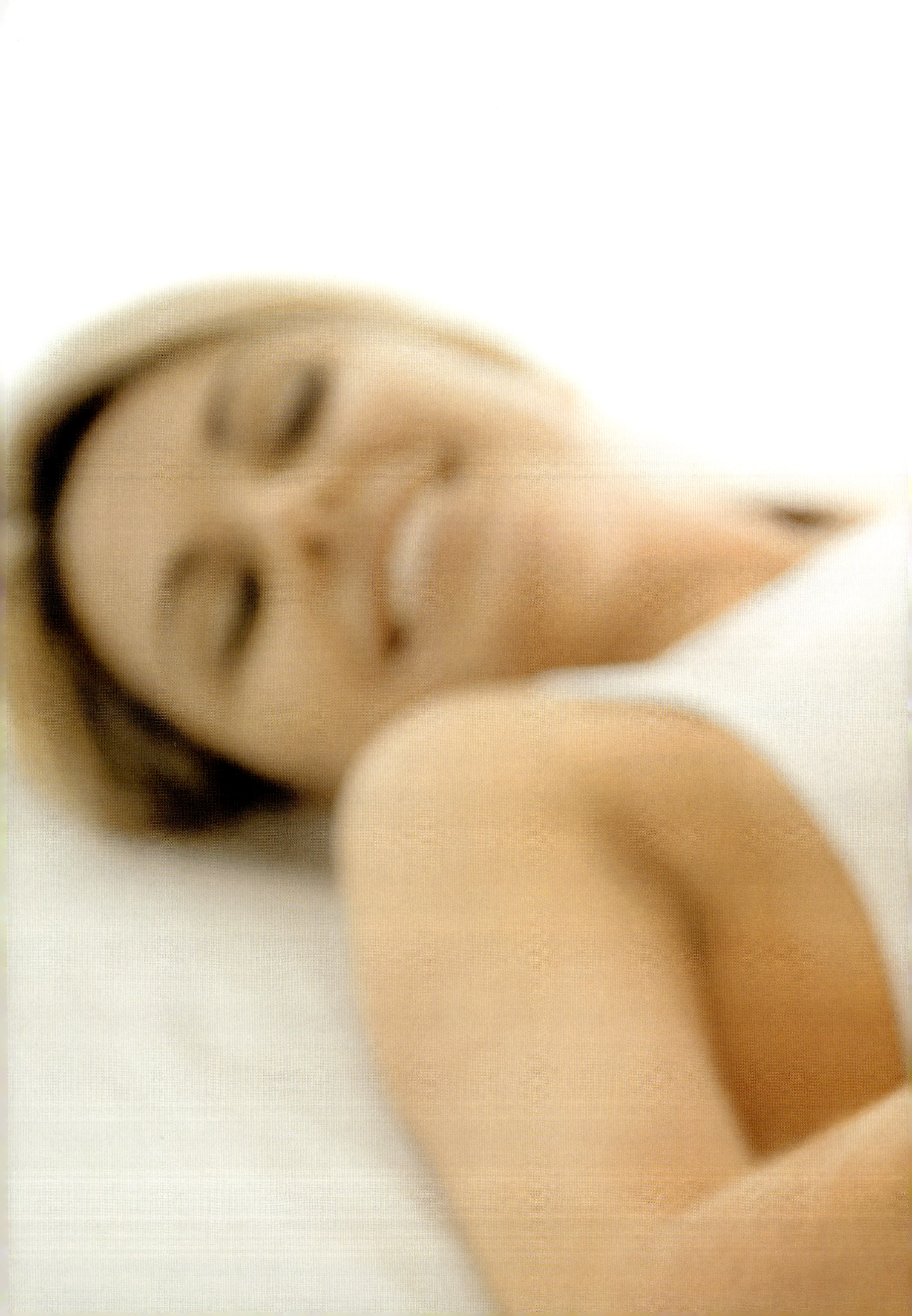

Techniques spécifiques

Les techniques utilisées dans un but spécifique vous offrent de nouvelles possibilités. Considérez-les comme de simples « échantillons » représentatifs de types de massage. Les mouvements dont nous allons parler, qui supposent la connaissance des techniques de base, vous procureront une plus grande liberté de choix et une occasion d'adapter votre massage aux besoins particuliers des personnes que vous massez. Quant au massage sensuel, il vous permettra de libérer votre sexualité. Expérimentez ces techniques de massage. Vous pourriez souhaiter dès maintenant les mettre en œuvre, notamment pour évaluer leur efficacité sur vous-même. Vous aurez ainsi un aperçu de l'infinie diversité de mouvements que le massage met à votre disposition.

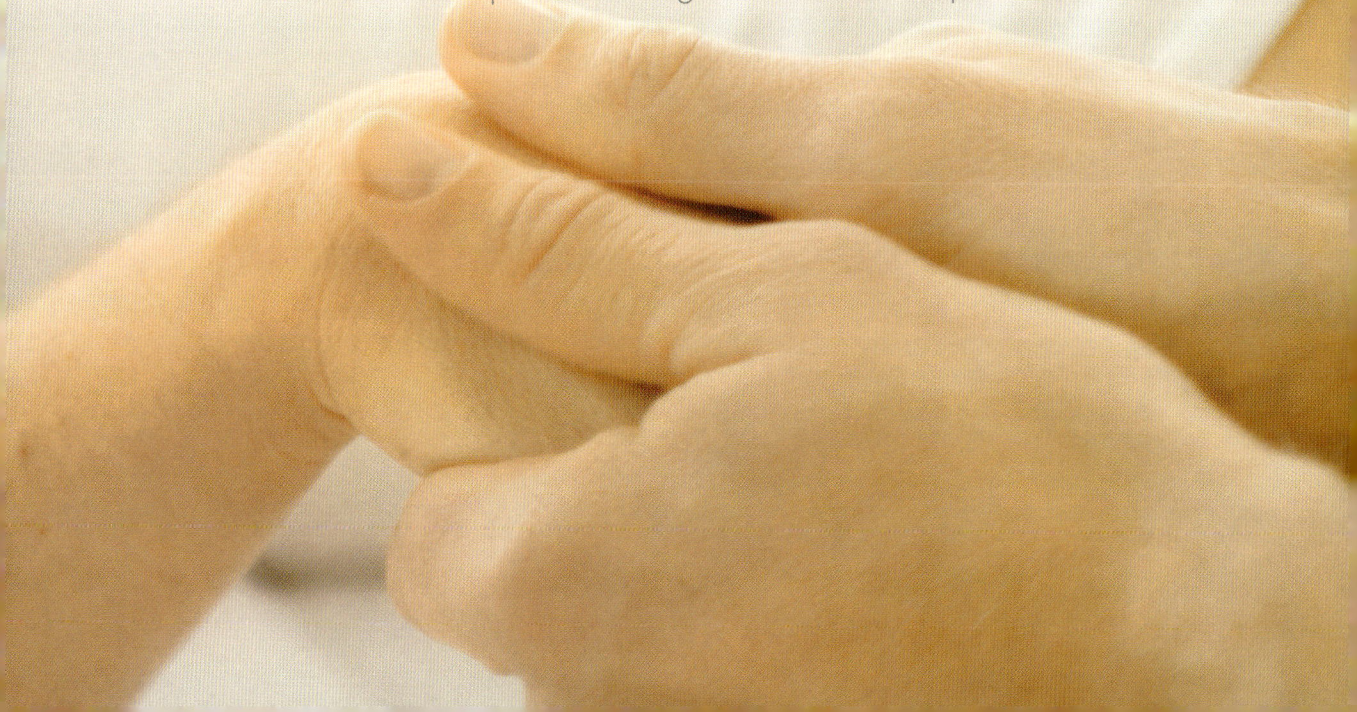

Introduction aux techniques spécifiques

Les différentes formes de massage que nous avons présentées ont pour finalité la détente et la décontraction. Cependant, on peut masser pour d'autres raisons. Dans les pages suivantes, vous trouverez des idées pour adapter votre massage selon les circonstances, et selon vos besoins et ceux de la personne que vous massez. Vous découvrirez des techniques pour traiter des affections courantes comme les maux de tête, les contractures, ainsi que la manière de transformer une séance de massage qui réunit deux personnes (par exemple vous et votre partenaire) en une expérience sensuelle. Si vous avez très envie d'être massé et si vous ne trouvez personne, pratiquez l'automassage en adaptant les mouvements et les techniques que vous connaissez. Vous pouvez décider de les inclure dans des séances plus longues. Ce qui importe, c'est de bien connaître vos propres réactions. Alors vous commencerez à avoir une idée plus claire de ce qui vous convient et de ce qui ne vous convient pas. Soyez persuadé que chacun est différent. Aussi essayez les techniques sur plusieurs personnes avant de porter un jugement, et sentez-vous libre d'imaginer vos propres techniques si vous découvrez que certains mouvements sont efficaces. Plus l'éventail des mouvements que vous connaissez est large, plus vous pourrez venir en aide à autrui en toutes circonstances, et plus vous serez sollicité.

Les affections courantes

Cette première section concerne les problèmes courants que l'on peut soulager par le massage et que les huiles essentielles peuvent contribuer à résoudre. Alors que, de toute évidence, seuls des médecins sont habilités à traiter des maladies graves ou chroniques, masser, frictionner, exercer des pressions sur des zones douloureuses, nous le faisons tous instinctivement. Le recours à des moyens naturels, y compris le massage, est une façon saine, sans danger et peu coûteuse de traiter certains maux et certaines affections sans gravité, avec en plus l'avantage qu'il n'y ait pas d'effets secondaires. Quand le corps perd son équilibre et que des maladies surviennent, il peut se guérir tout seul. Dans ces circonstances, la connaissance des points de pression et leur utilisation peuvent être extrêmement utiles. Au préalable, demandez à la personne que vous massez de vous donner autant d'informations que possible sur son état de santé. Voyez si vous pouvez déterminer avec elle quelle est la cause de ses ennuis, pourquoi son état a empiré, s'il s'agit d'un problème chronique ou d'un problème récurrent qu'il est possible de résoudre en changeant certaines habitudes. Vous découvrirez souvent que, lorsque vous êtes à l'écoute des gens, ils ne vous disent pas seulement ce qui ne va pas, mais ce qu'il faut faire pour les aider. Alors utilisez vos connaissances et votre intuition. *Il ne vous appartient pas d'établir un diagnostic à proprement parler ni d'essayer de guérir* – le massage ne saurait se substituer au traitement d'un médecin –, mais il est certain que le simple fait d'aider, d'effectuer un contact par le toucher et d'accorder un peu de votre attention sera vraiment bénéfique.

Le stress

Alors que tout massage a pour objectif de soulager le stress, il existe des techniques spécifiques pour traiter ce problème. Le recours aux points de pression peut être très efficace. Comme je l'ai déjà dit, le stress, en particulier lorsqu'il intervient en complément des facteurs environnementaux, est la cause de plus de problèmes qu'on pourrait l'imaginer. Sous une forme ou une autre, il fait presque partie du quotidien. Il peut se manifester sous forme de stress mental, quand l'esprit ne se détend pas, ou de stress physique, quand les muscles en état de défense ou de protection restent contractés, ce qui à long terme peut avoir pour résultat un manque de tonus. Du tissu fibreux peut aussi se former dans les muscles et les fascia, et constituer des grosseurs et des nodosités repérables sous la peau. Les gens sont souvent surpris que vous puissiez les détecter, mais en fait c'est très facile. Ils vous renseignent sur la région du corps où vous devez travailler. Cependant, le stress n'affecte pas seulement l'endroit où vous pouvez le percevoir – la cause peut se situer ailleurs –, il concerne souvent tout le corps, qui devient tendu et contracté, ce qui entretient l'état pathologique. Quand vous massez, ayez donc en tête un seul objectif : détendre, étirer les membres en encourageant la personne que vous massez à lâcher prise, ne fût-ce que de façon à peine perceptible. Pour l'aider à se relaxer, faites comme si vous vous amusiez (les mouvements de bercement sont un bon exemple) et encouragez la personne à se détendre intérieurement (on ne peut obliger quelqu'un à se relaxer). Dans ce domaine, les huiles essentielles apaisantes et relaxantes peuvent vraiment faire des merveilles.

Le massage sensuel

Tout massage est plus ou moins sensuel. On trouve sur la peau des millions de terminaisons nerveuses qui relaient des messages au cerveau, et chacune d'elles est extrêmement sensible. Le cerveau enregistre chaque toucher, qu'il soit léger, profond ou douloureux. Le massage implique naturellement tous les sens, principalement le toucher. Il ne faut pas oublier l'odeur des huiles essentielles, le bruit que font les mouvements sur la peau (il a son importance) et, bien sûr, un massage est sensuel dans la mesure où l'œil est concerné. Il plaît au corps et satisfait les sens. Cependant, on ne peut vraiment comparer le plaisir des sens combiné avec un toucher relaxant, apaisant ou thérapeutique et le massage sensuel destiné à stimuler la libido. Un massage sensuel ne doit pas prendre la personne que vous massez au dépourvu, il faut vous entendre au préalable avec votre partenaire. Alors le massage vous fournit une merveilleuse occasion d'explorer votre sensualité grâce au toucher pour stimuler le corps et réveiller son énergie. Si vous avez une bonne connaissance de votre partenaire et si vous faites des mouvements de massage lents, que vous pratiquez d'un toucher doux et inventif sur des zones sensibles, vous pouvez faire de votre séance de massage un moment de jouissance unique ! Chaque partie du corps est revivifiée. En fait, de nombreux thérapeutes recommandent le massage à des couples comme moyen de se toucher, d'éveiller leur libido et de mieux se connaître sans qu'il s'agisse pour autant de performance sexuelle. Plutôt que de vous concentrer sur l'excitation sexuelle, portez votre attention sur des parties du corps auxquelles votre partenaire pourrait ne pas s'attendre à ce que vous vous y intéressiez particulièrement. Ainsi érotisez le corps tout entier. Un massage vraiment sensuel peut être le plus beau cadeau fait de tout cœur à celui ou celle que vous aimez. Encore une fois, les huiles essentielles peuvent créer l'ambiance érotique – certaines ont la réputation d'être aphrodisiaques.

L'automassage

L'automassage, loin d'être un pis-aller, est une excellente façon d'avoir les muscles et les articulations détendus et toniques. En l'absence de personne à masser, ou pour garder la forme entre des massages, c'est un moyen facile et agréable de se venir en aide. Au cours de la journée, vous pouvez toujours trouver le temps de vous faire un massage de 5 minutes, et cela aussi souvent que vous le voulez. Vous savez exactement quelles pressions exercer et vous pouvez vous revitaliser et stimuler votre énergie, même quand vous vous sentez fatigué. L'automassage a une action préventive bénéfique en cas de stress. Autre avantage : vous en ressentez le bénéfice aussitôt. Alors que le dos est de toute évidence la zone la plus difficile à atteindre, avec un minimum d'improvisation vous pouvez masser tout le reste du corps, pour être en meilleure forme en quelques minutes. L'automassage peut se combiner avec n'importe quel type de relaxation ou d'exercice physique. C'est une façon remarquable de se mettre en harmonie avec soi-même. Réservez-vous du temps et, en général, travaillez sur le corps en commençant par le haut. Des mouvements stimulants réveilleront votre énergie et la maintiendront à un niveau élevé durant la journée. Le soir, des mouvements relaxants combinés avec une respiration profonde qui détend évacueront le stress de la journée et vous aideront à dormir. Ne croyez pas un seul instant que vous ne pouvez pas tirer profit des immenses bienfaits de votre propre toucher.

Maux de tête

Un mal de tête peut se manifester sous la forme d'une douleur sourde ou d'une migraine terrible. Instinctivement nous nous passons la main sur la tête pour calmer la douleur, mais un massage que nous fait quelqu'un d'autre est vraiment préférable. Dans certains cas on est si sensible que seul un toucher léger conviendra. Commencez par masser le cou, qui est à l'origine de nombreux maux de tête. Faites des mouvements ascendants vers le haut de la tête pour chasser la douleur. Les maux de tête peuvent être le symptôme d'une maladie ou d'une infection, mais ils sont souvent dus à des problèmes digestifs, au stress, à la fatigue oculaire, à une posture défectueuse, à une sinusite ou à des troubles menstruels. Ils peuvent être une réaction aux aliments, à la boisson ou à la pollution. Essayez l'huile essentielle de lavande, de romarin ou de menthe poivrée en petite quantité, ou relaxez-vous simplement dans un bain parfumé à la lavande.

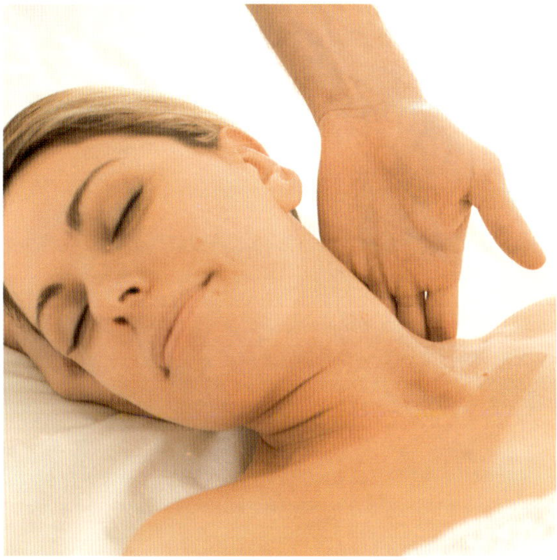

Le cou. Tournez d'un côté la tête de la personne que vous massez, en la soutenant avec une main. Puis faites glisser l'autre le long du haut de l'épaule jusqu'à la base du cou. Sans vous éloigner de la colonne vertébrale, tirez doucement vers le haut sur les muscles du cou jusqu'à la base du crâne. Répétez la séquence plusieurs fois, en décontractant les muscles avec votre main.

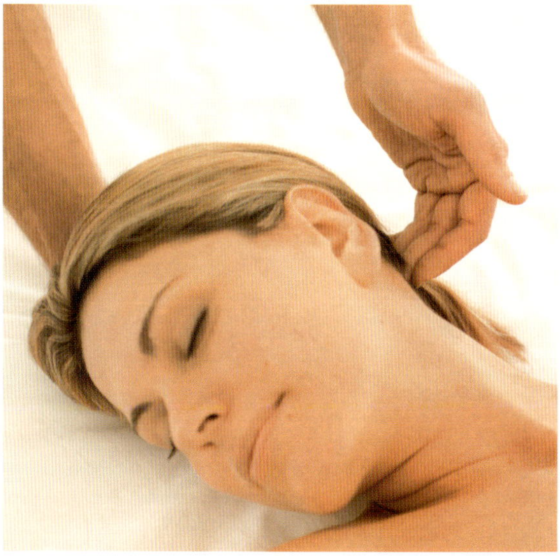

La base du crâne. Placez l'extrémité de vos doigts à la base du crâne de la personne que vous massez. Commencez à dessiner de petits cercles à la base et à l'arrière du crâne. Imaginez que les contractions disparaissent sous votre toucher et que les douleurs se dissipent. Recommencez jusqu'à ce que vous sentiez les tensions se relâcher.

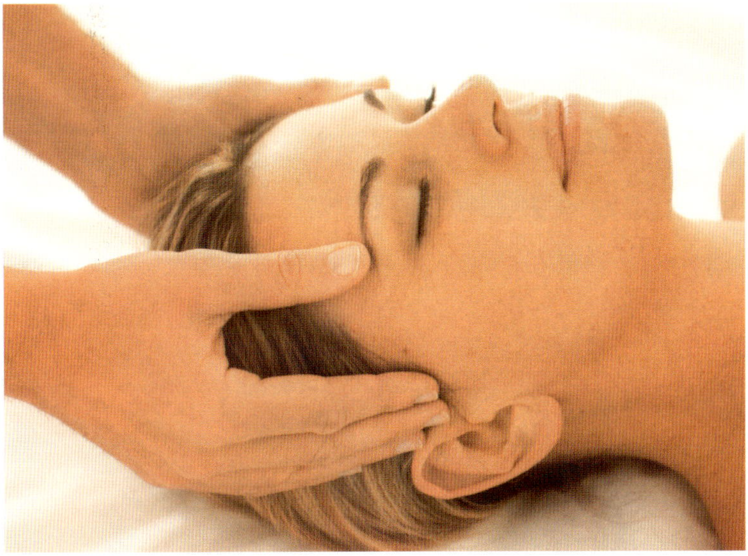

Les sourcils. Placez l'extrémité de vos pouces de chaque côté du nez de la personne que vous massez, juste au-dessous des sourcils. Faites glisser lentement vos pouces vers le haut en direction des tempes. Cela contribue à soulager la congestion. Terminez en décollant doucement les pouces. Répétez plusieurs fois la séquence, en pensant à évacuer la tension des yeux.

Le front. Placez vos pouces côte à côte juste au-dessus des sourcils au milieu du front de la personne que vous massez. Avec le coussinet de vos pouces, effectuez une pression légère vers l'extérieur en direction des tempes. Répétez ce mouvement sur toute la longueur du front, en commençant chaque fois un peu plus haut et en vous rapprochant du cuir chevelu. Terminez par un simple effleurement.

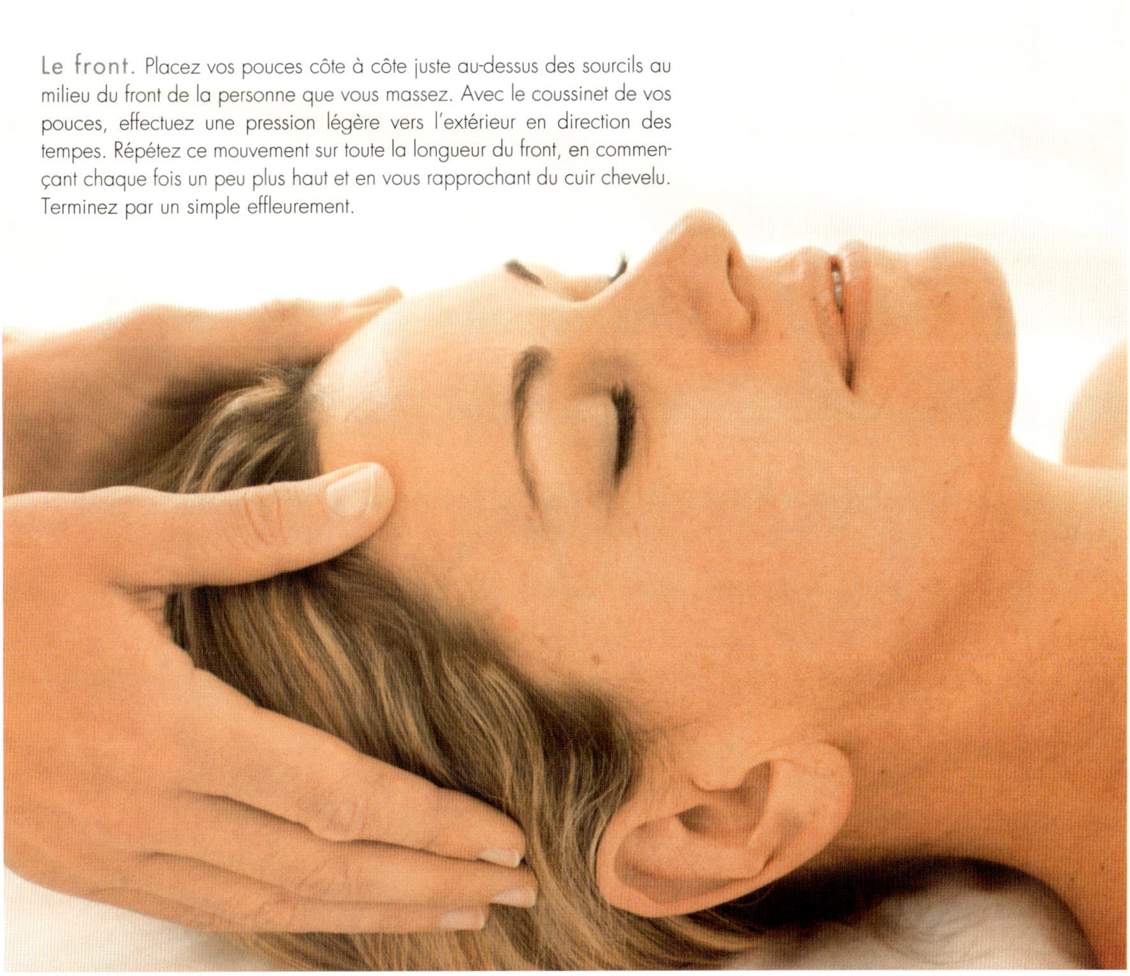

Décontraction des bras

Les douleurs dans les bras ont souvent pour origine des tensions dans le dos. La contraction des muscles du dos restreint la mobilité des articulations, ce qui contraint les muscles des membres à se surmener et peut irriter les nerfs. Cependant, de plus en plus de problèmes surviennent à cause d'une mauvaise posture, d'une utilisation prolongée de l'ordinateur ou de bureaux dont la hauteur ne convient pas. Il faut veiller à avoir toujours vos bras aussi décontractés que possible. Voici quelques conseils pour relaxer les muscles et les articulations : réglez votre chaise de bureau à la bonne hauteur, utilisez un repose-pieds si nécessaire, faites des pauses fréquentes, secouez vos bras et utilisez en alternance votre main droite et votre main gauche.

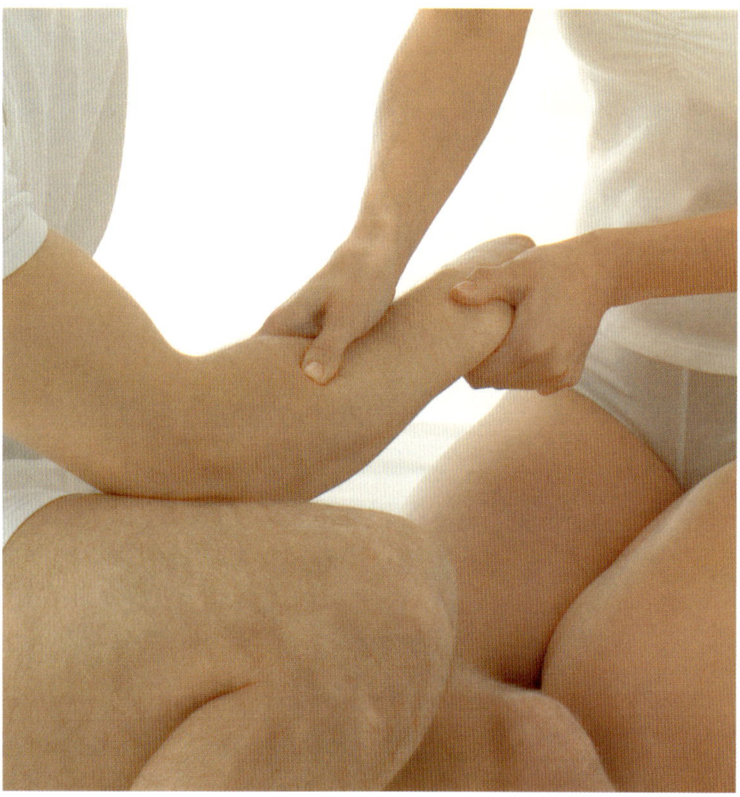

Pression sur l'avant-bras. Soutenez le bras de la personne que vous massez en lui tenant le poignet. Placez votre pouce au milieu de son avant-bras et exercez une pression entre les os. Faites des mouvements circulaires à l'endroit où vous appuyez pour agir en profondeur. Exercez des pressions au milieu du bras à intervalles réguliers en descendant jusqu'au poignet et en suivant la ligne entre le radius et le cubitus.

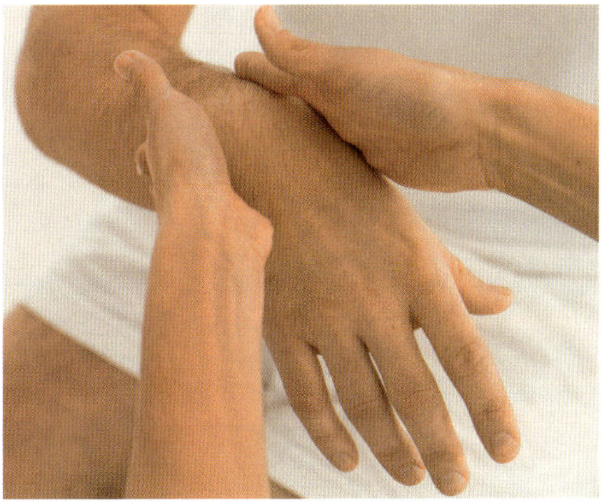

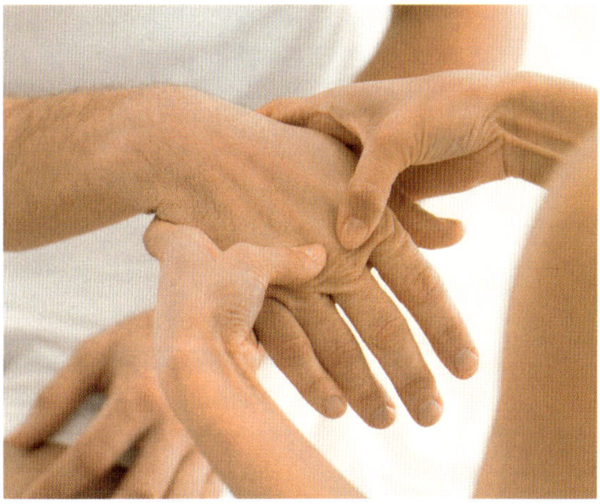

Bercement du poignet. Placez vos doigts sans appuyer de chaque côté du poignet de la personne que vous massez. Faites rouler le poignet d'un côté à l'autre entre vos majeurs. Le mouvement doit être très rapide. Il contribue à assouplir le poignet et, si celui-ci est parfaitement détendu, il décontractera toute la main jusqu'à l'extrémité des doigts.

Compression entre les os. Placez votre pouce en haut de l'espace interdigital entre le pouce et l'index de la personne que vous massez et soutenez la main avec vos autres doigts. Exercez une pression en profondeur entre les os avec votre index et votre pouce. Procédez de même entre les autres doigts de chaque main.

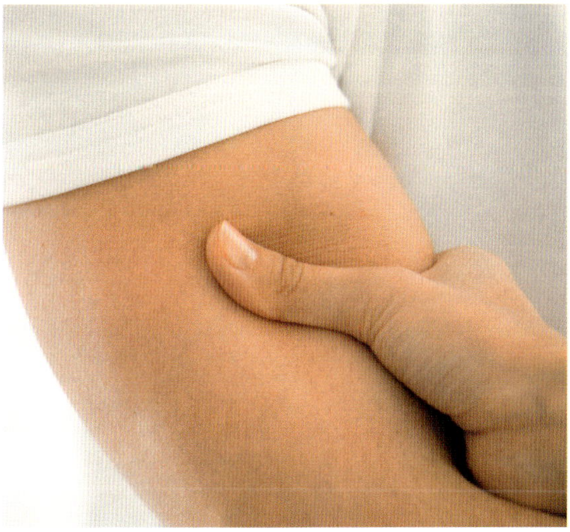

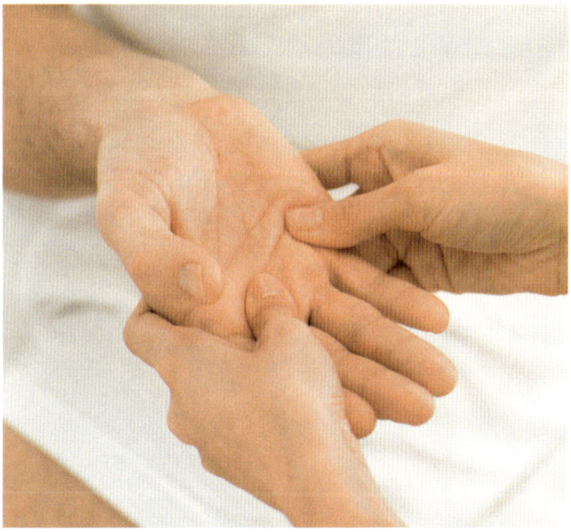

Compression du haut du bras. Soutenez le bras de la personne que vous massez au poignet. Placez votre main sur le haut du bras, le pouce d'un côté, les autres doigts de l'autre. Appuyez, ensuite soulevez, comprimez et faites rouler les muscles entre vos doigts et votre pouce. Cela donne une sensation exquise. Continuez à travailler tout au long du bras, en relâchant les tensions.

Pression sur les articulations des doigts. Tenez dans la vôtre la main de la personne que vous massez, paume tournée vers le haut. Avec vos pouces, appuyez très fort en travaillant sur les articulations, au-dessous et autour. Utilisez les deux pouces pour masser chaque articulation, en exerçant des pressions et en décrivant des cercles à l'aide de vos doigts et de vos pouces.

Relaxation des hanches et du bas du dos

Nombreuses sont les personnes qui souffrent au niveau des lombaires, affection qui va de pair avec la raideur des hanches. Étant donné qu'il est la base de la colonne vertébrale, le bas du dos joue un rôle extrêmement important. De mauvaises postures, des efforts pour soulever des charges, le manque d'exercice physique et des sièges mal conçus contribuent à affaiblir cette partie du corps. La raideur du bas du dos affecte le reste de la colonne vertébrale. Il peut en résulter un manque de mobilité au niveau des hanches, avec pour conséquence des douleurs dans les jambes ou des sciatiques. Les mouvements préconisés ci-dessous permettent d'étirer la région des lombaires, de mobiliser l'articulation de la hanche et de détendre le tissu fibreux qui les entoure. Le soutien adéquat du dos, l'étirement et l'exercice physique peuvent empêcher ces raideurs de devenir un véritable handicap.

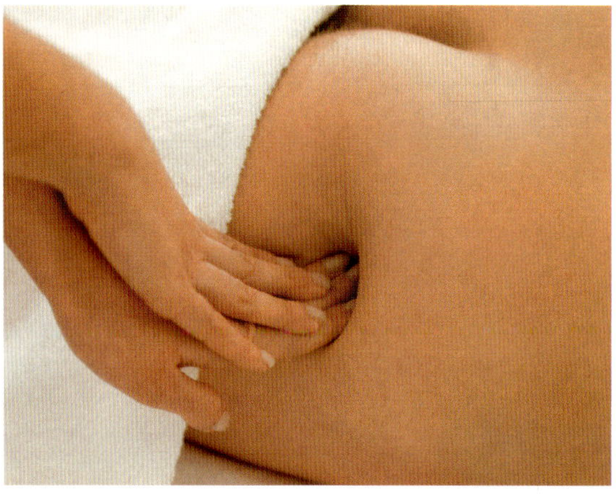

Pression sur l'articulation de la hanche. Asseyez-vous à côté de la personne que vous massez. Placez l'extrémité de vos doigts derrière le haut du fémur et exercez lentement une pression vers l'intérieur. Augmentez la pression très lentement à mesure que vos doigts s'enfoncent dans la chair, en vous servant également de votre autre main pour appuyer. Exercez une pression et relâchez au voisinage de l'articulation. Le mouvement aura des répercussions sur la jambe.

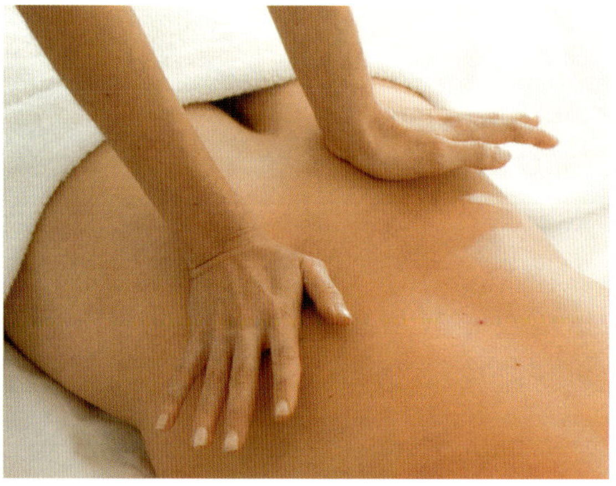

Étirement en diagonale. Penchez-vous sur la personne que vous massez. Mettez les deux mains de chaque côté du bas du dos, une au niveau de la hanche, l'autre légèrement plus haut. Effectuez un étirement en diagonale sur le bas du dos. Faites appel à tout le poids de votre corps et mettez vos mains en éventail, sans les déplacer. Répétez le mouvement en changeant la position des mains.

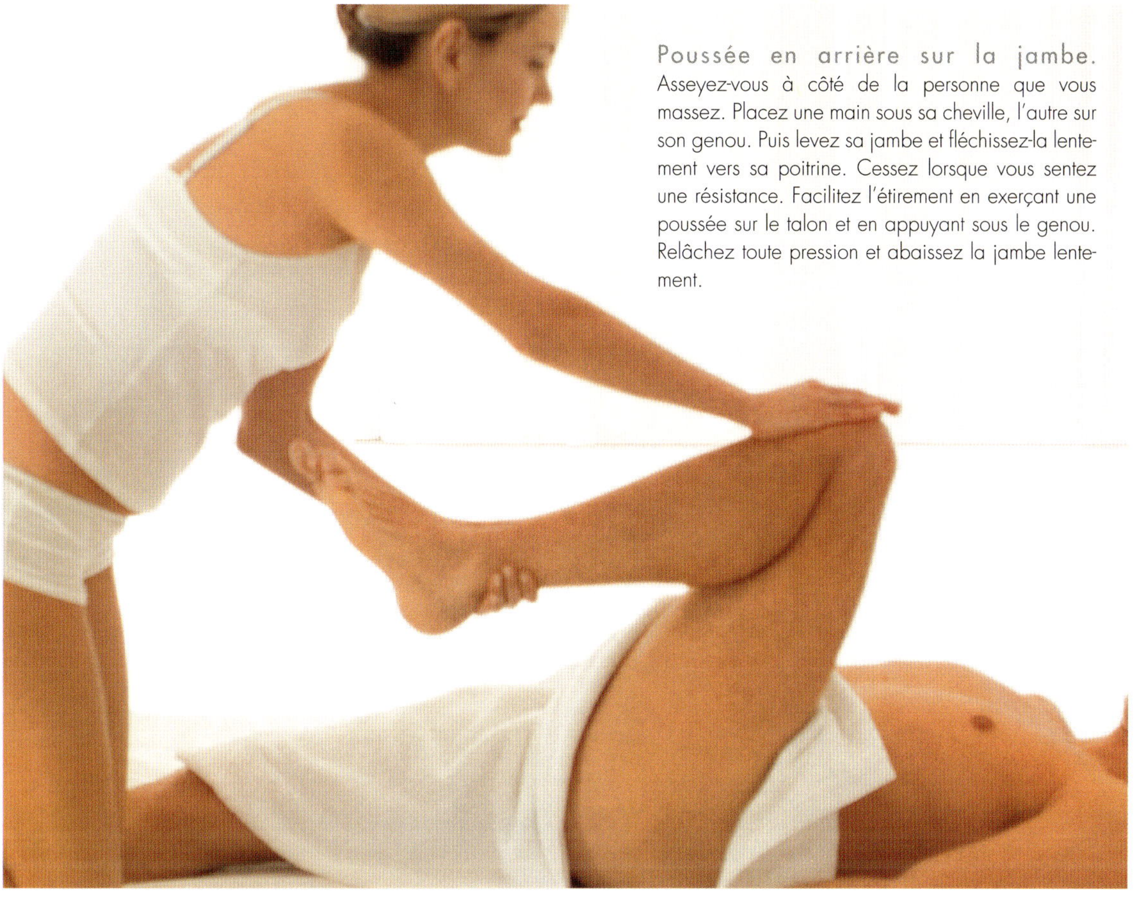

Poussée en arrière sur la jambe. Asseyez-vous à côté de la personne que vous massez. Placez une main sous sa cheville, l'autre sur son genou. Puis levez sa jambe et fléchissez-la lentement vers sa poitrine. Cessez lorsque vous sentez une résistance. Facilitez l'étirement en exerçant une poussée sur le talon et en appuyant sous le genou. Relâchez toute pression et abaissez la jambe lentement.

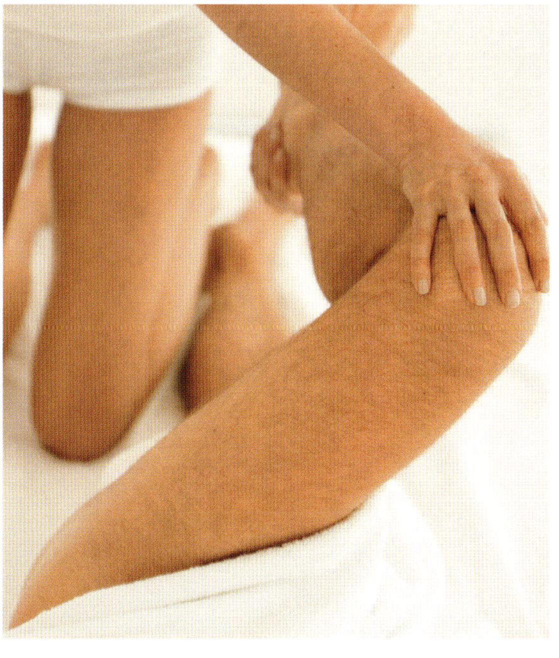

Rotation de la hanche. Restez dans la même position. Levez la jambe et fléchissez-la vers la poitrine. Cette fois-ci, commencez à faire tourner la jambe très lentement, en la soutenant sous le pied et au genou. Faites-la tourner trois fois, en faisant des cercles aussi larges que possible, et en cessant si la personne que vous massez se crispe. Répétez dans l'autre sens, puis abaissez doucement la jambe.

Problèmes de sinus

Les problèmes de sinus touchent un certain nombre de personnes et causent souvent toutes sortes de désagréments ou même des douleurs. Les sinus sont des cavités qui sécrètent du mucus. Ils sont reliés aux narines par des canaux. Par suite d'une infection – un rhume par exemple –, la muqueuse des sinus peut s'enflammer, si bien que le mucus produit en excès obstrue les canaux qui drainent les sinus jusqu'au nez. Le mucus qui s'accumule cause de la gêne et des maux de tête. Si vous avez des problèmes de sinus, essayez d'éviter des aliments tels que les produits laitiers, le sucre, la farine de blé ou les pommes de terre, et mangez surtout des fruits frais et des légumes. Les huiles essentielles d'eucalyptus, de menthe poivrée, de basilic et de lavande sont utiles, en particulier si on les utilise en inhalations.

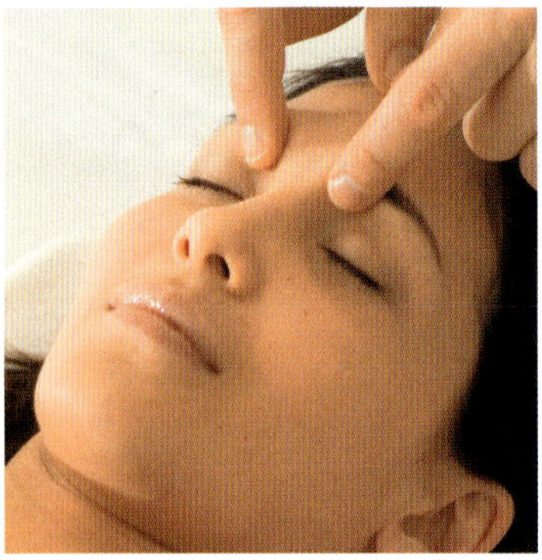

Pression dans l'angle interne des yeux. Bien que ces points de pression servent à traiter les maux de tête en général, ils peuvent être très utiles en cas de céphalées dues à la sinusite. Placez l'extrémité de vos index dans l'encoche sous les sourcils au sommet d'une ligne qui monte de l'angle interne de l'œil. Effectuez lentement une pression, maintenez-la 2 ou 3 secondes, puis relâchez.

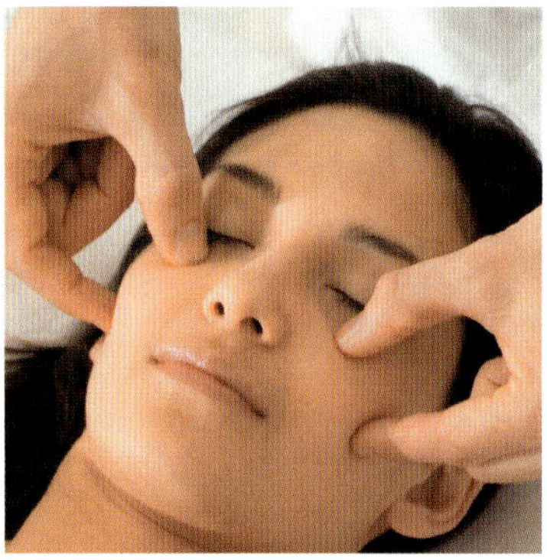

Pression sous les yeux. Placez les deux pouces juste au-dessous du bord inférieur de l'orbite et repérez l'encoche dans l'os, à peu près au milieu. Effectuez lentement une pression pendant 3 secondes, puis relâchez la pression sans à-coups. Ces points sont particulièrement utiles pour soulager la congestion des sinus.

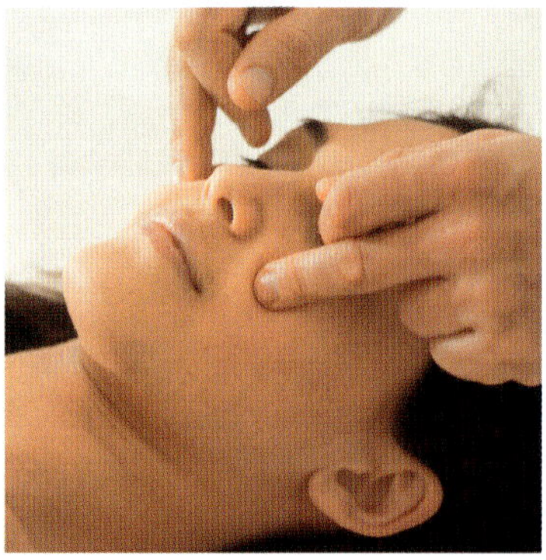

Pression sous les joues. Placez l'extrémité de vos majeurs juste au-dessous des pommettes de la personne que vous massez. Repérez l'encoche à environ un tiers de la longueur de l'os. Vous la découvrirez en bas d'une ligne qui descend des points sous les yeux que nous avons mentionnés. Effectuez lentement une pression avec l'extrémité de vos doigts et maintenez-la 3 secondes, puis relâchez la pression doucement, progressivement. Ces points contribueront aussi à soulager la congestion des sinus.

Pression en remontant le long du front. Placez vos deux pouces sur le front de la personne que vous massez, juste au-dessus de la naissance des sourcils. Effectuez doucement une pression, maintenez-la une seconde, puis relâchez. Remontez un peu plus haut sur le front. Appuyez et relâchez à intervalles réguliers en remontant en direction du cuir chevelu. Cela contribue à la fois à soulager la congestion des sinus et à atténuer toute céphalée d'origine nerveuse.

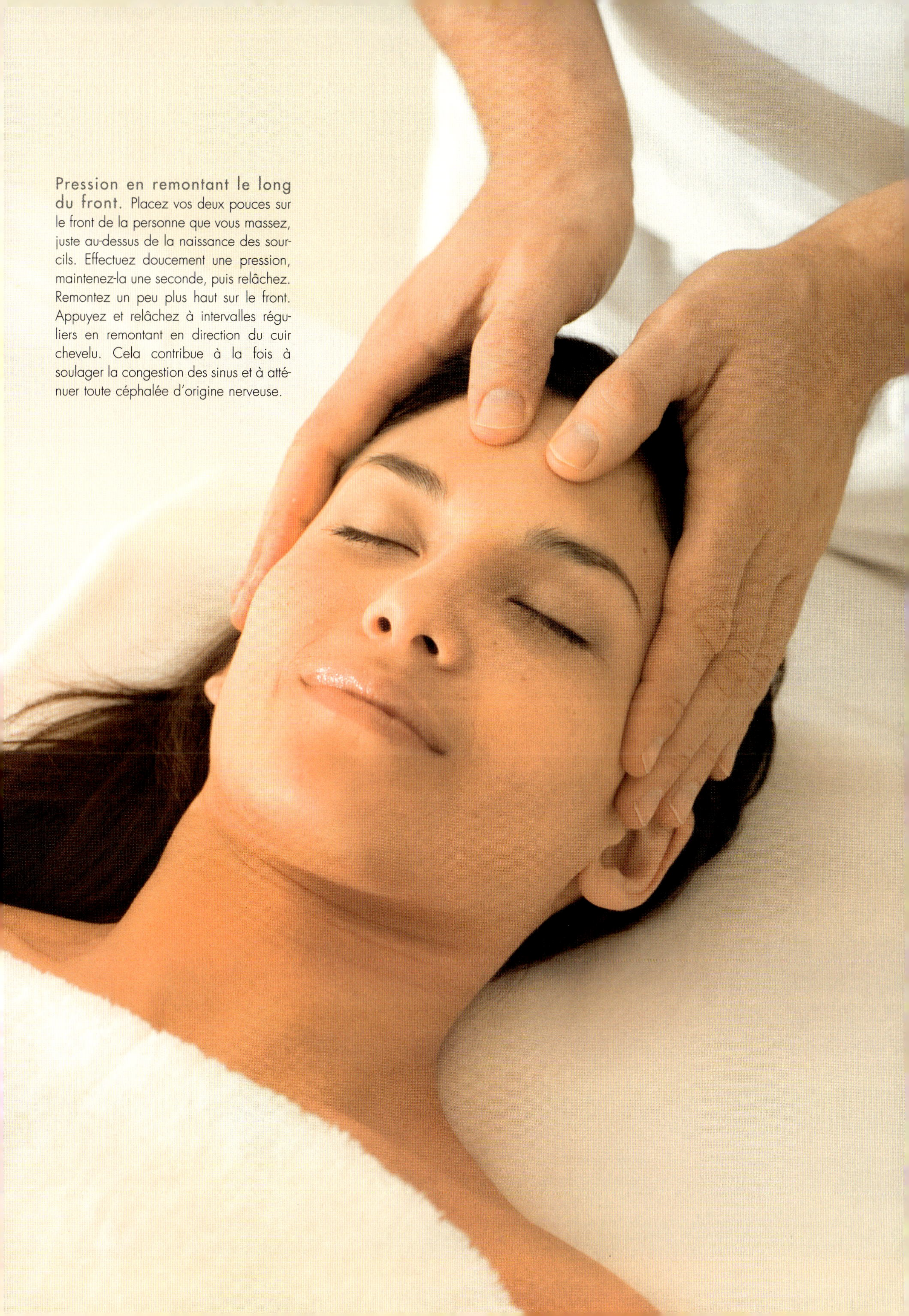

L'abdomen

Deux affections qui sont à l'origine d'une gêne considérable et de vives douleurs mais qui réagissent bien au massage sont la constipation et la dysménorrhée. Les règles douloureuses, qui surviennent à cause des contractions de l'utérus associées à un flux menstruel abondant, peuvent être soulagées par un massage doux et des huiles essentielles prises dans un bain : camomille, jasmin, genévrier, menthe poivrée, marjolaine, cyprès et mélisse. Vous remarquerez que les mouvements de massage ne se font pas toujours sur l'abdomen. La constipation est due en général au stress, à un régime qui comprend des aliments raffinés et des féculents, et qui manque de fibres. On peut y remédier en se relaxant, en mangeant des fruits et des légumes frais, en procédant à un examen de ses problèmes et en changeant son état d'esprit. On peut également avoir recours à certaines huiles essentielles : poivre noir, rose, fenouil et marjolaine.

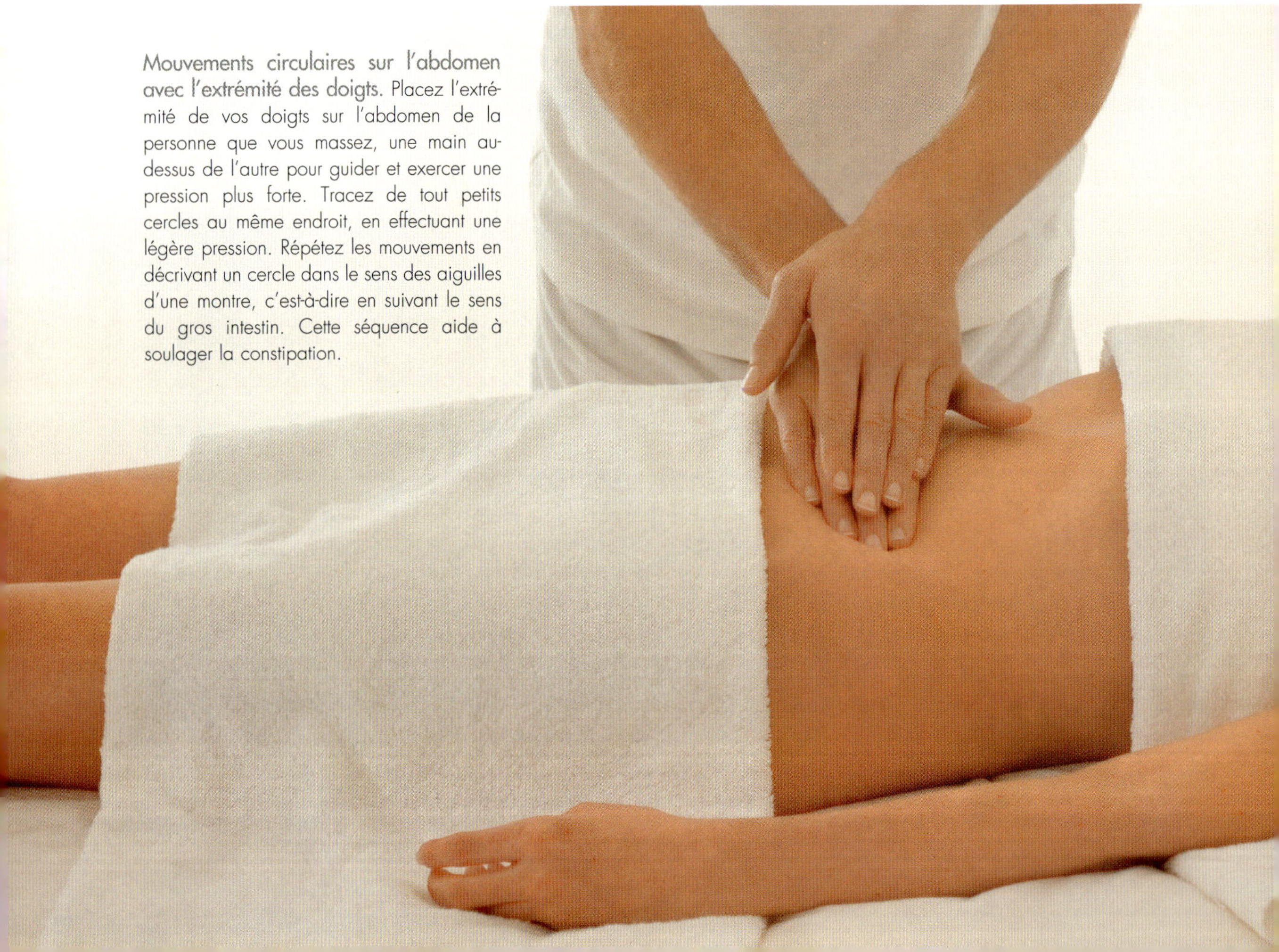

Mouvements circulaires sur l'abdomen avec l'extrémité des doigts. Placez l'extrémité de vos doigts sur l'abdomen de la personne que vous massez, une main au-dessus de l'autre pour guider et exercer une pression plus forte. Tracez de tout petits cercles au même endroit, en effectuant une légère pression. Répétez les mouvements en décrivant un cercle dans le sens des aiguilles d'une montre, c'est-à-dire en suivant le sens du gros intestin. Cette séquence aide à soulager la constipation.

Mouvements circulaires sur la région lombaire. Quand les douleurs survenant à l'occasion des règles sont particulièrement vives, toute femme répugne à ce qu'on la touche. Cependant, ce mouvement sur le bas du dos peut réconforter et soulager la douleur. Placez une main ou les deux sur le bas du dos. Effectuez lentement des mouvements circulaires dans le sens contraire des aiguilles d'une montre, en faisant de grands cercles qui soulagent. Continuez jusqu'à ce que la douleur s'estompe.

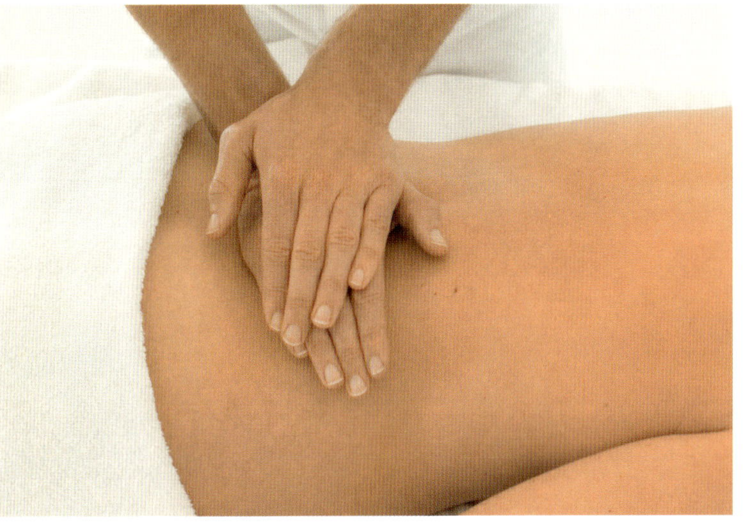

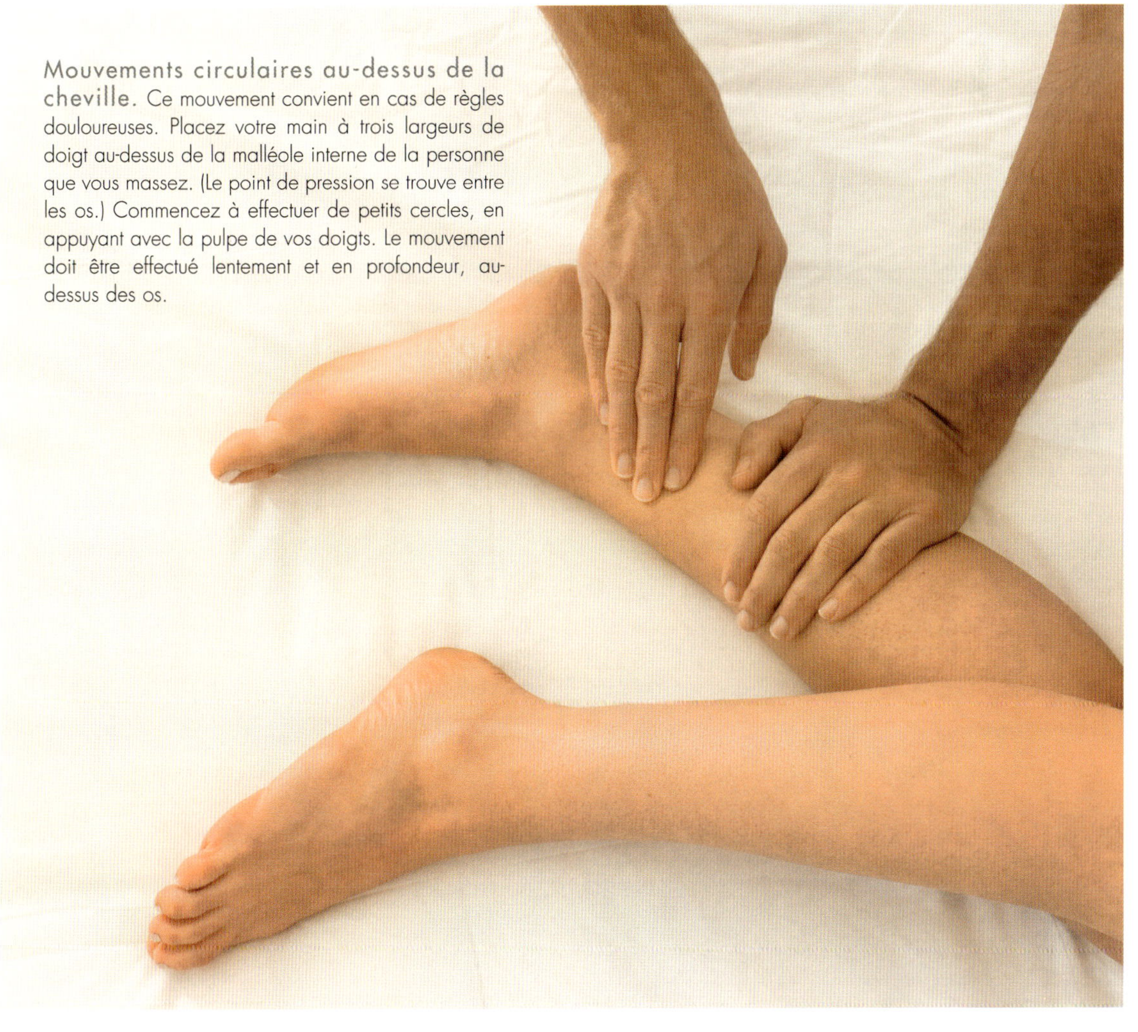

Mouvements circulaires au-dessus de la cheville. Ce mouvement convient en cas de règles douloureuses. Placez votre main à trois largeurs de doigt au-dessus de la malléole interne de la personne que vous massez. (Le point de pression se trouve entre les os.) Commencez à effectuer de petits cercles, en appuyant avec la pulpe de vos doigts. Le mouvement doit être effectué lentement et en profondeur, au-dessus des os.

Maux de tête dus au stress

Les maux de tête peuvent être parfois simplement dus à la tension nerveuse. Des situations stressantes, des contraintes et des confrontations, une avalanche d'informations ou un surcroît de travail peuvent être à l'origine d'une anxiété chronique et libérer dans le sang des substances chimiques. Leur accumulation peut causer des maux de tête aggravés par la tension musculaire qui survient quand nous devons affronter ces situations difficiles. Mais pourquoi ne pas essayer les mouvements que nous allons indiquer au lieu de prendre de l'aspirine ? Ces mouvements, qui ont un effet relaxant, inviteront le corps à se détendre. Les huiles essentielles de romarin, de marjolaine, de mélisse, de rose ou de lavande peuvent aussi être très efficaces quand les maux de tête résultent de la tension nerveuse.

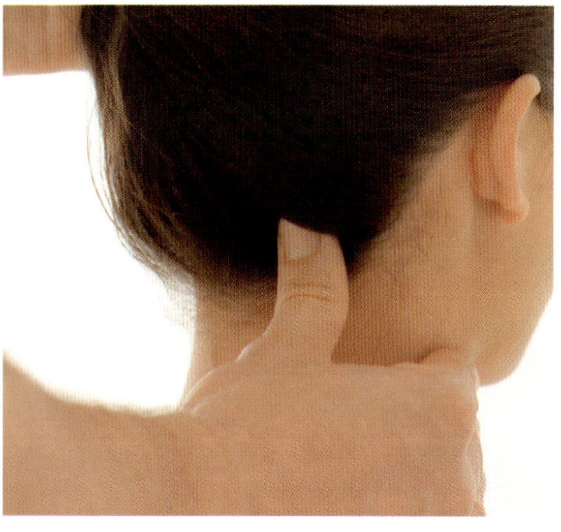

Pression sous le crâne. Tenez-vous debout derrière la personne que vous massez en lui soutenant le dos avec une main. Placez doucement le pouce de l'autre main à la base de son cou et remontez le long de la colonne vertébrale jusqu'au creux au-dessous de la base du crâne. Effectuez une pression douce mais ferme pendant 2 secondes, puis relâchez. L'effet immédiat est à la fois relaxant et tonique. À ne faire qu'une seule fois.

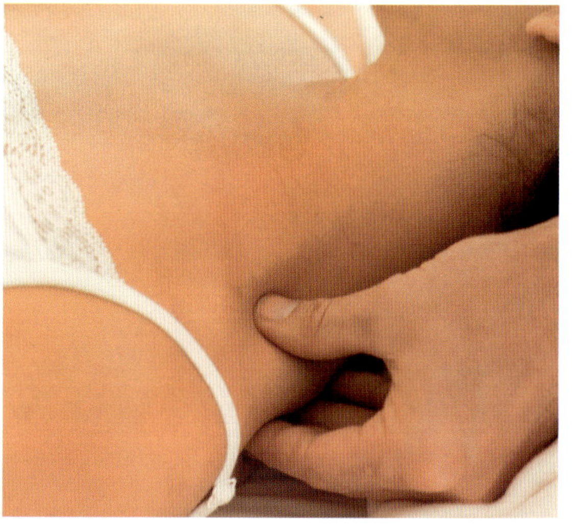

Pétrissage du cou. Soutenez la tête de la personne que vous massez avec une main. Placez l'autre main au bas de son cou dont vous pétrissez doucement les muscles. Veillez à ne pas vous éloigner de la colonne vertébrale. Travaillez en remontant vers le crâne et en redescendant, tout en soulevant légèrement les muscles pour relâcher la tension. Recommencez de l'autre côté de la tête.

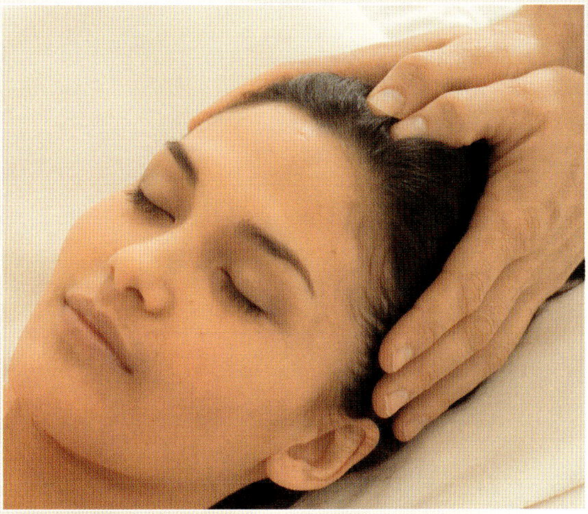

Pression sur la tête. Placez doucement vos mains autour de la tête de la personne que vous massez et joignez vos pouces juste au-dessus de la naissance des cheveux. Effectuez une légère et brève pression, puis relâchez. Tout en appuyant à intervalles réguliers avec le coussinet de vos pouces, revenez en ligne droite jusqu'au sommet de la tête. L'effet sera à la fois relaxant et tonique.

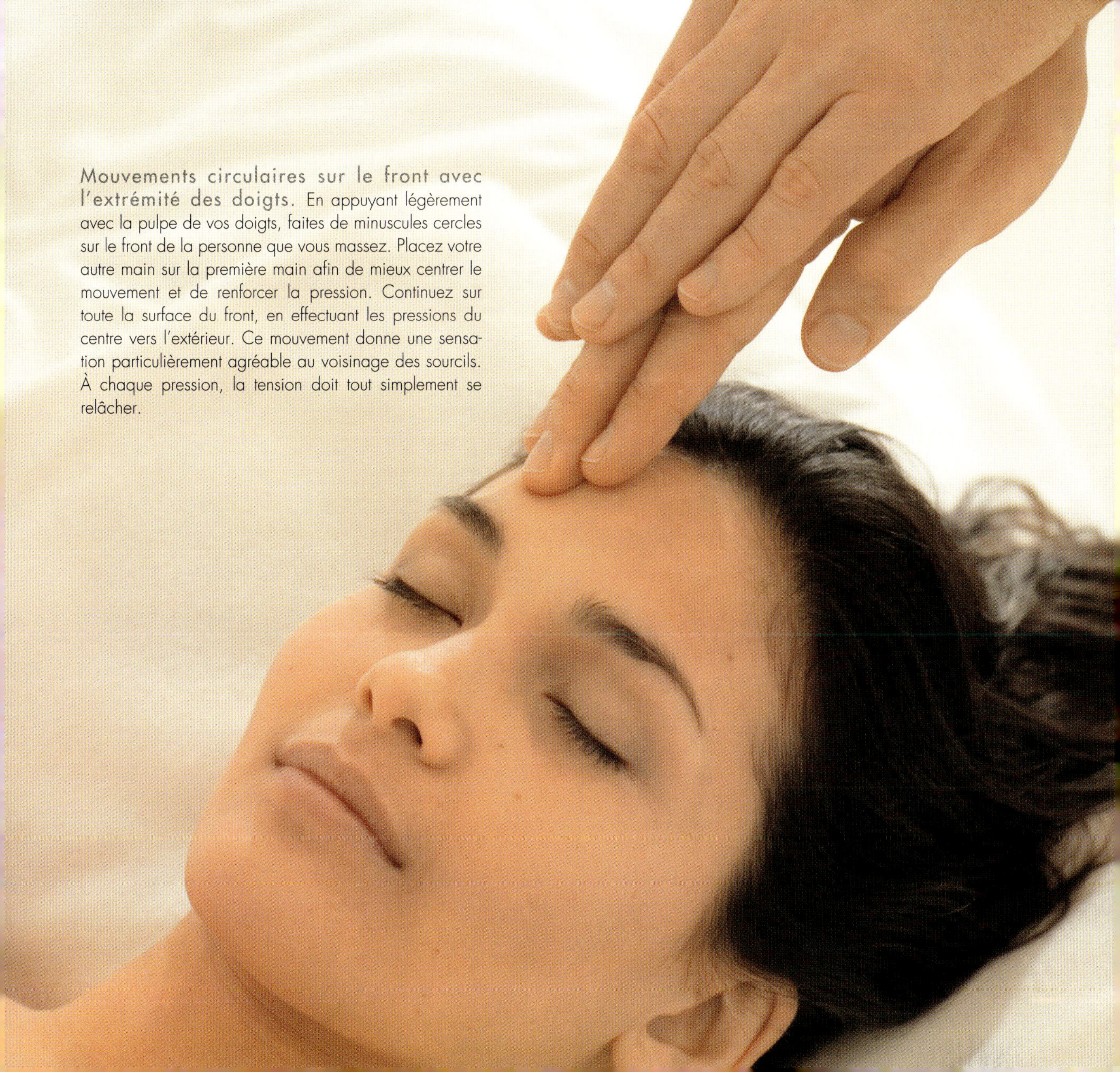

Mouvements circulaires sur le front avec l'extrémité des doigts. En appuyant légèrement avec la pulpe de vos doigts, faites de minuscules cercles sur le front de la personne que vous massez. Placez votre autre main sur la première main afin de mieux centrer le mouvement et de renforcer la pression. Continuez sur toute la surface du front, en effectuant les pressions du centre vers l'extérieur. Ce mouvement donne une sensation particulièrement agréable au voisinage des sourcils. À chaque pression, la tension doit tout simplement se relâcher.

Tension du visage

Chose surprenante, les muscles du visage peuvent emmagasiner beaucoup de tension. Quand nous nous sentons tendus, le corps se raidit et se replie sur lui-même. Une mâchoire contractée, des dents serrées et un sourire figé contribuent à la tension musculaire, dont souvent on ne se rend pas compte jusqu'à ce qu'elle soit relâchée. Pour neutraliser ces effets, il est important de relaxer la mâchoire, d'avoir la langue et la bouche détendues, et la gorge ouverte. La relaxation du visage peut provoquer aussitôt un changement d'humeur et adoucir les traits. Une expression dure, un visage pincé transmettent un message négatif. Essayez les techniques de relaxation. Ainsi un excellent exercice consiste à inspirer doucement, puis à expirer en ayant conscience d'évacuer la tension.

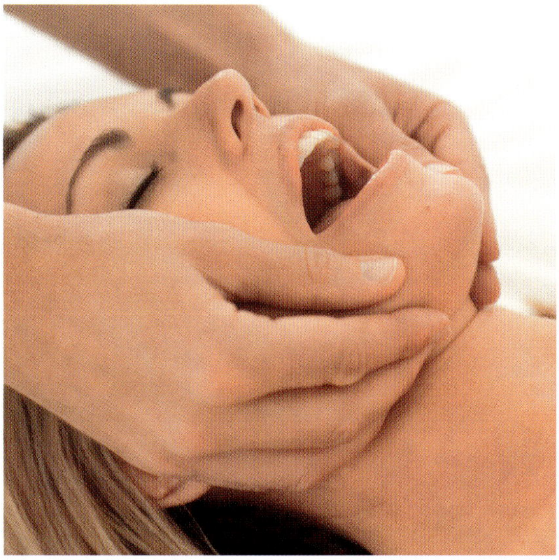

Relaxation de la mâchoire. Asseyez-vous derrière la tête de la personne que vous massez et placez vos mains de chaque côté de son menton, vos pouces par-dessus et vos autres doigts par-dessous. Demandez à la personne de relaxer sa mâchoire, puis abaissez-lui la mâchoire le plus possible, sans qu'elle vous aide d'aucune manière. Fermez-lui la bouche, puis répétez la séquence plusieurs fois pour mieux relaxer.

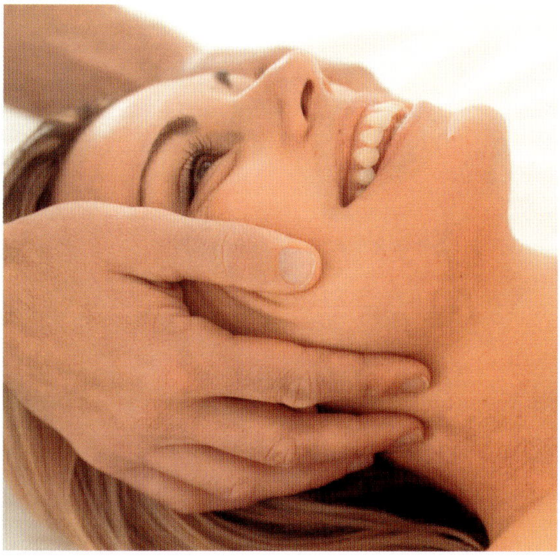

Invitation à sourire. Placez vos pouces sur les joues de la personne que vous massez, à proximité du nez. Puis faites glisser doucement vos pouces sur les joues et autour, en soulevant les muscles faciaux pour que se dessine un sourire. Demandez à la personne de vous aider en détendant son visage. La décontraction et le sourire intérieur peuvent produire des effets étonnants.

Stimulation du cuir chevelu. Ce mouvement donne des sensations agréables sur toute la tête et a un effet merveilleusement apaisant sur le visage. Assis derrière la personne que vous massez, passez vos doigts à la manière d'un peigne dans ses cheveux, sur toute la tête, en restant très près du cuir chevelu. Travaillez depuis la naissance des cheveux jusqu'à l'arrière du crâne, sans oublier de revenir sur les tempes. Cela stimule le cuir chevelu et la personne massée est aux anges.

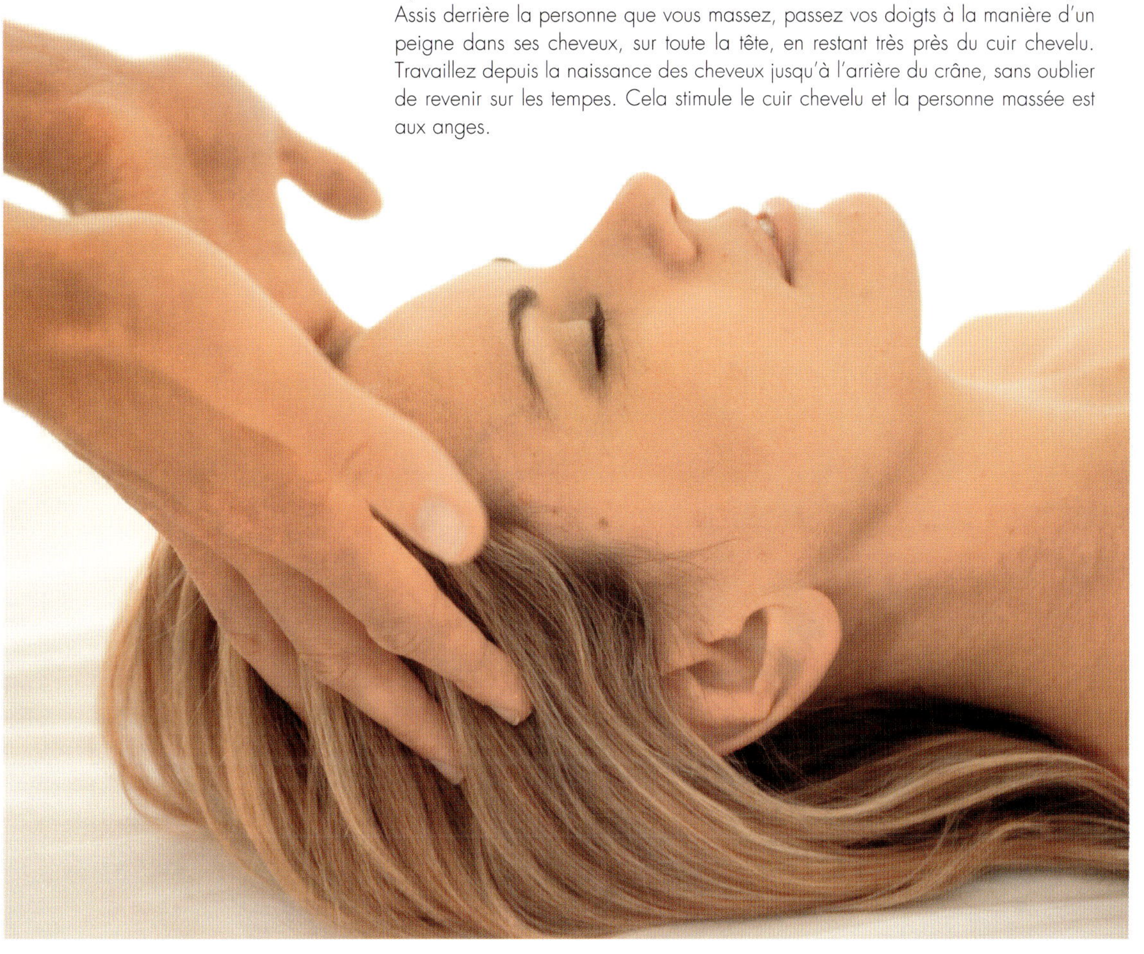

Soulèvement de la tête. Glissez vos mains à la base du crâne de la personne que vous massez, puis levez-lui lentement la tête aussi haut que possible sans que cela la gêne. Veillez à ce que la personne laisse peser sa tête de tout son poids et n'essaie pas de vous aider. Quand sa tête est au plus haut, demandez-lui de se relaxer et d'expirer doucement, en évacuant les tensions.

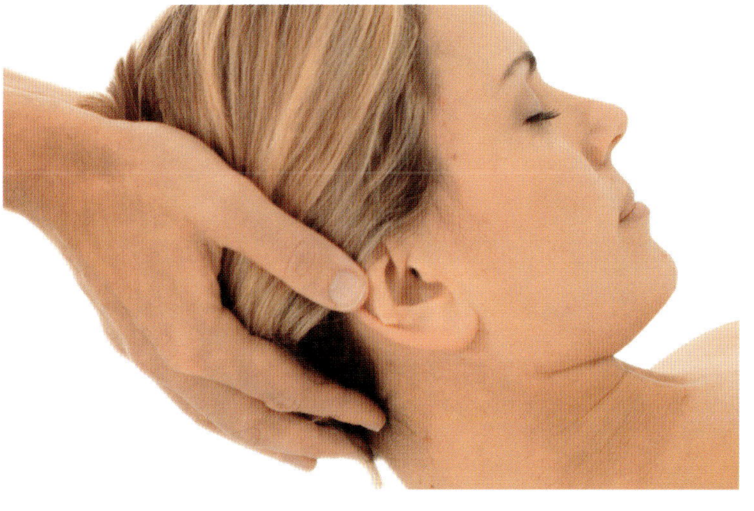

Tension du dos

Comme le sait toute personne qui a déjà eu mal, le dos peut faire terriblement souffrir. Alors qu'à ce stade il faut l'aide d'un professionnel, la tension musculaire est à l'origine de nombreux problèmes. Une mauvaise posture et des muscles contractés peuvent avoir des répercussions sur la mobilité des articulations et limiter l'amplitude des mouvements. Un massage régulier – en particulier des mouvements de compression – permet d'avoir un dos bien relaxé. Il conviendra aussi d'utiliser les points de pression. Ce qui importe, c'est de procéder avec douceur. Commencez toujours par des mouvements lents et augmentez la pression seulement quand vous sentez que le dos est relaxé, sinon la personne que vous massez réagira en se contractant davantage.

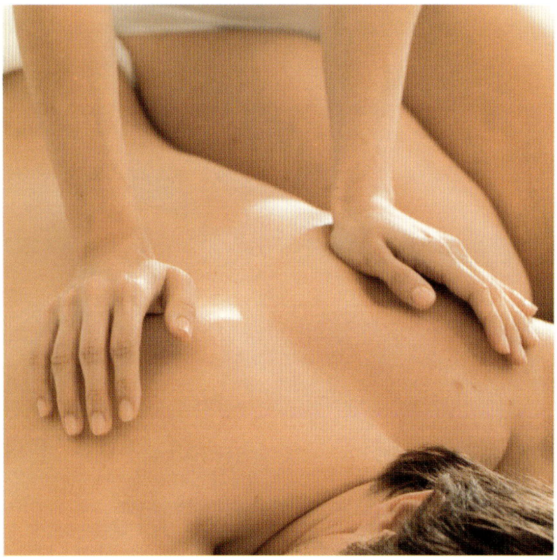

Étirement entre les omoplates. Asseyez-vous à côté de la personne que vous massez et penchez-vous sur elle. Placez vos mains entre ses omoplates, de chaque côté de la colonne vertébrale. En appuyant avec le bas des paumes, glissez lentement les mains vers l'extérieur en direction des épaules et arrêtez-vous aux omoplates. Répétez le mouvement pour relaxer toute la zone.

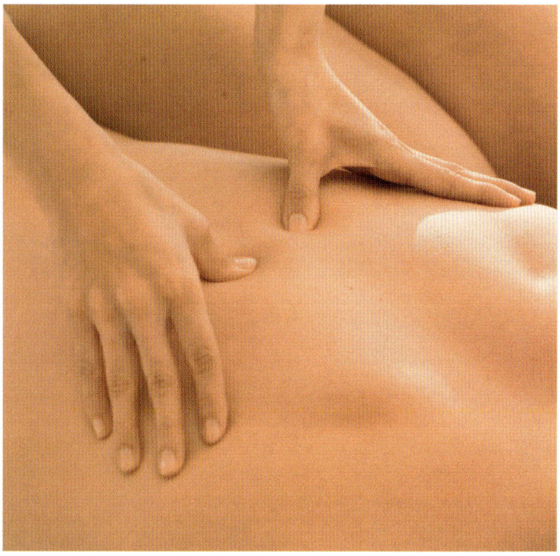

Pression entre les côtes. Placez l'extrémité de vos pouces sur les muscles de chaque côté de la colonne vertébrale, en commençant au-dessus des côtes flottantes de la personne que vous massez. Appuyez sur les muscles intercostaux et relâchez. Remontez le long de la colonne vertébrale, en effectuant une pression et en la relâchant à chaque côte, jusqu'à la base du cou.

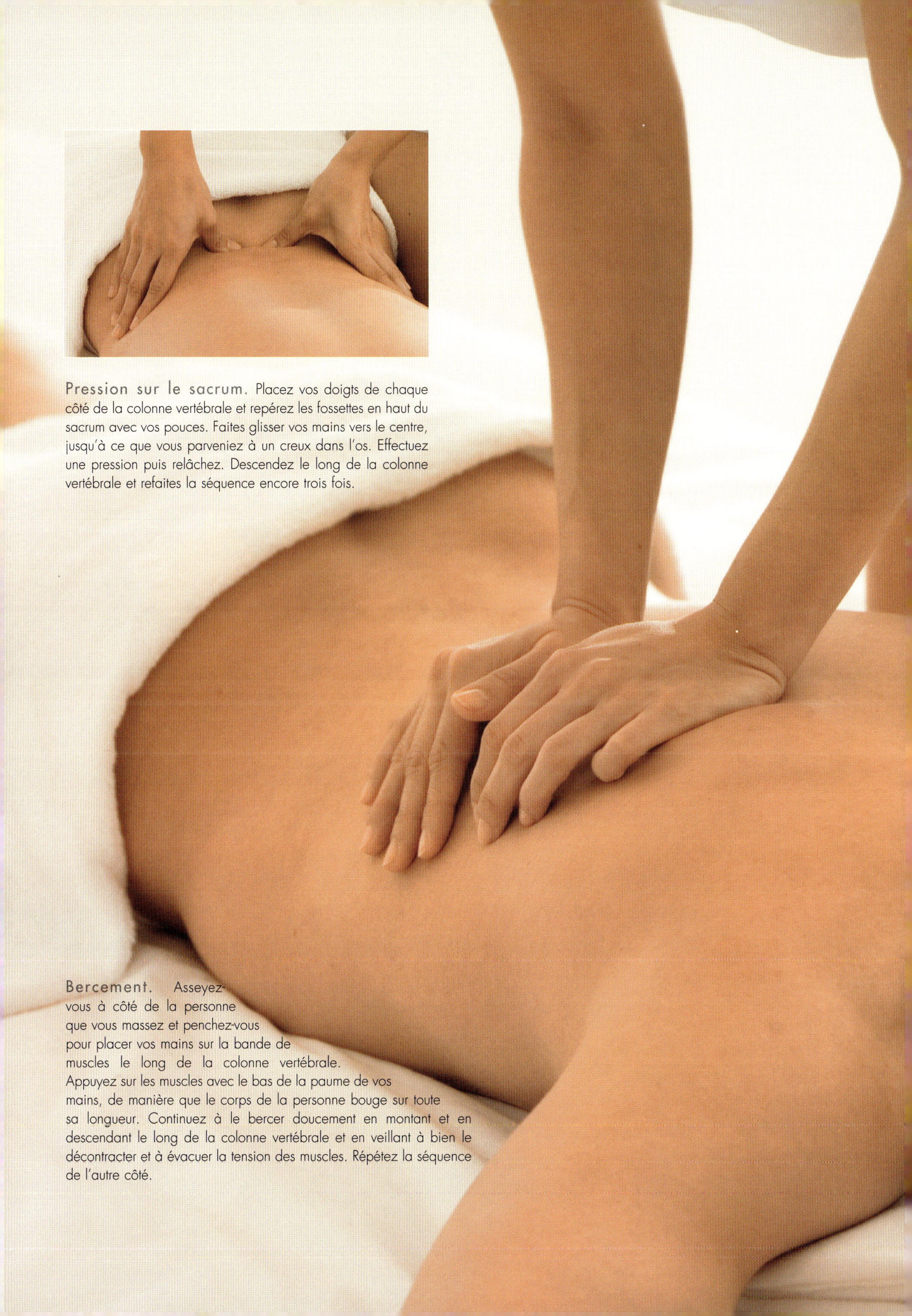

Pression sur le sacrum. Placez vos doigts de chaque côté de la colonne vertébrale et repérez les fossettes en haut du sacrum avec vos pouces. Faites glisser vos mains vers le centre, jusqu'à ce que vous parveniez à un creux dans l'os. Effectuez une pression puis relâchez. Descendez le long de la colonne vertébrale et refaites la séquence encore trois fois.

Bercement. Asseyez-vous à côté de la personne que vous massez et penchez-vous pour placer vos mains sur la bande de muscles le long de la colonne vertébrale. Appuyez sur les muscles avec le bas de la paume de vos mains, de manière que le corps de la personne bouge sur toute sa longueur. Continuez à le bercer doucement en montant et en descendant le long de la colonne vertébrale et en veillant à bien le décontracter et à évacuer la tension des muscles. Répétez la séquence de l'autre côté.

Massage sensuel

Pour rendre votre massage sensuel, il suffit d'aborder les mouvements d'une autre façon. Vous pouvez toujours effectuer les mouvements de massage qui vous sont familiers, mais ils changeront de nature et ils porteront un message différent. Concentrez-vous sur la sensation que donne votre toucher et les réactions du corps de la personne que vous massez, en vous servant de vos mains avec sensibilité pour la stimuler et exciter son désir. Procédez avec lenteur. Caressez, explorez et titillez du bout de vos doigts pour éveiller toutes les sensations. Concentrez-vous sur les zones érogènes. Utilisez des huiles essentielles aphrodisiaques telles que le bois de santal, le patchouli et l'ylang-ylang. Augmentez leur pouvoir en inventant de tendres caresses que vous ferez avec vos mains, mais aussi avec vos pieds, votre souffle, vos cheveux. Ayez une seule idée en tête, donner du plaisir à la personne que vous massez et la tenir sous votre charme.

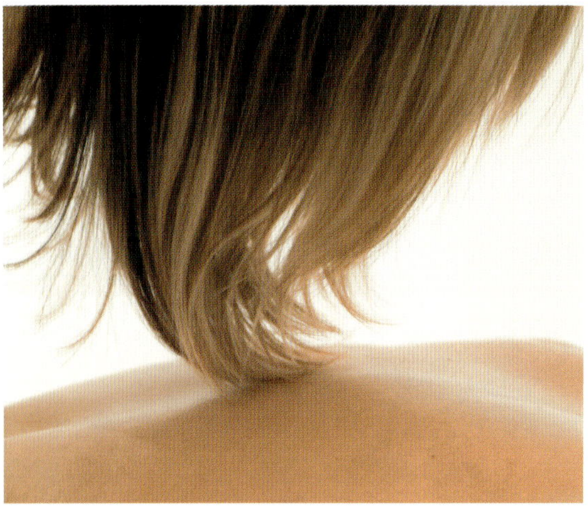

Caresses avec les cheveux. Faites preuve d'originalité en vous servant de votre corps à des fins érotiques. Une caresse de vos cheveux peut donner une sensation merveilleuse. Balayez avec vos cheveux tout le dos de votre partenaire, la plante de ses pieds ou la paume de ses mains. Frôlez-lui la peau avec la pointe de vos mèches. Concentrez toujours votre attention sur le corps de la personne. Imaginez de nouvelles façons de le toucher.

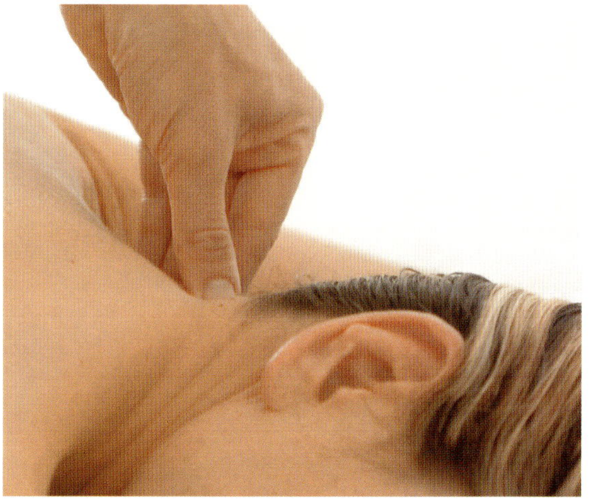

Pétrissage des muscles du cou. Servez-vous de votre pouce et de votre index pour pétrir délicatement les muscles du cou, en relâchant doucement la tension. Pour qu'il soit agréable, effectuez le mouvement avant que la personne tourne la tête ou après. Comprimez et soulevez la peau en remontant jusqu'à la base du crâne. La nuque est une zone particulièrement sensible. Attachez-vous aux moindres détails, votre partenaire vous en saura infiniment gré.

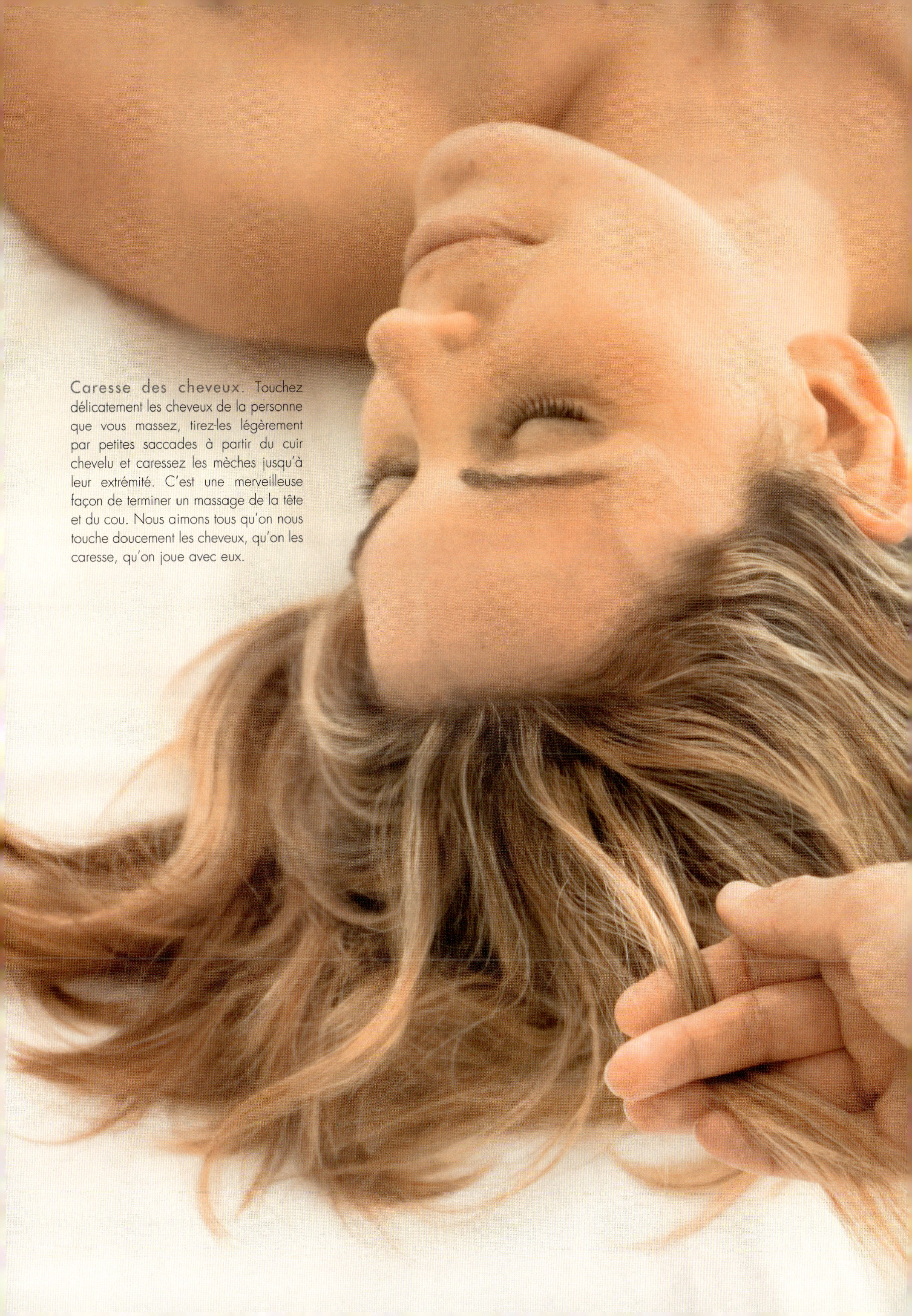

Caresse des cheveux. Touchez délicatement les cheveux de la personne que vous massez, tirez-les légèrement par petites saccades à partir du cuir chevelu et caressez les mèches jusqu'à leur extrémité. C'est une merveilleuse façon de terminer un massage de la tête et du cou. Nous aimons tous qu'on nous touche doucement les cheveux, qu'on les caresse, qu'on joue avec eux.

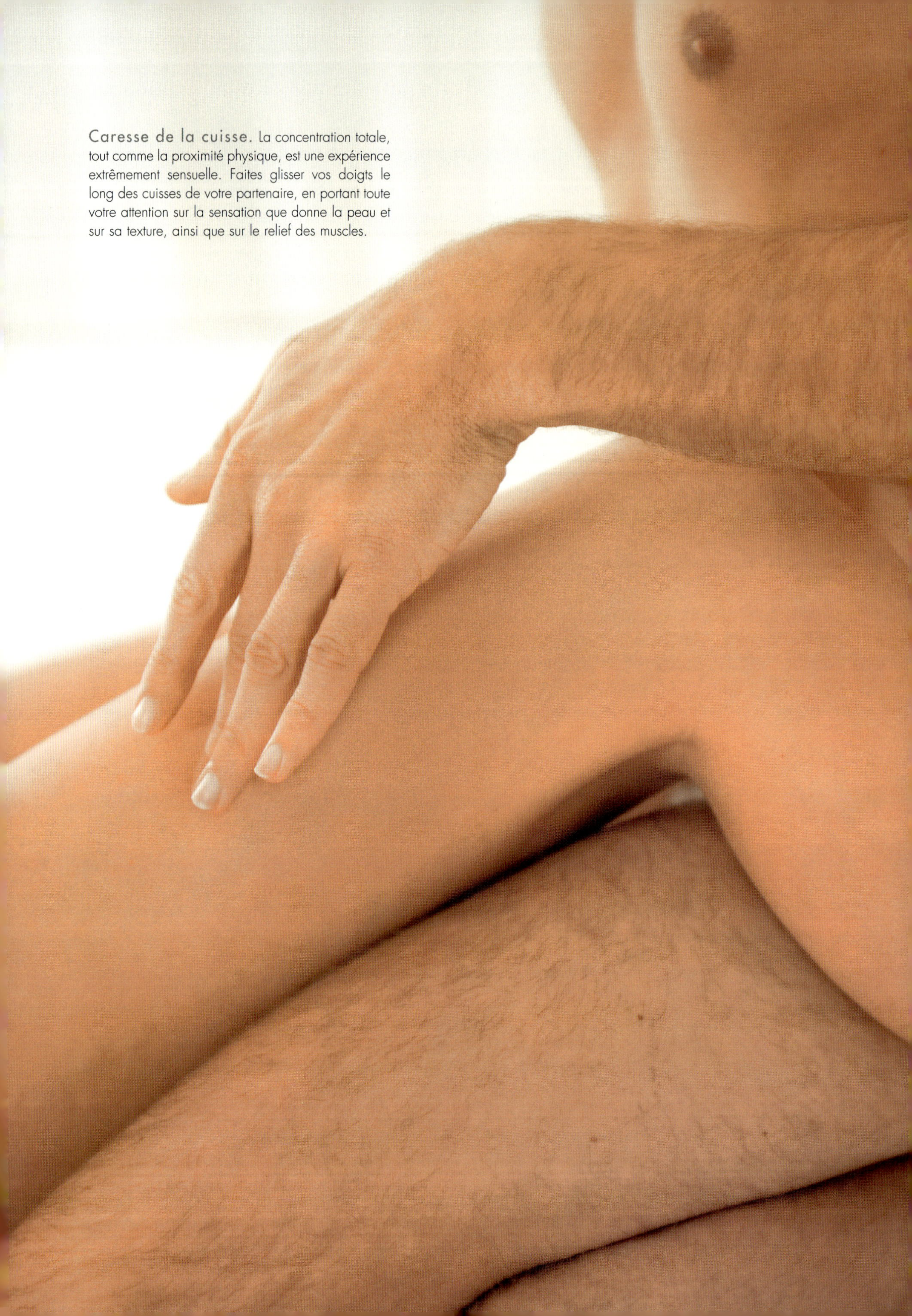

Caresse de la cuisse. La concentration totale, tout comme la proximité physique, est une expérience extrêmement sensuelle. Faites glisser vos doigts le long des cuisses de votre partenaire, en portant toute votre attention sur la sensation que donne la peau et sur sa texture, ainsi que sur le relief des muscles.

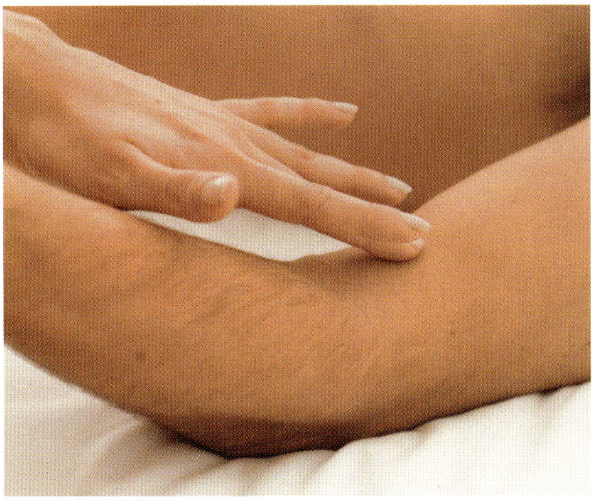

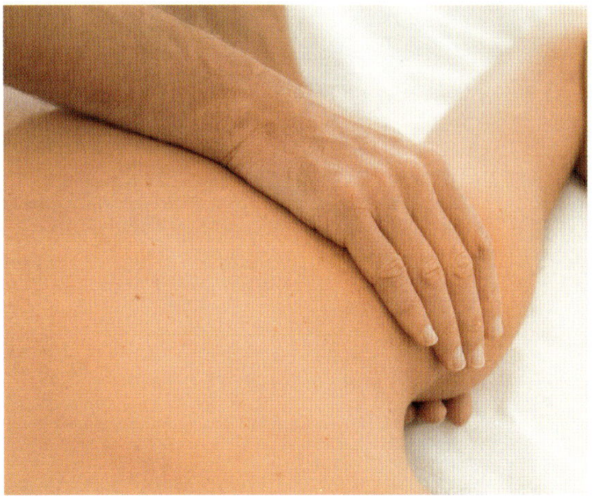

Caresse du pli du coude. Explorez les zones sensibles du corps de votre partenaire. Caressez sur toute sa longueur le pli du coude, en faisant glisser doucement vos doigts sur la peau et en décrivant sans hâte et avec légèreté des cercles autour de l'articulation. Puis effleurez légèrement et décollez la main en douceur. Chaque partie du corps de la personne que vous massez peut devenir une zone érogène.

Pression transversale sur l'omoplate. Glissez doucement une main sous le corps de votre partenaire pour le soutenir et, avec le bas de la paume de l'autre main, détendez les muscles de l'omoplate en effectuant une poussée en direction de l'articulation. Travaillez lentement et en profondeur, en faisant glisser votre main le long du bras. C'est un mouvement plein de tendresse qui réconforte. Détendre les muscles est une preuve concrète d'affection.

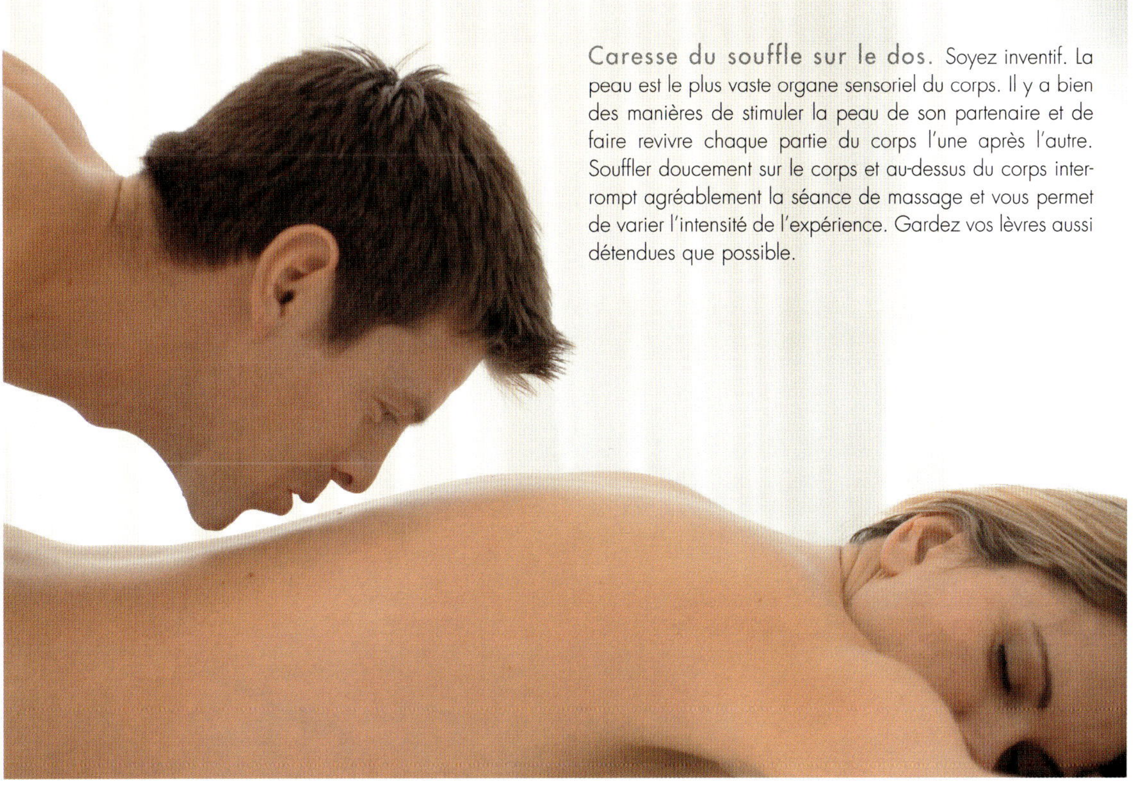

Caresse du souffle sur le dos. Soyez inventif. La peau est le plus vaste organe sensoriel du corps. Il y a bien des manières de stimuler la peau de son partenaire et de faire revivre chaque partie du corps l'une après l'autre. Souffler doucement sur le corps et au-dessus du corps interrompt agréablement la séance de massage et vous permet de varier l'intensité de l'expérience. Gardez vos lèvres aussi détendues que possible.

Caresse de l'épaule. Avec la pulpe de vos doigts, caressez doucement la peau de votre partenaire. Faites des petits cercles, des étirements, des effleurements et des caresses avec chaque doigt et avec chaque partie de votre main. Utilisez votre toucher pour stimuler la peau avant de masser une zone du corps, pour exprimer votre tendresse, pour relaxer ou réconforter, pour apaiser et pour chasser la tension ou encore pour éveiller le désir. Veillez à votre position afin que, pendant que vous relâchez la tension, vous restiez physiquement proche de votre partenaire.

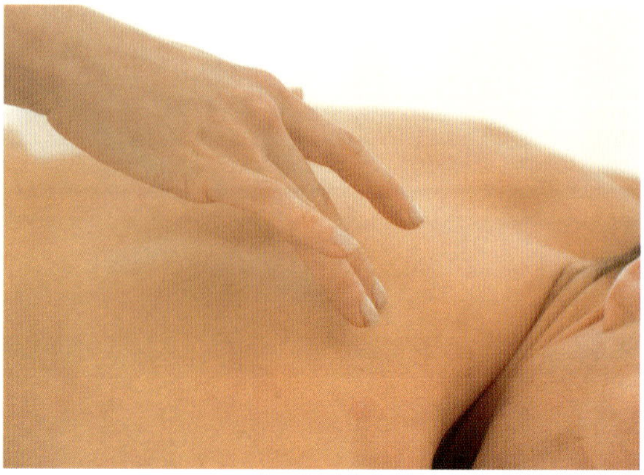

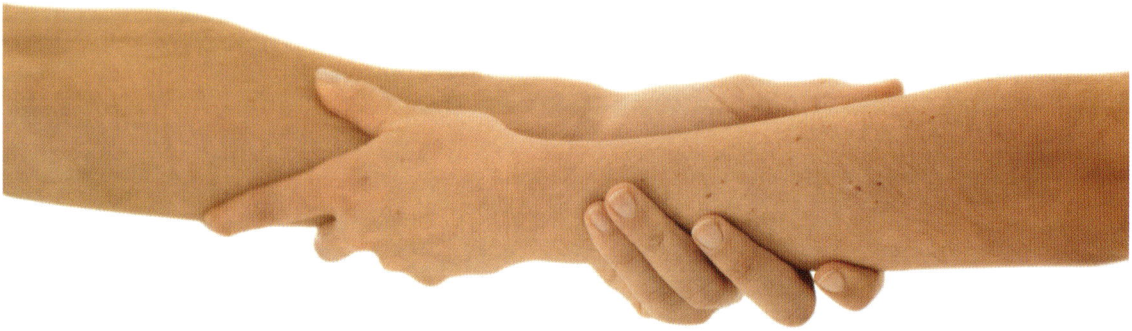

Étirement du bras. Soyez créatif afin que votre massage soit différent des autres. Levez le bras de votre partenaire et tirez-le lentement derrière la tête. Ensuite prenez-vous mutuellement le poignet quand vous effectuez l'étirement et faites en sorte que votre partenaire soit le plus actif. Alors l'étirement donne une sensation inhabituelle.

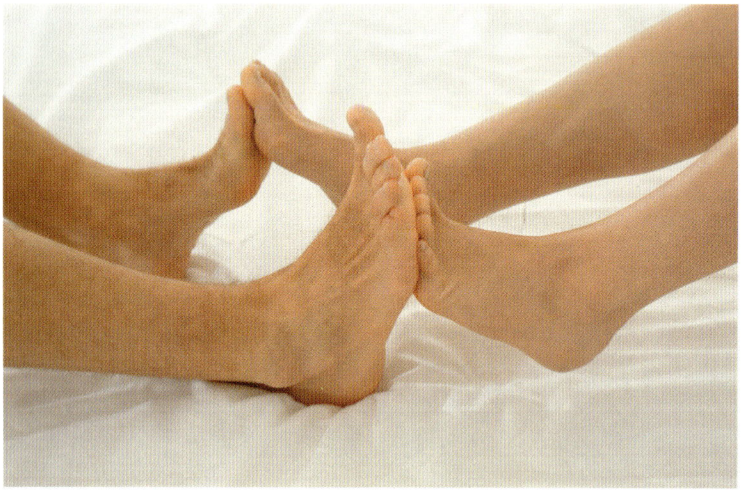

Massage mutuel du pied. Se masser l'un l'autre est toujours une expérience extraordinaire. Tentez-la avec les pieds. Mettez vos pieds contre ceux de votre partenaire et poussez-les vigoureusement. Utilisez les orteils, les talons et la partie antérieure de vos pieds pour exercer une pression sur la plante des pieds de votre partenaire. Couvrez la plus grande surface de peau possible. Puis faites une pause ; seuls les orteils se touchent.

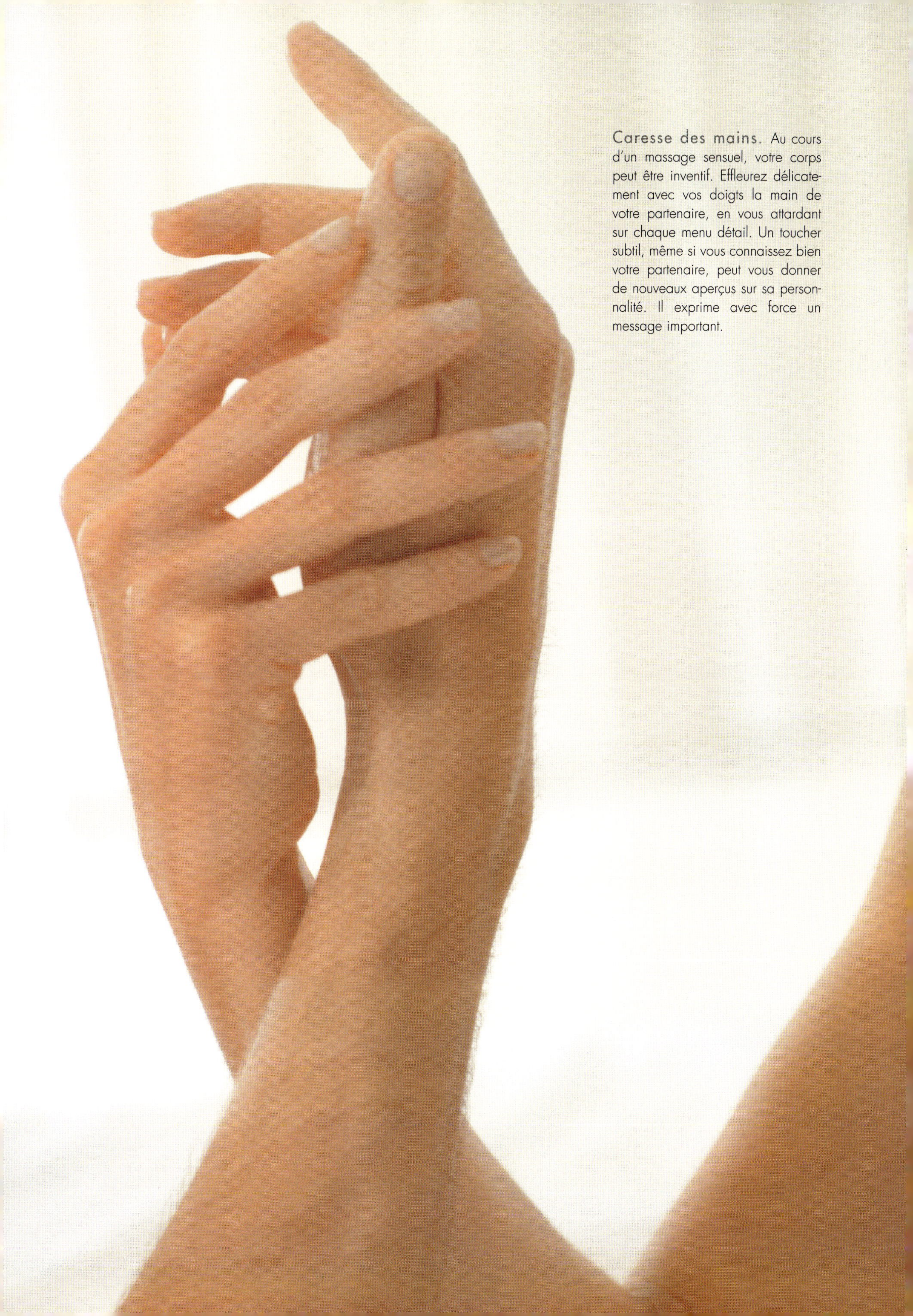

Caresse des mains. Au cours d'un massage sensuel, votre corps peut être inventif. Effleurez délicatement avec vos doigts la main de votre partenaire, en vous attardant sur chaque menu détail. Un toucher subtil, même si vous connaissez bien votre partenaire, peut vous donner de nouveaux aperçus sur sa personnalité. Il exprime avec force un message important.

Automassage

Vous trouverez de nouvelles idées pour vous masser en regardant les illustrations qui suivent. Si vous êtes chez vous, l'idéal est une surface confortable mais ferme, par exemple une chaise bien droite ou le plancher, avec suffisamment d'espace pour vous déplacer. Commencez par des touchers légers mais précis et voyez comment votre corps réagit. Vos réactions peuvent changer selon votre humeur. Faites preuve de créativité, mais veillez aux zones vulnérables, notamment le cou et la région lombaire. Vous pouvez vous masser en utilisant des huiles essentielles apaisantes ou stimulantes. Cependant, ce qui est intéressant, c'est que vous pouvez facilement faire les mouvements en étant habillé. Si vous disposez de peu de temps, vous pouvez tout aussi bien vous asseoir sur une chaise de bureau. Mais si vous êtes vraiment fatigué, allez au lit !

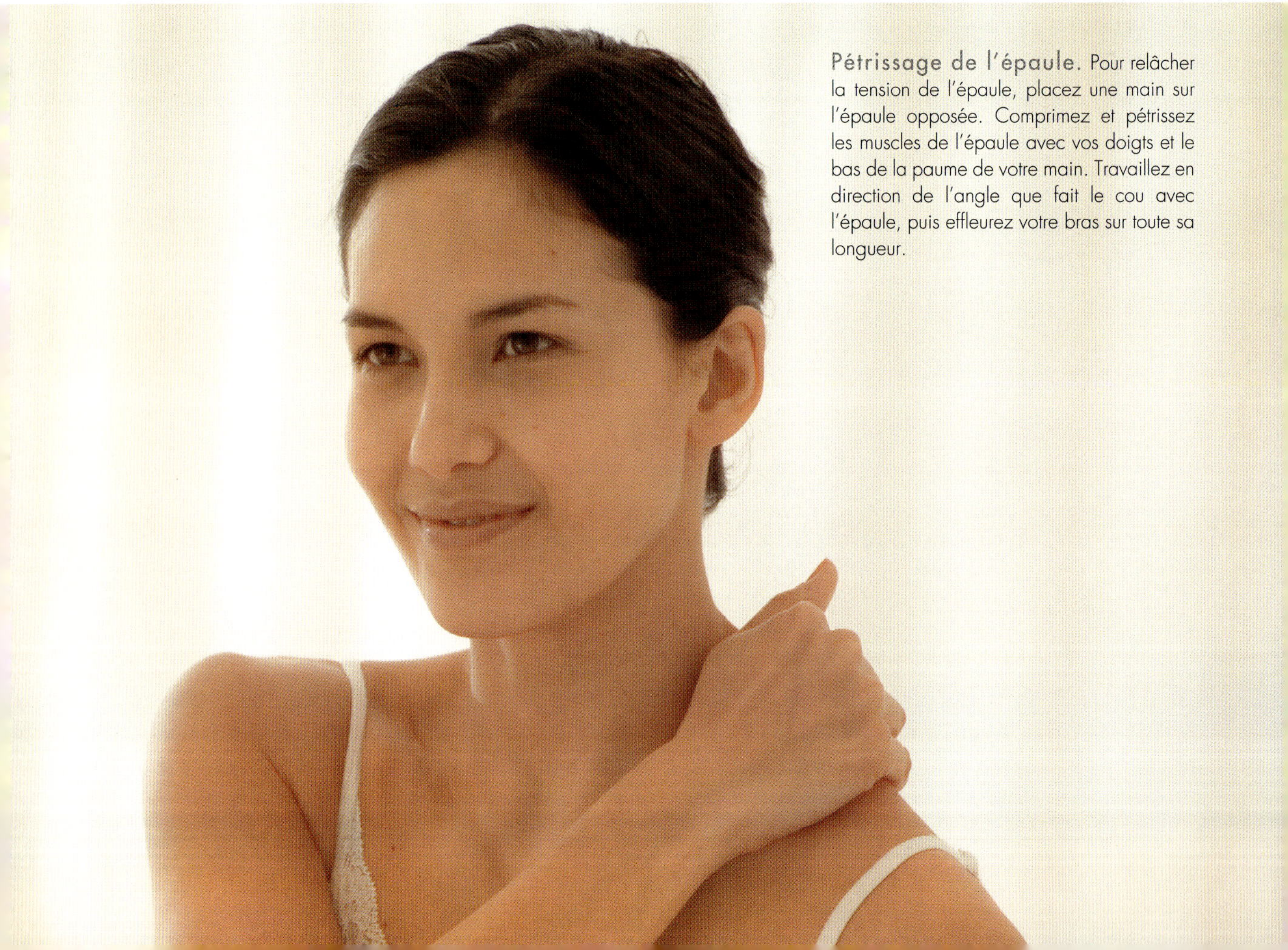

Pétrissage de l'épaule. Pour relâcher la tension de l'épaule, placez une main sur l'épaule opposée. Comprimez et pétrissez les muscles de l'épaule avec vos doigts et le bas de la paume de votre main. Travaillez en direction de l'angle que fait le cou avec l'épaule, puis effleurez votre bras sur toute sa longueur.

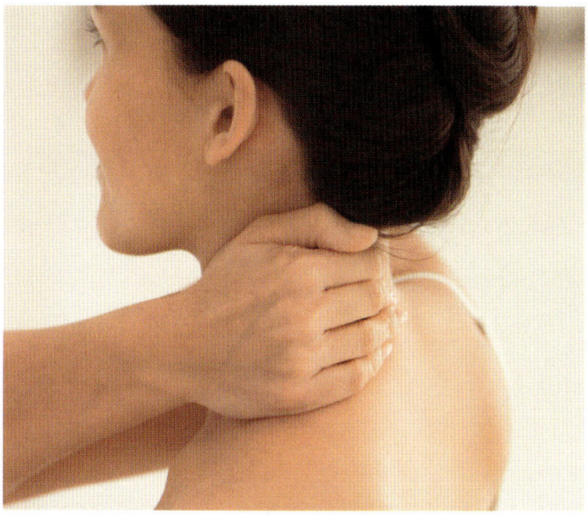

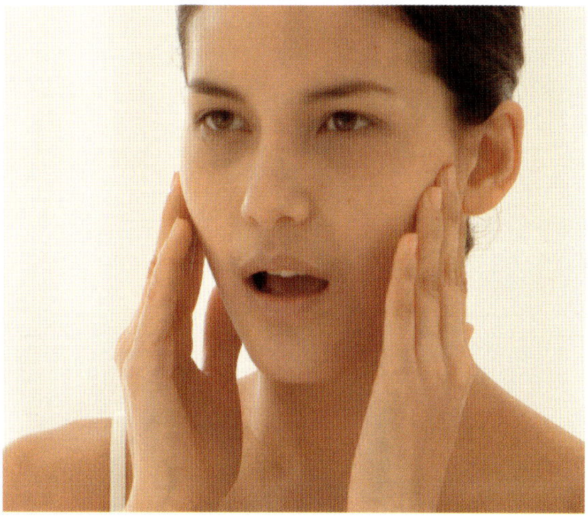

Pétrissage de la nuque. Après avoir pétri l'épaule, continuez le mouvement en remontant doucement le long du cou. Comprimez doucement les muscles entre le bas de la paume de votre main et l'extrémité de vos doigts. Remontez le long du cou jusqu'au crâne et redescendez plusieurs fois, en maintenant vos doigts sur le côté de la colonne vertébrale.

Mouvements circulaires sur la mâchoire. Pour localiser l'endroit exact où effectuer les mouvements circulaires, ouvrez et fermez la bouche, et placez l'extrémité de vos doigts là où vous sentez les muscles travailler. Votre mâchoire étant relaxée et votre bouche, ouverte, faites lentement de grands cercles sur les muscles avec la pulpe de vos doigts. Ce mouvement fait merveille pour relâcher la tension du visage.

Étirement transversal du front. Placez vos mains de telle sorte que l'extrémité de vos doigts se touche juste au milieu de votre front. Puis séparez-les lentement et, avec douceur, faites-les glisser jusqu'à la lisière du cuir chevelu. Quand vous passez vos doigts sur le front, sentez la tension disparaître.

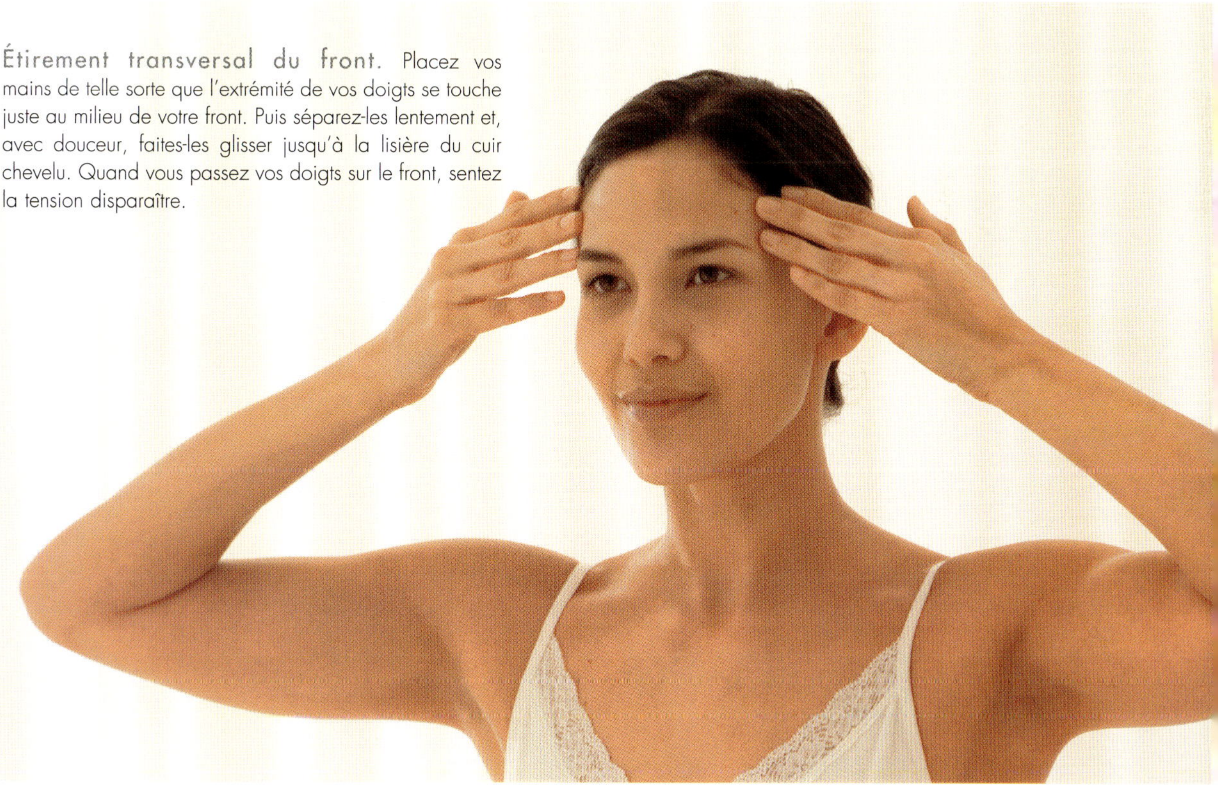

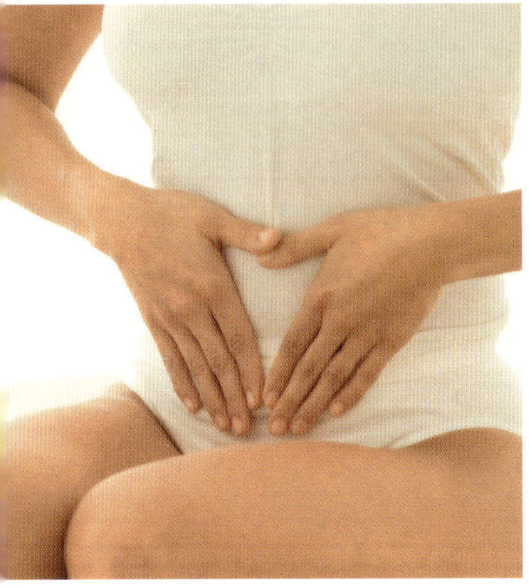

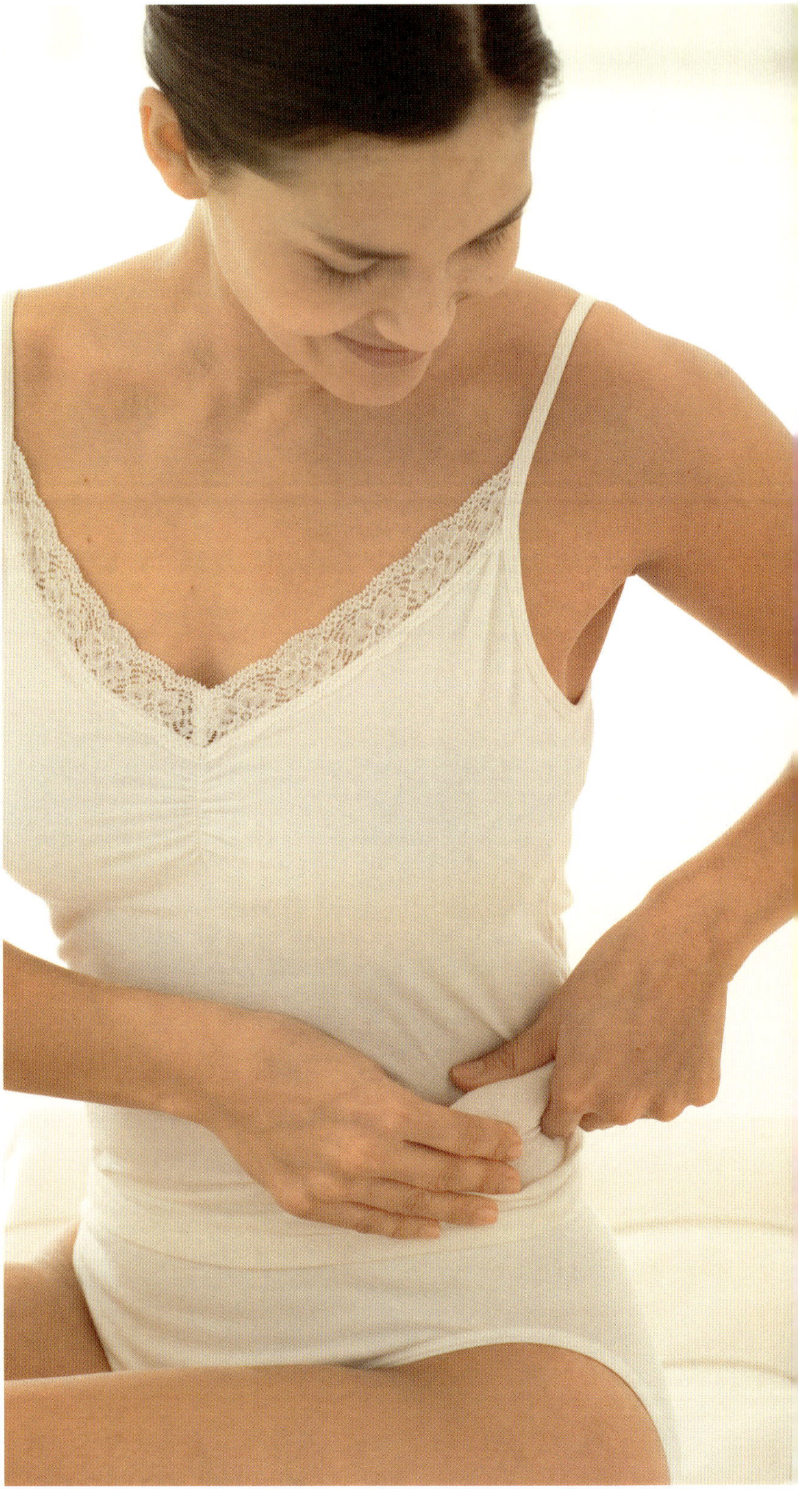

Mouvements circulaires sur l'abdomen. Assis dans une position de détente, posez les mains à plat au milieu de votre abdomen, les doigts pointés vers le bas. Remontez lentement les mains, puis séparez-les de sorte que chacune d'elles fasse un cercle vers l'extérieur. Rapprochez-les en bas de l'abdomen et tirez-les à nouveau vers le haut. Cette séquence est excellente pour relaxer l'abdomen.

Pétrissage du côté du corps. Placez vos mains sur le côté de votre abdomen et prenez un bourrelet de chair avec une main. Commencez un mouvement de pétrissage en repoussant la chair avec votre pouce et ramenez-la vers vous en la faisant rouler avec vos autres doigts. Pétrissez en remontant et en descendant le long de votre flanc, en vous servant d'une main puis de l'autre en alternance. Ce mouvement non seulement tonifie les muscles, mais contribue à relaxer le bas du dos.

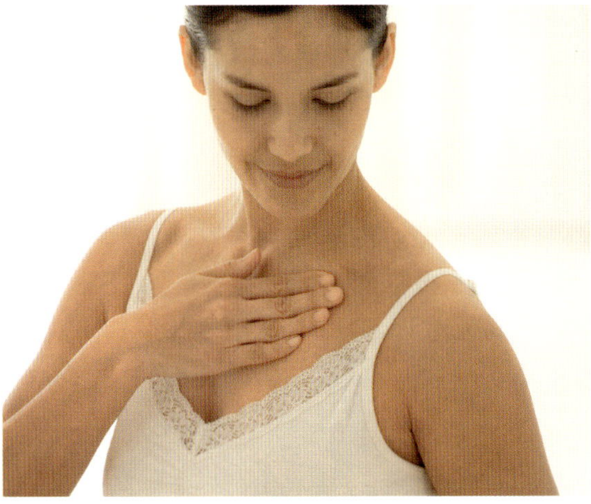

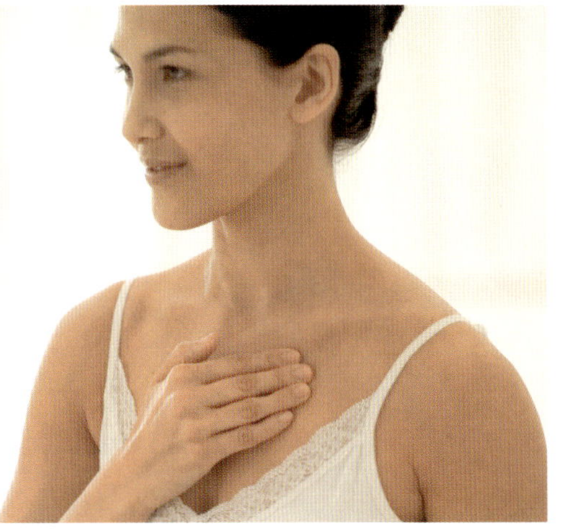

Pression transversale sur la poitrine. En plaçant l'extrémité de vos doigts sur votre poitrine, à proximité immédiate du sternum, exercez une pression vigoureuse avec les doigts en direction du bras. Travaillez sur des lignes parallèles, en commençant juste au-dessous de la clavicule et en terminant juste au-dessus des seins. Ce mouvement relâche la tension dans le haut de la poitrine.

Mouvements circulaires sur la poitrine. Utilisez la pulpe de vos doigts pour décrire avec fermeté de minuscules cercles sur le haut de votre poitrine, en suivant les mêmes lignes parallèles que précédemment. La sensation est plus agréable si vous continuez de faire des cercles en direction de l'extérieur et elle est encore plus plaisante quand vous travaillez entre les côtes.

Mouvements circulaires sur la poitrine avec le bas de la paume. Bien que cela paraisse un peu étrange, c'est une façon extrêmement efficace de travailler les muscles pectoraux. Amenez le bas de la paume de vos mains de chaque côté de votre poitrine, juste au-dessous du niveau des aisselles. Exercez une forte pression sur les muscles avec le bas de la paume de vos mains tout en faisant des mouvements circulaires.

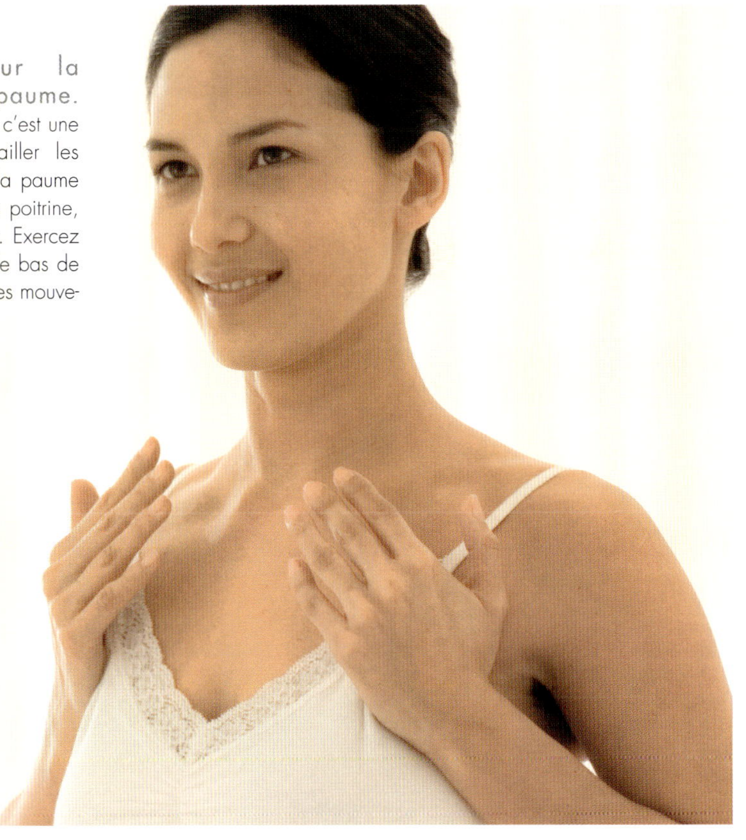

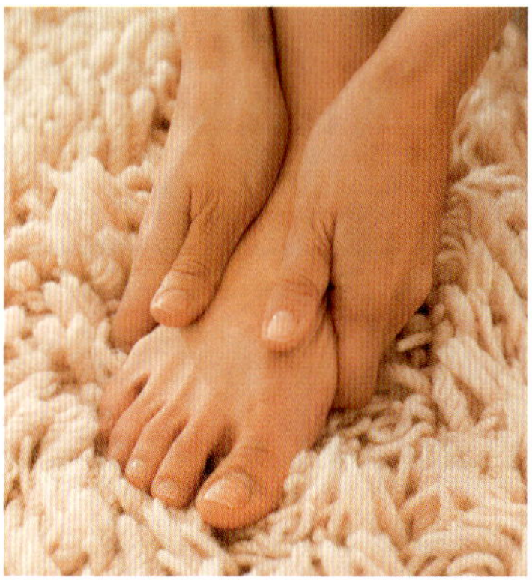

Étirement transversal du pied. Assis de façon à pouvoir atteindre sans peine votre pied, placez les doigts de vos deux mains côte à côte sous la plante, et les pouces côte à côte sur le dessus. Faites glisser lentement chaque pouce vers l'extérieur du pied, en effectuant une légère pression. Vous avez vraiment l'impression d'ouvrir le pied.

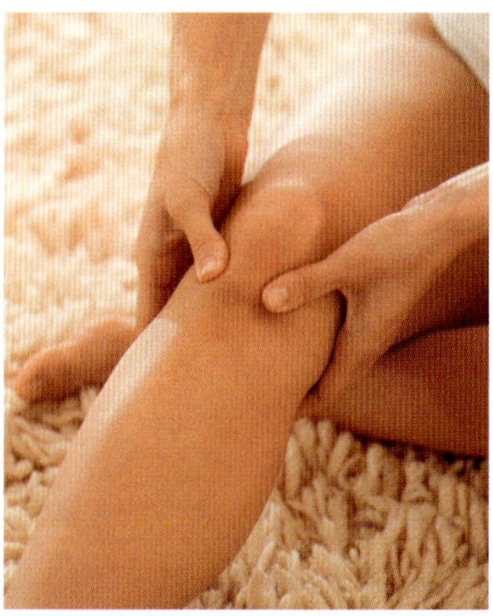

Pression sur le genou. Votre jambe étant bien détendue, avec le coussinet de vos pouces exercez une pression tout autour de la rotule. Vous pouvez appuyer vigoureusement, en faisant des petits mouvements circulaires à cet endroit. Cette séquence peut supprimer efficacement les raideurs autour du genou et ses effets se font sentir jusque dans le mollet et dans la cuisse.

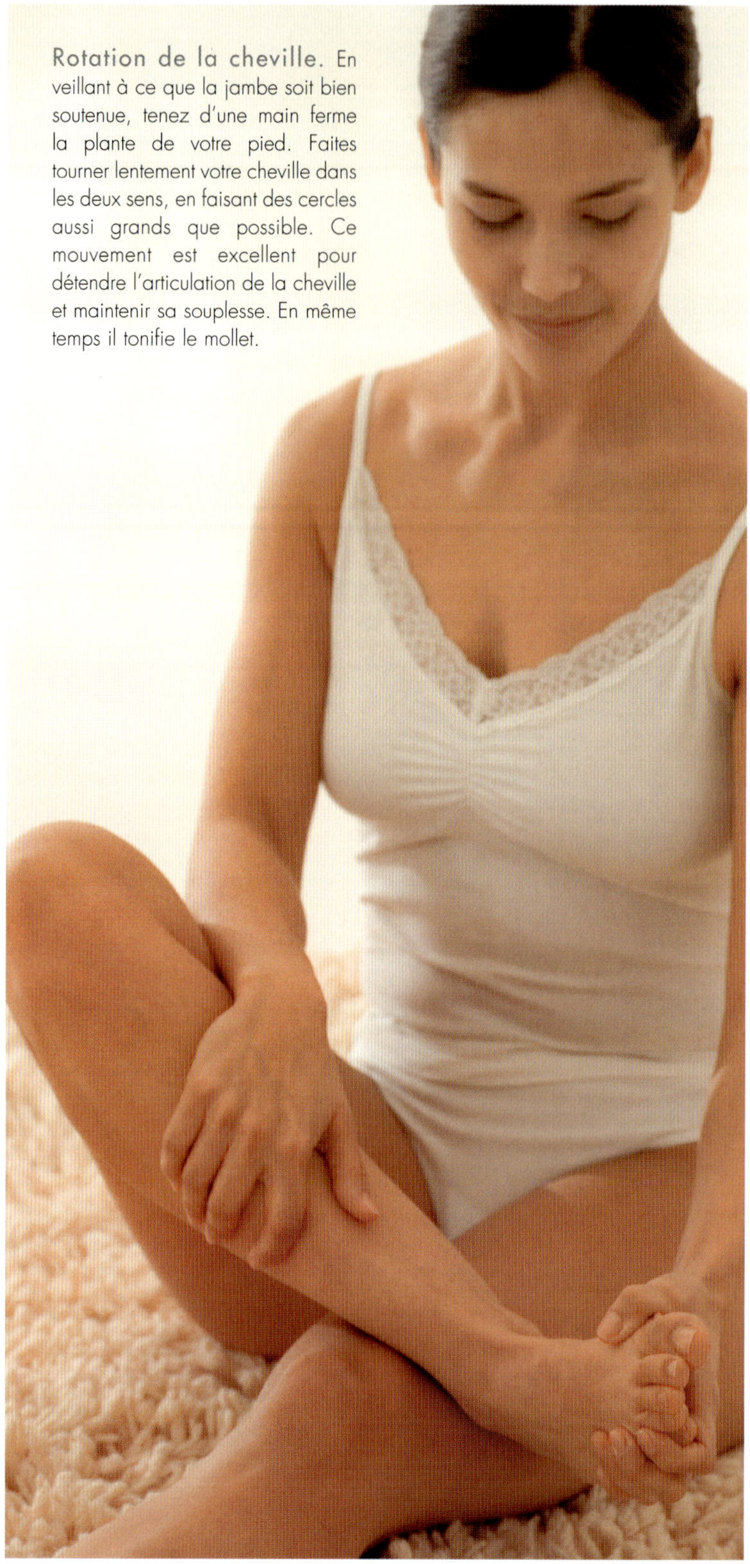

Rotation de la cheville. En veillant à ce que la jambe soit bien soutenue, tenez d'une main ferme la plante de votre pied. Faites tourner lentement votre cheville dans les deux sens, en faisant des cercles aussi grands que possible. Ce mouvement est excellent pour détendre l'articulation de la cheville et maintenir sa souplesse. En même temps il tonifie le mollet.

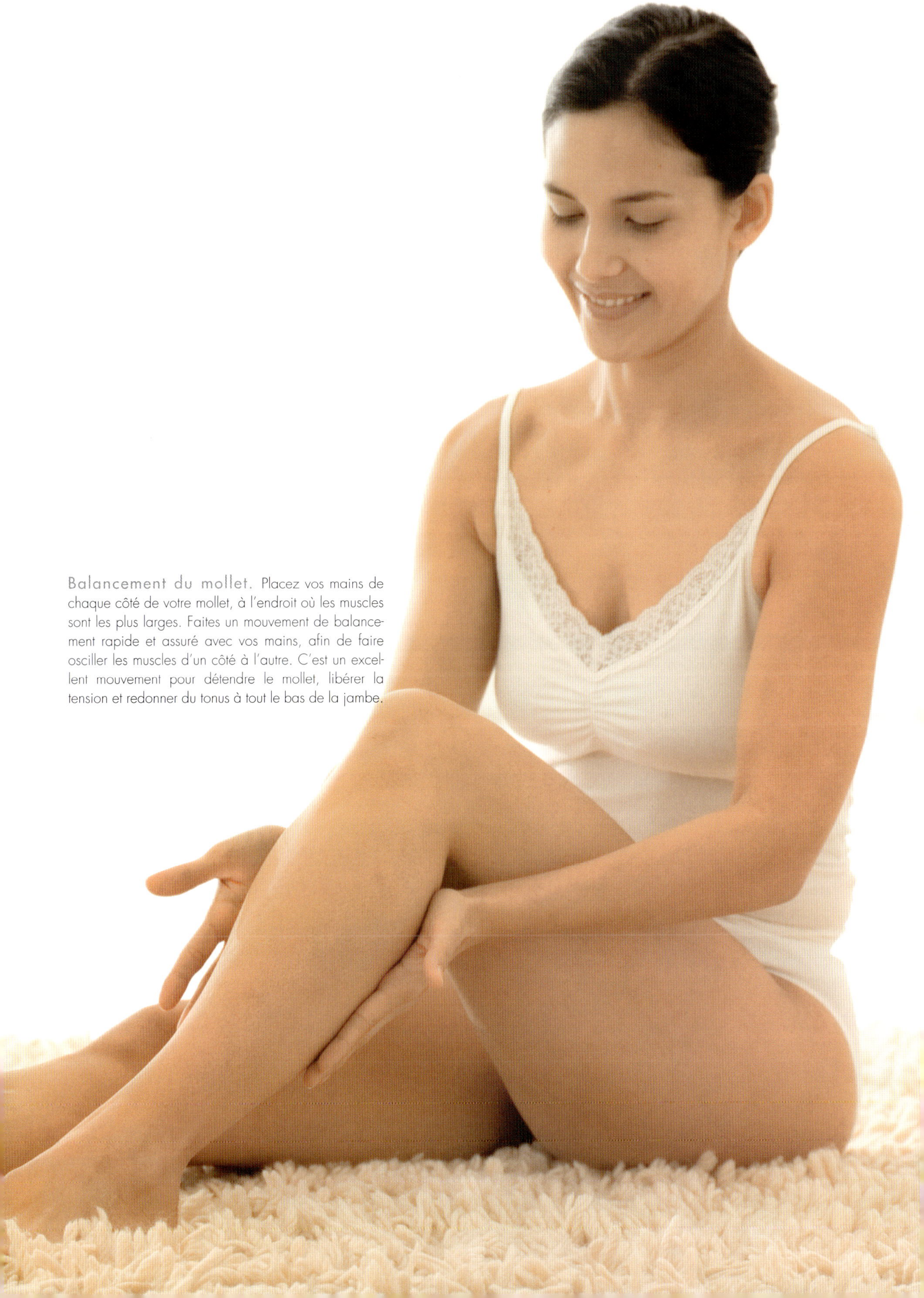

Balancement du mollet. Placez vos mains de chaque côté de votre mollet, à l'endroit où les muscles sont les plus larges. Faites un mouvement de balancement rapide et assuré avec vos mains, afin de faire osciller les muscles d'un côté à l'autre. C'est un excellent mouvement pour détendre le mollet, libérer la tension et redonner du tonus à tout le bas de la jambe.

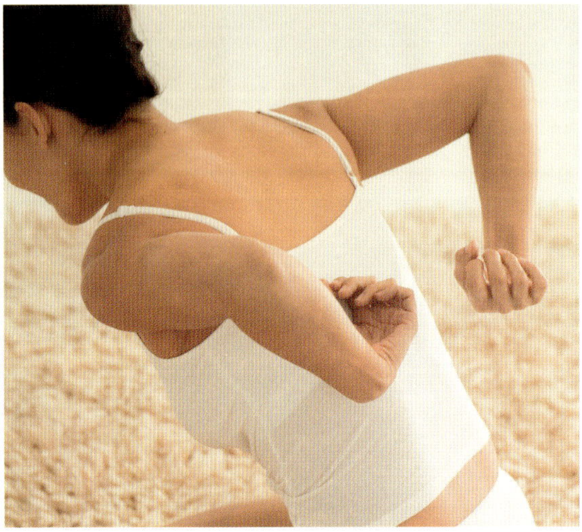

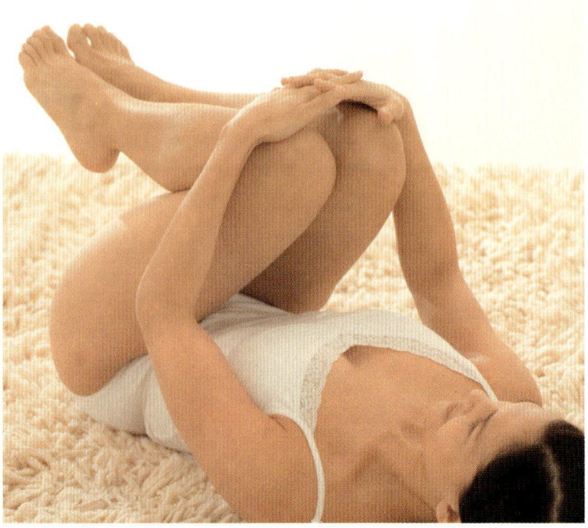

Percussion du dos avec les poings. C'est une façon extraordinaire de tonifier votre dos. Penchez-vous en avant et martelez votre dos avec vos poings en montant et en descendant aussi loin que possible. Cela donne une sensation agréable de chaque côté de la colonne vertébrale. Veillez à plier les genoux et à relaxer vos poignets afin que vos mouvements soient secs et rapides.

Mouvements circulaires sur la région lombaire. Allongez-vous sur le dos sur une surface plate et ferme. (Ce mouvement n'a aucun effet s'il est pratiqué sur une surface molle.) Amenez vos genoux sur la poitrine et faites lentement des mouvements circulaires avec le bas de votre dos qui ne doit pas se soulever. Pour détendre les muscles de cette partie du corps, faites des cercles petits et grands dans les deux sens, sans décoller les hanches du sol.

Percussion sur la hanche et sur la cuisse avec les poings. Allongé sur le flanc, soutenez-vous avec un bras et ramenez vers vous la jambe du dessus, genou fléchi. Avec le poing de votre autre main, martelez votre cuisse, votre hanche et votre fesse en montant et en descendant, cette fois encore en donnant des coups secs et rapides. Puis changez de côté. Ces mouvements contribuent à stimuler la circulation du sang.

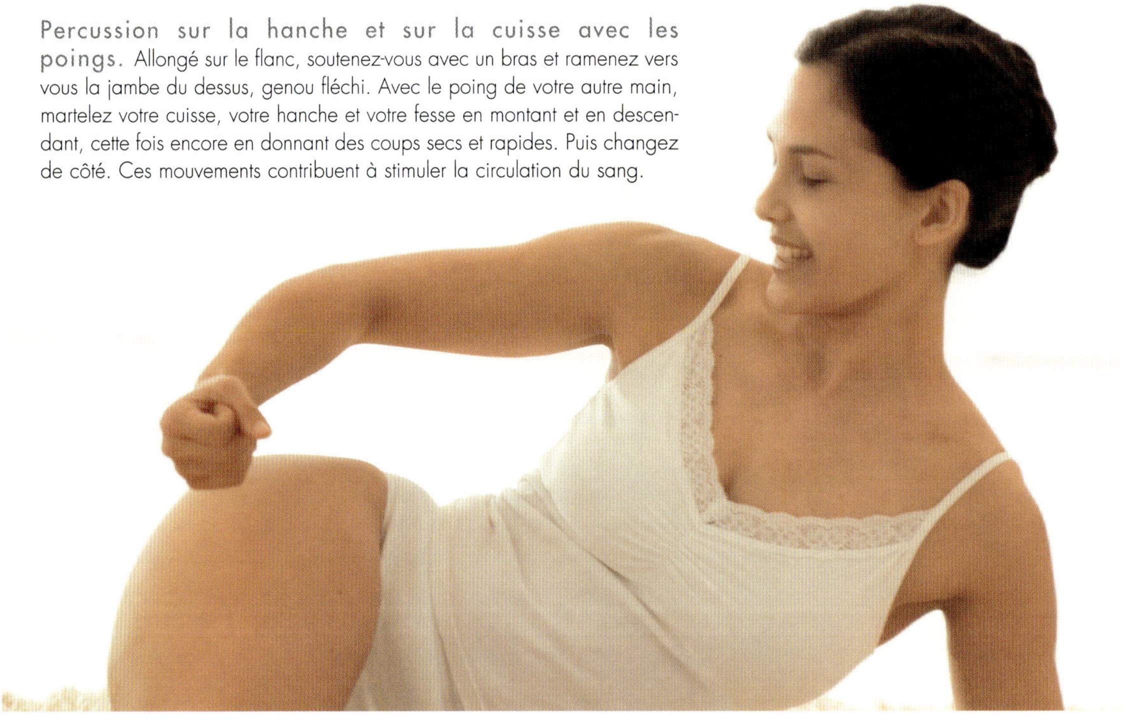

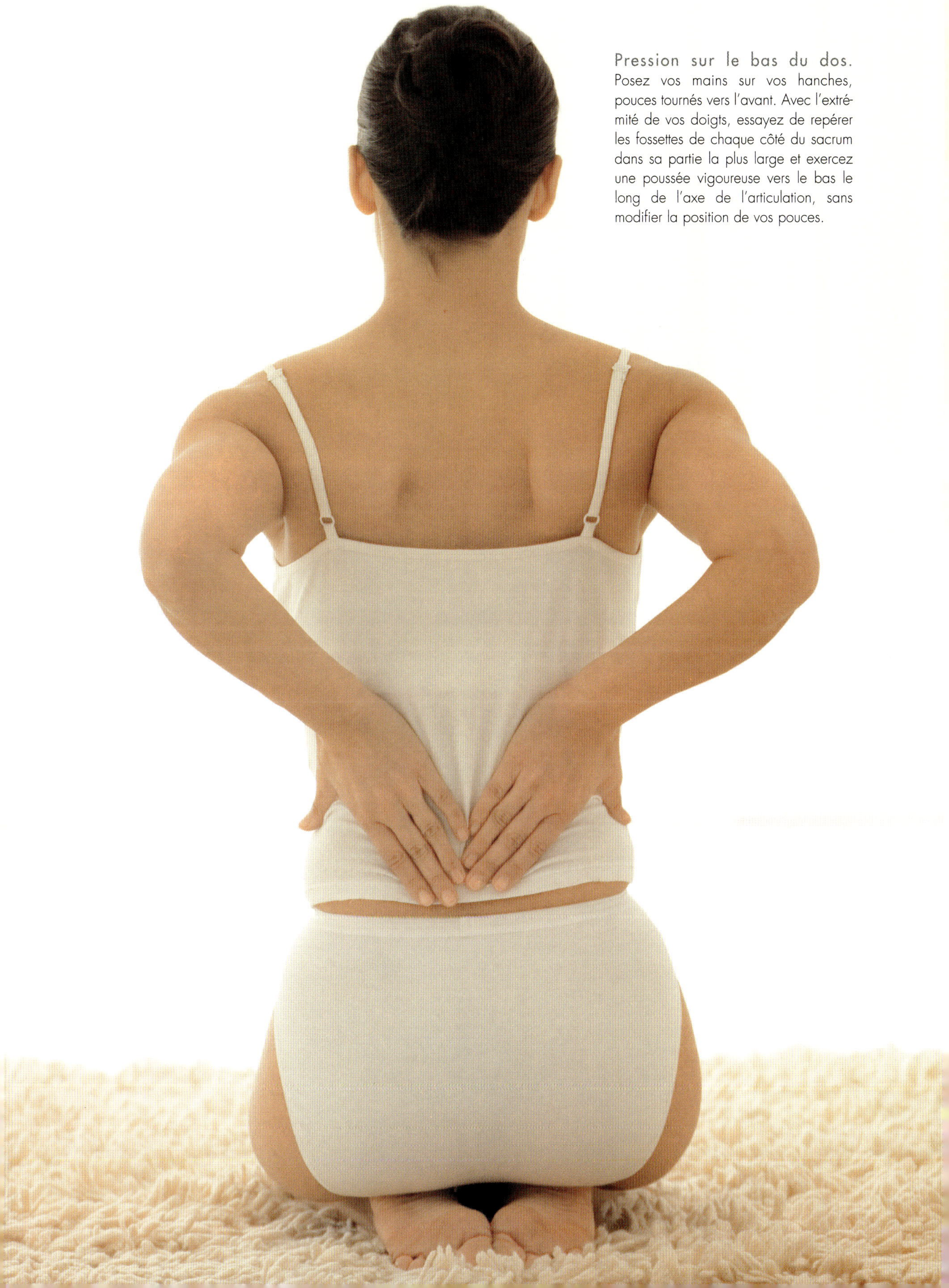

Pression sur le bas du dos. Posez vos mains sur vos hanches, pouces tournés vers l'avant. Avec l'extrémité de vos doigts, essayez de repérer les fossettes de chaque côté du sacrum dans sa partie la plus large et exercez une poussée vigoureuse vers le bas le long de l'axe de l'articulation, sans modifier la position de vos pouces.

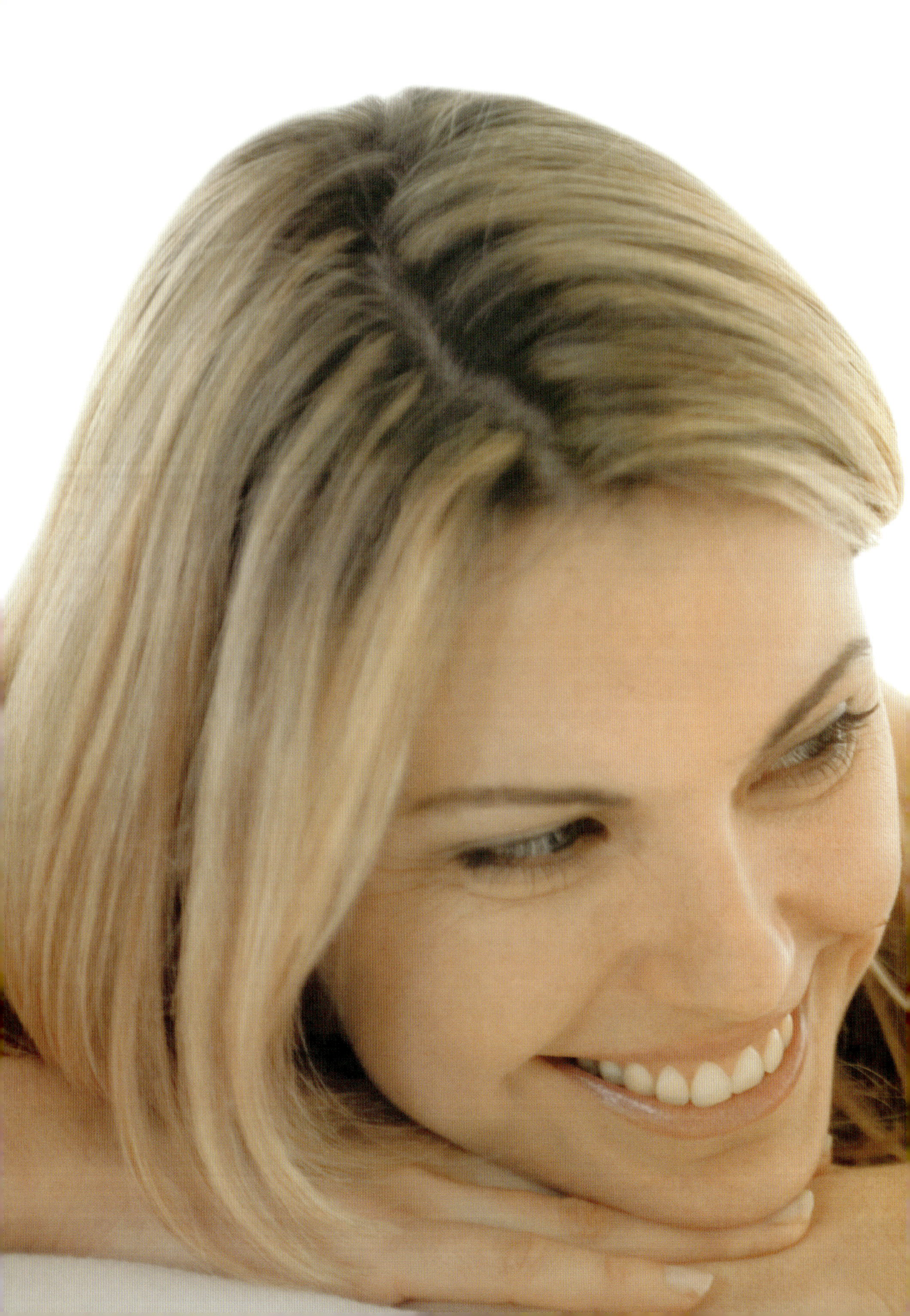

L'après-massage

Tout comme il faut consacrer du temps et de la réflexion à la préparation d'un massage, il faut prêter attention à la façon dont vous le terminez pour laisser une impression durable. Il est notamment utile de savoir à quoi vous attendre quand vous commencez. Vous pouvez alors être sûr que vous et la personne que vous massez en tirerez le plus grand profit. Il ne faut jamais sous-estimer les conséquences d'un massage. Pour la personne que vous avez massée, cela signifie qu'elle doit veiller à rester relaxée pendant au moins une demi-heure, et pour vous, cela signifie que vous devez récupérer votre énergie et consacrer un peu de temps à vous-même. Prévoyez ce temps dans la préparation de votre massage et attendez-vous que vos amis reviennent souvent pour avoir recours à vos services.

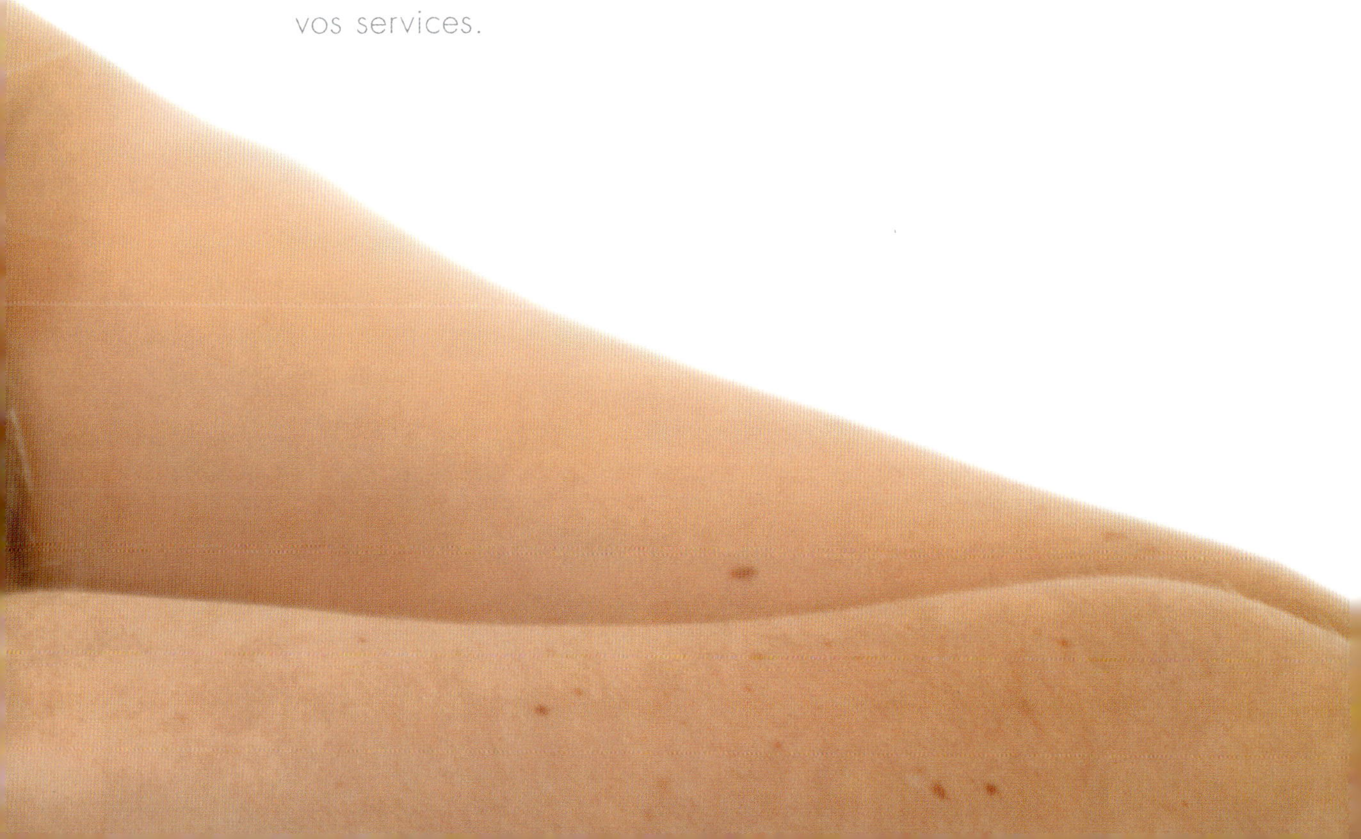

Effets du massage

Chacun réagit à sa manière après un massage. La réaction est très personnelle. Elle dépend principalement de l'état mental ou physique dans lequel vous vous trouvez avant d'être massé. Il vaut mieux ne pas se faire masser en espérant tel ou tel résultat, car cette perspective contraignante inhibe la personne qui effectue le massage. Cependant, en général, la plupart des personnes massées se sentent plus détendues. Leur corps s'est assoupli et leur personnalité s'est adoucie, leur peau est plus claire, leur teint a plus d'éclat et leur regard est plus vif, plus étincelant. Chez certains, le massage stimule la pensée. Ils peuvent ressentir une légère exaltation, voire une sorte d'euphorie. Si votre massage a été stimulant, la personne massée peut se sentir plus alerte et plus énergique. En ravanche, d'autres éprouvent une sensation incroyable de lourdeur et de fatigue, et veulent aller dormir. Certaines personnes sont affamées, d'autres ont l'impression

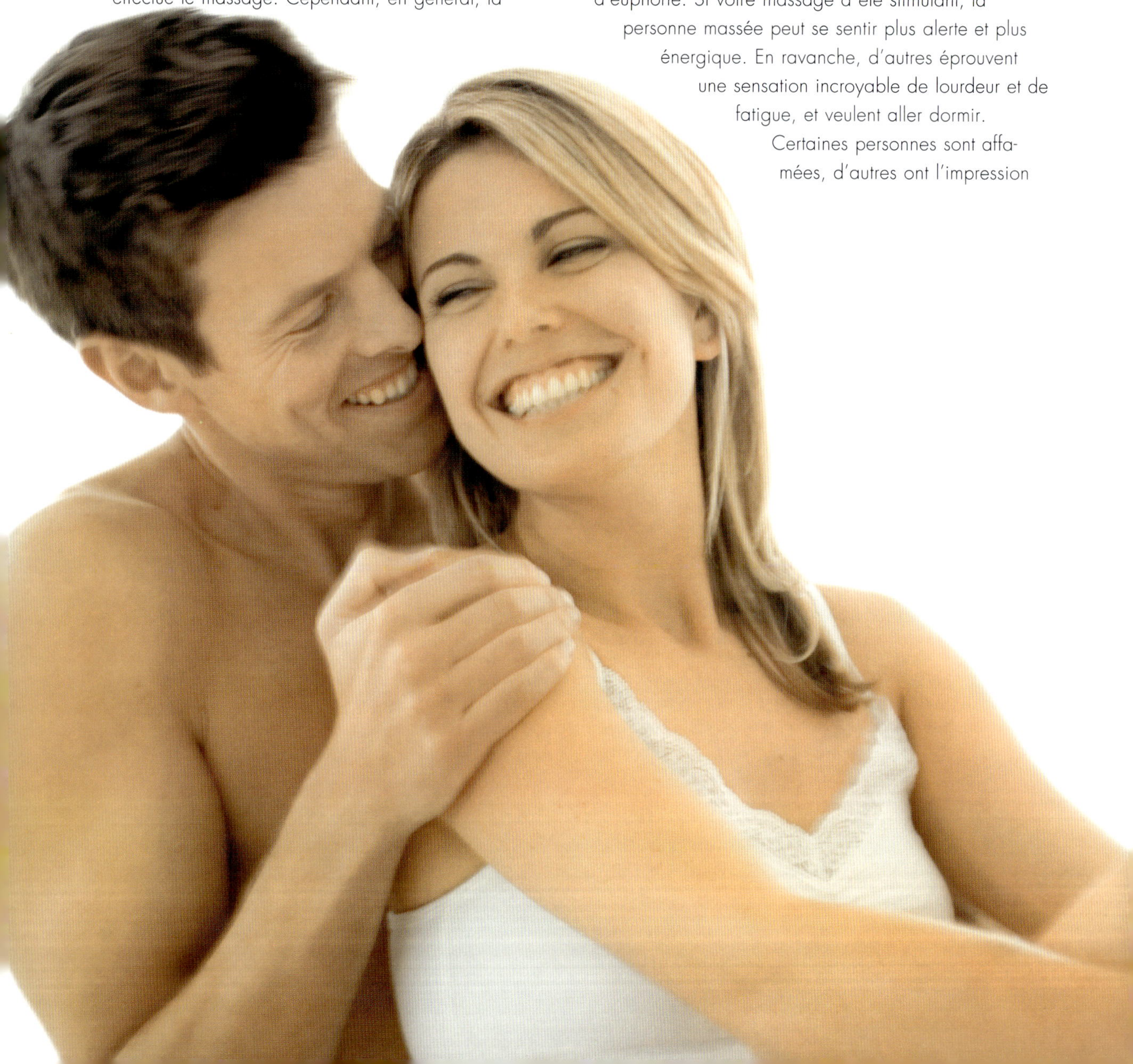

qu'elles viennent d'avoir fait du sport et ont même des courbatures. En effet, le massage peut forcer les muscles. La plupart des gens se sentent beaucoup moins contractés physiquement, et parfois la raideur du cou ou des épaules, la lombalgie et les maux de tête sont soulagés, s'ils n'ont pas complètement disparu.

Il est possible que la personne que vous massez se sente émue pendant ou après le massage. Il peut même se terminer par des larmes. C'est parfaitement normal. Le massage donne libre cours à vos émotions. Le lâcher prise fait partie du processus de libération et la personne se sentira beaucoup mieux. Si cette personne a peu de réactions, ne soyez pas déçu, n'imaginez pas que votre massage n'a pas été efficace. Dans bien des cas, on m'a parlé de changements stupéfiants qui ont eu lieu seulement après coup. En tant que masseur ou masseuse, vous non plus, vous ne serez plus tout à fait la même personne. Vous vous sentirez plus énergique, vous aimerez davantage la vie, vous rayonnerez de bonheur !

Conseils

Voici quelques conseils pour l'après-massage :

- Laissez la personne que vous avez massée se reposer un moment. Quand elle est prête à se lever, conseillez-lui de se mettre sur le côté. Cela épargne la colonne vertébrale.
- Après un massage, la personne doit se relaxer pendant au moins une heure et boire beaucoup d'eau pour nettoyer son organisme. Il est souhaitable que vous en mettiez à sa disposition.
- Il faut au moins 30 minutes pour que les huiles essentielles soient absorbées par le corps et elles peuvent rester dans le sang jusqu'à 8 heures. Pour en obtenir tous les bienfaits, la personne que vous avez massée doit éviter de prendre une douche immédiatement après le massage. Le moment venu, il est préférable qu'elle prenne un bain à bonne température, surtout pas trop chaud.

La modification de la tension artérielle explique pourquoi certaines personnes en se levant se sentent étourdies. Cette réaction s'estompera graduellement et elles se sentiront très bien. Tout cela est tout à fait normal. Les effets du massage sont difficiles à imaginer. La personne que vous avez massée dormira probablement profondément pendant la nuit qui suit le massage et les effets se prolongeront pendant deux à trois jours.

Quoi qu'il en soit, le massage est une occasion de créer des liens d'amitié ou de rapprocher deux personnes. L'idéal, c'est de réserver un après-midi ou une soirée, pas seulement pour le massage, mais pour avoir le temps de se détendre et de bavarder. Vous pouvez alors faire ensemble une promenade, préparer un repas ou aller au restaurant. Le massage peut devenir une expérience mémorable.

Conséquences et réactions

Le massage est une occasion exceptionnelle pour mieux connaître la personne que vous massez. Chacun réagit à sa manière, a des besoins et des goûts particuliers et chaque massage que vous ferez sera différent des autres. Il importe d'être à l'écoute de la personne que vous massez, de comprendre ce qu'elle ressent avant et comment elle réagit avant et après. Vous

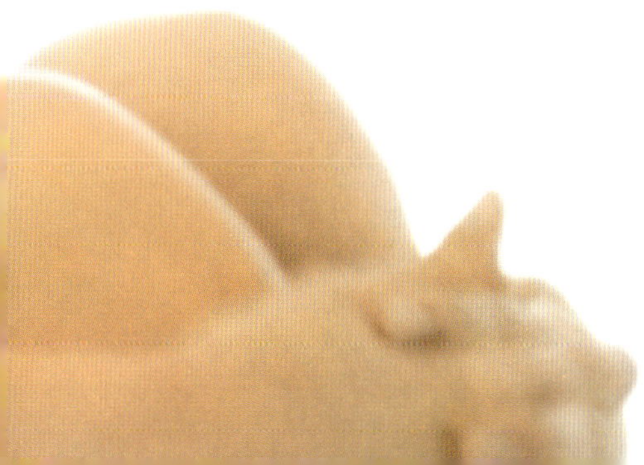

apprendrez beaucoup en retour : plus vous masserez, plus vous en saurez et plus vous aurez confiance en vous-même. Soyez aussi réceptif que possible. Encouragez toujours votre partenaire à vous dire ce qu'il trouve agréable, ce qui le met à l'aise et s'il y a quelque chose qu'il n'aime pas. Demandez-lui souvent si vous appuyez trop fort ou pas assez. Si vos mouvements manquent de vigueur, ils donneront l'impression d'être inefficaces ; par ailleurs, le massage ne doit jamais faire mal. Il faut trouver la pression qui donne l'impression de faire du bien à l'exclusion de toute autre.

Dans la limite de vos capacités, soyez prêt à faire des expériences nouvelles et à adapter votre massage si cela s'avère nécessaire. Si la personne que vous massez veut tout simplement se relaxer, ne manquez pas de prévoir du temps à la fin de la séance pour discuter de ses impressions, de la façon dont son corps a réagi. Ces informations sont précieuses, mais ne vous vexez pas à la suite d'éventuelles critiques. Elles peuvent simplement traduire les goûts de cette personne et n'avoir rien à voir avec votre technique. En même temps votre partenaire voudra probablement savoir ce que vous avez remarqué, par exemple quelles étaient les zones de tension, s'il était relaxé ou non, etc. À votre tour vous pourrez lui apprendre beaucoup de choses. Les réactions, d'un côté comme de l'autre, sont utiles à connaître. Même si elles sont négatives, elles vous permettront de progresser. Le mieux, c'est de considérer le massage comme une expérience à deux : impliquez-vous, surtout amusez-vous, savourez le plaisir d'être massé et détendez-vous !

Adapter le massage

Tout en suivant les principes de base du massage – ce qui est particulièrement important tout au début de votre apprentissage –, il convient de pouvoir adapter le massage aux besoins de la personne que vous massez. Par exemple, si cette dernière a été blessée, placez un oreiller sous la partie du corps atteinte et massez autour et non pas sur la blessure. De même, si la personne ne peut pas rester allongée avec la tête tournée d'un côté, mettez des serviettes sous sa tête ou sous ses épaules et demandez-lui de placer ses mains sur son front quand elle est allongée sur le ventre. Des blessures, des préférences personnelles, des zones particulièrement sensibles ou le manque de temps peuvent tous signifier que vous devez adapter votre massage en travaillant à fond certaines zones et en effleurant simplement d'autres parties du corps.

Peut-être la personne que vous massez est-elle particulièrement sensible, timide, ou manque-t-elle de confiance en elle. Alors vous devez procéder avec douceur et faire un choix parmi les mouvements que vous connaissez. C'est ce que vous apprendra petit à petit votre expérience. Pour travailler en profondeur, il faut un sens du rythme, une sensibilité et un détachement qu'il n'est pas toujours facile d'acquérir. En tant que masseur, il ne vous appartient pas de porter un quelconque jugement sur la personne que vous massez et, si cela vous est difficile, il vous faudra changer vos habitudes. À tout moment, cependant, vous devez veiller à effectuer des mouvements ni ambigus ni importuns, car il ne faut jamais mettre mal à l'aise la personne que vous massez. Si cette personne doit être active ou travailler après le massage, vous devrez masser d'une façon quelque peu différente. Dans ce cas les mouvements de percussion et l'activation des points de pression sont à conseiller, car ils ont plutôt un effet stimulant. Terminez en martelant légèrement la plante des pieds. Les étirements et les mouvements passifs sur les articulations auront aussi le même effet, car ils préparent à l'activité physique. N'oubliez jamais les besoins de la personne que vous massez et sachez que votre propre état d'esprit aura une influence sur celui de cette personne.

Remise en forme

Ce qui est le plus extraordinaire dans le massage, c'est qu'il est aussi agréable d'en faire un que d'en recevoir un. Effectuer un massage vous revitalise ; il modifie votre humeur et vous incite à avoir des pensées plus positives, il vous rééquilibre et vous apporte une satisfaction considérable. C'est aussi très amusant. Cela fait des années que je masse et je suis toujours fascinée. C'est toujours différent, souvent imprévisible et je ne me suis jamais ennuyée ! C'est aussi une façon de s'occuper de soi et de prêter attention à son propre corps et à ses besoins. Cependant, il ne faut jamais sous-estimer le fait que le massage implique un don de soi et qu'il peut vous épuiser physiquement ou même vous vider affectivement. C'est particulièrement vrai tout au début quand vous devez penser à tant de choses à la fois et que vous essayez de faire de votre mieux.

Veillez à recevoir un massage aussi souvent que vous en faites un. Si vous suivez quelques règles de base simples et que vous vous y conformez toujours, quels que soient vos talents, vous pourrez éviter les erreurs que l'on commet souvent.

- Précisez à l'avance la durée de la séance et ayez la possibilité de voir l'heure à tout moment. Entendez-vous pour savoir si c'est vous qui effectuez un massage ou si vous faites un échange avec votre partenaire. Si tel est le cas, décidez quel sera le jour et l'heure.
- Lavez-vous toujours les mains au commencement et à la fin de chaque massage. C'est d'abord une question d'hygiène – il s'agit d'enlever l'huile – ; c'est aussi une question psychologique.
- Ne massez jamais quand vous êtes particulièrement fatigué ou de méchante humeur, car cela sera souvent plus épuisant.
- Prévoyez une petite pause pour vous relaxer ; il est indispensable de prendre le temps de se ressourcer et de récupérer son énergie. Le massage peut être fatigant car vous établissez avec la personne que vous massez des relations auxquelles vous n'êtes peut-être pas habitué. Au commencement surtout, il est très facile de vous surmener. Des mouvements de décontraction, des étirements, une bonne tasse de thé, de la musique, un bain pas trop chaud et relaxant avec quelques gouttes d'huile essentielle de lavande ou du sel sont des façons de relâcher la tension après coup, et de refaire votre plein d'énergie.

Conclusion

Maintenant il vous est assez facile de maîtriser les mouvements de base et d'effectuer un massage tout à fait correct du point de vue technique. Que de prodiges vous pouvez accomplir quand le massage devient un art et que vous pouvez libérer la tension qui résulte de mauvaises habitudes corporelles, physiques ou mentales ! Par le massage, vous accédez au plan de l'âme, à la spontanéité, au naturel et à la créativité qui sont si souvent enfouis sous la montagne de la routine, sous les conflits et les préoccupations. Effectuer un massage inspiré, c'est comme jouer d'un instrument de musique : quand vous voyez le corps réagir, se détendre et s'assouplir, la fatigue et la raideur cèdent la place au plaisir, à l'équilibre et à l'harmonie. Le massage est une métamorphose. Il impartit le sens de l'unité, de la relation avec autrui, de la globalité. Quand vous travaillez sur la personne que vous massez, votre énergie afflue, et quand vous vous connectez à l'énergie de cette personne, tous les deux, vous n'êtes plus les mêmes. Vous ressentez une joie d'enfant quand cette magie, qui n'a rien à voir avec le physique, vous submerge, et c'est alors que votre massage devient véritablement inspiré.

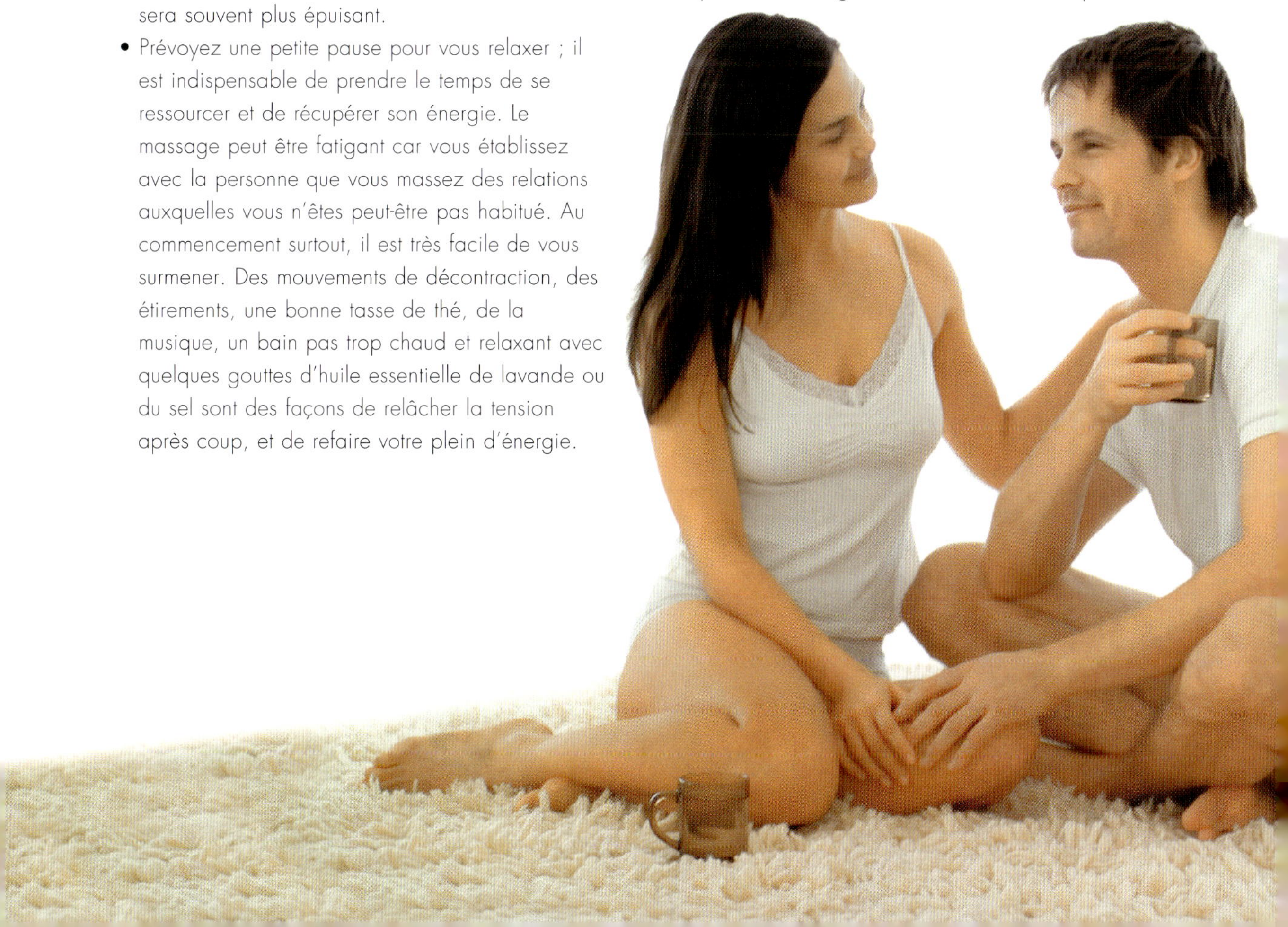

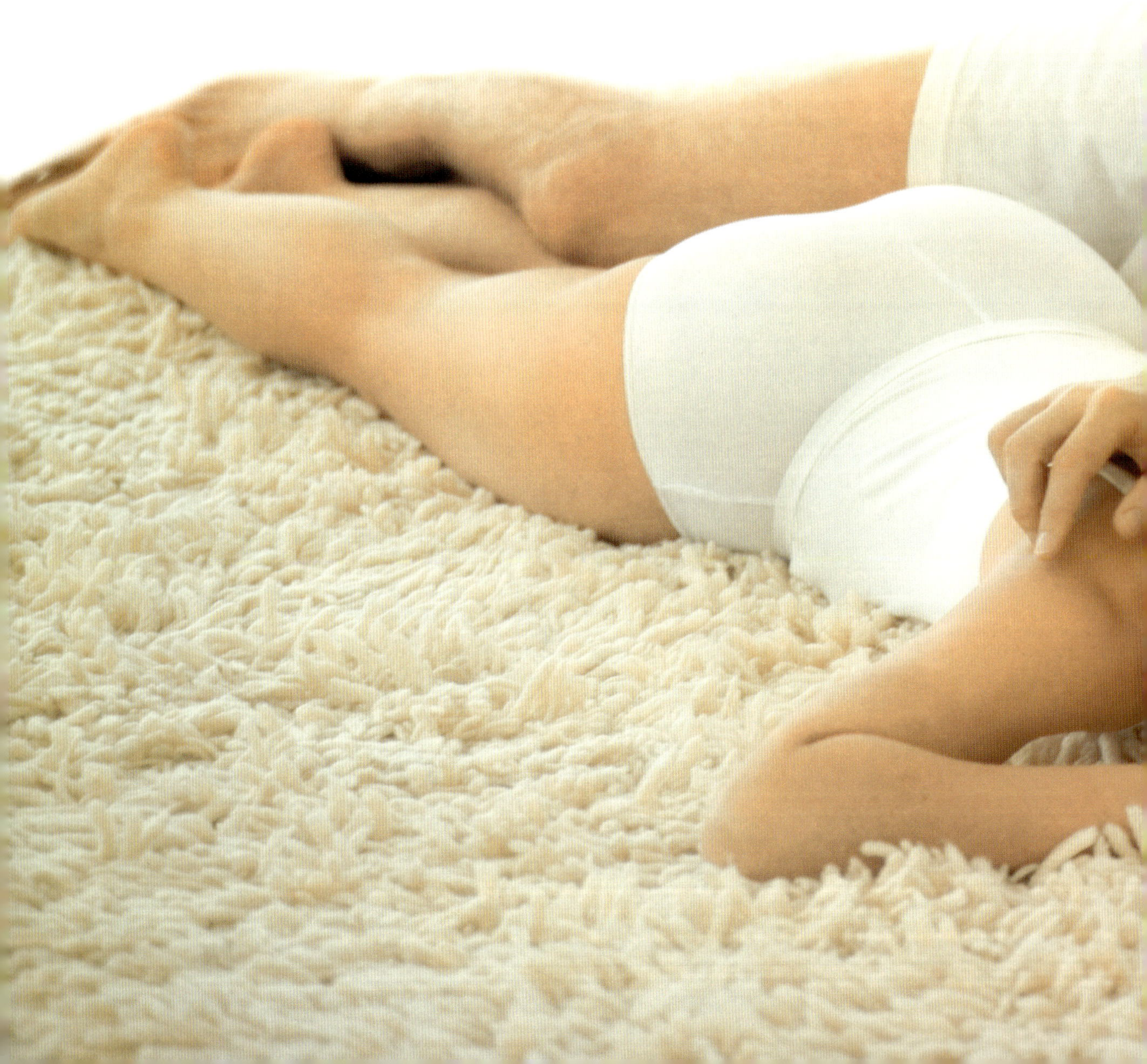

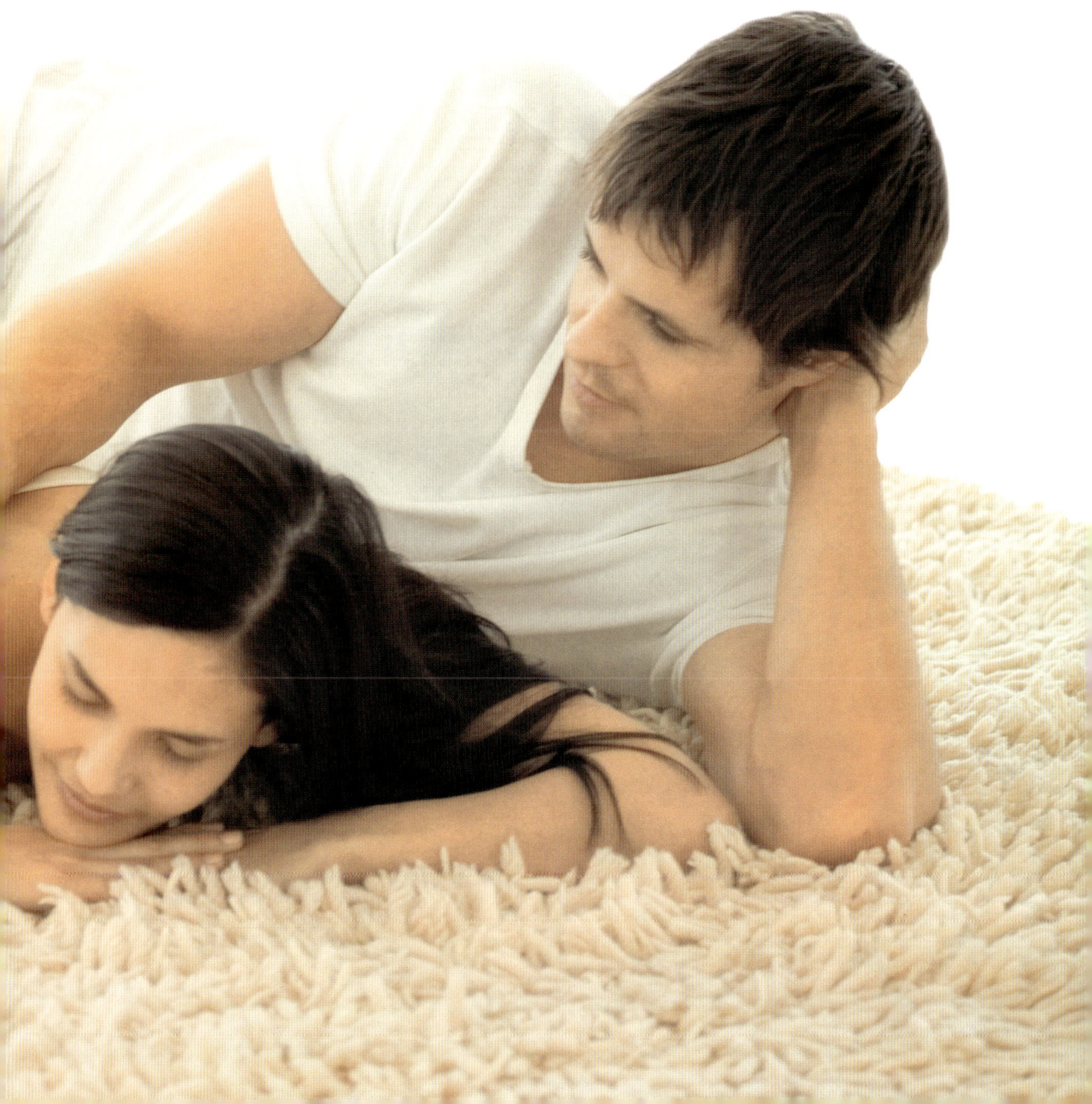

Bibliographie

ABRASSART, Jean-Louis, *Massages anti-stress,* Guy Trédaniel Editeur, 1987.

ABRASSART, Jean-Louis, *Massage californien,* Guy Trédaniel Editeur, 1982.

ANAND, Margo, *L'Art de l'extase sexuelle,* Guy Trédaniel Editeur, 1993.

ATKINSON, Mary, *Guide pratique d'automassage,* Editions Véga, 2007.

BOIGEY Maurice, *Manuel de massage,* Masson, 1989.

CHANG, Jolan, *Le Tao de l'art d'aimer,* Calmann-Lévy, 1977.

CHIA, Mantak, *Le Tao de l'amour retrouvé. L'énergie sexuelle féminine,* Guy Trédaniel Editeur, 1991.

CHIA, Mantak, et ARAVA, Douglas, *L'Homme multi-orgasmique,* Guy Trédaniel Editeur, 1997.

CHIA, Mantak, et ABRAMS, Rachel Carlton, *La Femme multi-orgasmique,* Guy Trédaniel Editeur, 2006.

CHUNGLIANG AL-Huang, *Taiji, danse du tao,* Guy Trédaniel Editeur, 1988.

CZECHOROWSKI, Henri, *La Pratique des massages,* Seghers, Paris, 1976.

GILLANDERS, Ann, *Manuel pratique et progressif de réflexologie,* Le Courrier du Livre, 1995.

GOEB, Philippe, Dr, *Connaître l'essentiel sur le massage aromatique,* MDB Éditions, 1999.

HARROLD, Fiona, *Massage. Le bien-être au bout des doigts,* Hachette, 1993.

IVES, Pierre, *Le Massage érotique,* Éditions Louis Bérard.

JOHARI, Harish, *Massage traditionnel ayurvédique,* Le Courrier du Livre.

KRASENSKY, Jean-Pierre, *Massage réflexe des pieds,* Dangles, 1987.

KUNG, Barbara et Kevin, *Réflexologie de la main,* Guy Trédaniel Editeur.

LIDELL, Lucinda, *Le Massage,* Paris, 1985.

LIDELL Lucinda, *Le Corps sensuel,* Robert Laffont, 1986.

LOWEN, Alexandre, Dr, *Le Plaisir,* Tchou, 1976.

MAGLIO, A. et PIAZZA, D., *Cours de massage zonal de la main,* De Vecchi, 1991.

MANN, Niclaire, et MCKENZIE, Eleanor, *Massage thérapeutique thaïlandais,* Le Courrier du Livre, 2003.

MERCATI, Maria, *Le Massage chinois,* Le Courrier du Livre, 2002.

MONTAGU, Ashley, *La Peau et le Toucher,* Le Seuil, 1979.

MUELLER-WANG, Patricia, *Les Secrets du massage chinois,* Guy Trédaniel Editeur, 1990.

NGUYEN, Van Dong, *L'Art du massage guérisseur,* Édi-Inter, 1991.

OHASHI, Wataru, *Le Livre du shiatsu,* L'Étincelle, 1977.

PRAYEZ, Pascal, et SAVATOFSKI, Joël, *Le Toucher apprivoisé,* Éditions Lamarre, 1989.

REICH, Wilhelm, *La Révolution sexuelle,* Plon, 1968.

RINALDI, Francesca, *Massages de la tête,* Manise, 2005.

RUFFIER, Dr, *Traité de massage,* Physis, 1950.

RUPAZ, Stéphane, *Le Massage du visage,* Recto-Verseau, 1999.

RUSSELL, Stephen, et KOLB, Jürgen, *L'Art taoïste du massage sensuel,* Le Courrier du Livre, 1994.

SAVATOFSKI, Joël, *Le Stretch-Massage,* Recto-Verseau, 1999.

SOLEIL, Docteur, *Apprendre à masser les pieds,* Vivez Soleil, 1987.

STETTLER, Sandra et Olivier, *Le Secret des automassages chinois,* Jouvence, 2003.

STEWART, Nicole, *Le Massage sous toutes ses formes,* Le Courrier du Livre, 2007.

VYAS, Kiran, *Le Massage indien de tradition ayurvédique,* Recto-Verseau, 2006.

YANG, Jwing-Ming, Dr, *Massage qigong,* Budo Editions, 1997.

YOUNG, Constance, *Massage, un art sensuel,* Héritage, 1976.

Index

Remerciements

Je remercie vivement toute l'équipe de Hamlyn, Jane McIntosh, Clare Churly, Tracy Killick, Darren Southern et Jane Ellis pour leur contribution novatrice d'une valeur inestimable et pour leur enthousiasme infiniment précieux. Je remercie aussi Russell Sadur pour les remarquables photographies et Nina Duncan pour son concours et sa compétence, Toko pour le maquillage qu'il effectue avec tant de discrétion et les modèles Ryan Elliott, Jacqueline Freeman, Jodie McMullen et Stuart Reed pour leur charme inégalable. Et je n'oublie pas Sian Facer pour ses conseils éclairés.

Je remercie également Mike Stone et W. Llewellyn McKone D.O., M.R.O., qui enseigne à l'université la médecine ostéopathique du sport, pour leurs conseils inestimables et le temps qu'ils ont consacré à la lecture de mon manuscrit, ainsi que Wanda Sellar pour son avis sur l'utilisation des huiles essentielles. J'exprime ma gratitude à mes professeurs de massage, en particulier à Sara Thomas, ainsi qu'à Gill Levy, à Steve Bird et à Barbara Simons. Enfin je remercie tous les membres de la Société britannique de tai-chi-chuan et Amrita Dzong pour leur aide et les conseils avisés qu'ils m'ont dispensés si généreusement.

Éditrice en chef : Jane MacIntosh
Éditrice associée : Clare Churly
Éditrice : Jane Ellis
Directeur artistique : Darren Southern
Maquettiste : Miranda Harvey
Directrice du service iconographique : Jennifer Veall
Responsable technique : Martin Croshaw